한눈에 보는
비뇨기과학

Urology AN ILLUSTRATED COLOR TEXT

저자

Nigel Bullock MD FRCS
Consultant Urologist, Addenbrooke' s NHS Trust, Cambridge, UK
Associate Lecturer, University of Cambridge, UK

Andrew Doble MB BS MS FRCS(Urol)
Consultant Urologist, Addenbrooke' s NHS Trust, Cambridge, UK
Associate Lecturer, University of Cambridge, UK

William Turner MA MD FRCS(Urol)
Consultant Urologist, Addenbrooke' s NHS Trust, Cambridge, UK
Associate Lecturer, University of Cambridge, UK

Peter Cuckow MB BS FRCS(Paed)
Consultant Paediatric Urologist, Great Ormond Street and Middlesex Hospital, London, UK

Illustrated by Amanda Williams

역자

연세대학교 의과대학 명예교수 이 무 상
연세대학교 의과대학 세브란스 비뇨의과학연구소

한눈에 보는 비뇨기과학
Urology AN ILLUSTRATED COLOUR TEXT

첫째판 1쇄 인쇄 | 2010년 1월 4일
첫째판 1쇄 발행 | 2010년 1월 11일

지 은 이 Nigel Bullock, Andrew Doble, William Turner, Peter Cuckow
옮 긴 이 이무상 · 연세대학교 의과대학 세브란스 비뇨의과학연구소
발 행 인 장주연
편집디자인 이해인
표지디자인 이지선
발 행 처 군자출판사
등 록 제 4-139호(1991. 6. 24)

본 사 (110-717) 서울특별시 종로구 인의동 112-1 동원회관 BD 3층
Tel. (02) 762-9194/5 Fax. (02) 764-0209
대구지점 Tel. (053) 428-2748 Fax. (053) 428-2749
광주지점 Tel. (062) 228-0252 Fax. (062) 228-0251
부산지점 Tel. (051) 893-8989 Fax. (051) 893-8986

This edition of ***Urology-An Illustrated Colour Text*** by **Nigel Bullock, MD, FRCS, A. Doble, William H. Turner, and Peter Cuckow** is published by arrangement with Elsevier Limited.

Original Edition ISBN : 978-0-443-07264-2
Translated Edition ISBN : 978-89-6278-204-2
Publication Date in Korea : 2010.01.11

Translated by KoonJa Publishing Inc.
Printed in Korea

ISBN 978-89-6278-204-2

정가 23,000원

머릿글

역서를 내면서

비뇨기과학은 인체의 후복막, 골반내 그리고 외생식기 장기들에서 발생하는 질환들을 다루는 학문입니다. 주요 장기들의 구조와 기능이 다양한 특징이 있어서 치료에 있어서도 뛰어난 외과적인 술기가 요구될 뿐만 아니라 기능적 약물 개발 등 넓은 영역의 학술적 발전이 더욱 요구되는 분야입니다. 특히 인구의 노령화는 비뇨기 질환의 유병률을 계속 증가시키고 있으며, 내시경 수술의 효시답게 복강경 및 로봇 수술을 비롯한 다양한 술기의 발전이 끊임없이 이루어지는 등 매우 역동적인 학문 분야라고 할 수 있습니다.

이 책은 4인의 영국 비뇨기과 전문의들에 의해 11개의 부분으로 기술되어 있는 비뇨기과학에 대한 입문서로 기본적이면서도 실용적인 많은 내용을 담고 있어서 비뇨기과를 전공하는 분들 외에도 많은 의료인들에게 간결하면서도 중요한 비뇨기과학 관련 정보를 제공해 드리는 역할을 충분히 할 수 있을 것으로 생각됩니다.

이번에 본 역서를 출판할 수 있는 좋은 기회를 주신 군자 출판사 장주연 사장님, 김영선 과장님을 비롯한 직원 여러분, 그리고 이를 위해 같이 많은 시간을 할애해 작업을 도와주신 비뇨기과 교실원 여러분들의 노고에 감사를 드립니다.

아무쪼록 많은 분들께 도움이 될 수 있게 되기를 기원합니다.

연세대학교 의과대학 명예교수 이 무 상
연세대학교 의과대학 세브란스 비뇨의과학연구소 소장 홍 성 준

차례

비뇨기계 종양 107

양성 생식기 질환 135

비뇨생식기의
구조와 기능

요로의 발생과 발달

서론

임신(태생기) 10주 기간에 비뇨생식기관은 배자원판의 중간중배엽에 있는 원시 전구세포에서 발달하며, 다음 28주에 걸쳐(태아기) 성장 및 기능의 발달이 시작된다.

방광 및 신장 발달

임신 15주까지 배자원판이 접어지고, 요로생식계의 전구체가 명확해진다. 꼬리 주름 위쪽으로, 중간선 공간(배설강)은 앞쪽으로는 비뇨 생식계 동굴, 뒤로는 뒤창자를 형성한다. 양쪽에서 중간 콩팥과 생식샘이 발생하며, 반면 중신관과 부중신관은 비뇨생식강의 뒤쪽으로 주행하게 된다. 이 구조의 끝부분에서 부중신관(뮬러리안)은 뮬러리안 결절에서 합쳐지며, 이는 결국 여성의 자궁을 형성한다. 이 구조 위쪽으로 요관싹이 발생하여 중신관으로부터 자라나오게 되는데 이는 후신(신장)을 형성하는 발생모체세포의 무리와 합쳐진다. 중격이 배설강을 둘로 나누면서 앞으로는 비뇨생식강과 뒤로는 직장이 형성된다.

임신 6주까지 원위 신원을 형성하기위해 세포분열하는 요관싹과 사구체를 형성하기 위해 분화하는 발생모체세포로 신장이 모양을 갖추게 된다. 원위 중신관은 비뇨생식강으로 흡수되어 요관싹의 기원부는 강내로 직접 배출하게 된다. 생식 결절은 앞쪽으로부터 발생하기 시작하고, 배설강막은 좀 더 아래 방향을 바라보게 된다.

임신 8주까지 요직장중격이 완성된다. 신장은 골반강에서 올라가면서 안쪽으로 회전하여 신우가 앞안쪽면을 보게 된다. 중신관의 아래쪽 말단부와 요관은 나중에 비뇨생식강의 후벽으로 합쳐지게 된다. 이들의 위치가 바뀌면서 중신관의 위쪽과 바깥쪽으로 발생중인 방광으로 들어가면서, 이들 사이에 삼각형 영역에 방광삼각을 형성한다.

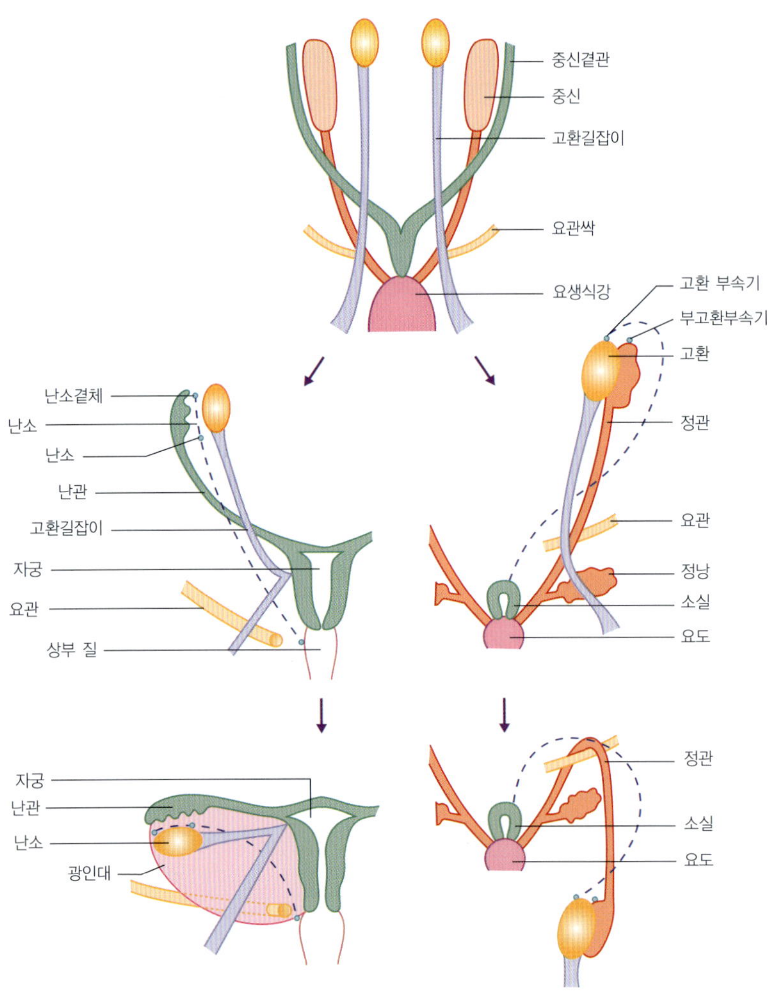

그림 1. **내생식기의 발달**

내부 생식기의 발달

원시 생식세포가 중간 중배엽와 상호 작용을 함으로써 생식샘이 형성되며, 중신의 앞쪽에 위치하게 된다(그림 1). 임신 6주까지는 남성과 여성간의 차이를 거의 식별할 수 없다.

여성에서 난소는 미분화된 생식샘의 피질에서 기원하며, 난관과 자궁의 체부는 중신곁관(뮬러관)에서 기원한다. 중신관(볼프관)은 퇴화하여 흔적기관으로 남게 된다. 난소는 골반내로 하강하며, 고환도대관의 잔유물은 자궁원인대를 형성한다. 질의 윗부분은 중신곁관으로부터 형성되고, 질의 아래부분은 요생식강으로부터 형성된다.

남성에서 고환결정인자는 미분화된 생식샘을 고환의 체부로 분화하게 하고, 중신관을 고환의 집합계(부고환, 정관 및 정낭)로 분화하게 한다. 고환은 뮬러관 억제 물질을 생성함으로써 뮬러관이 퇴화하여, 부고환의 흔적 부속기와 전립선 요도의 소실을 남기게 된다. 테스토스테론은 중신관으로부터 도관계의 분화를 자극한다. 고환도대관은 동일한 길이로 남아 있으며, 태아가 성장함에 따라 고환을 아래쪽으로 잡아당기게 된다.

6개월 무렵 복강의 확대 부분(초상돌기)이 배 근육 사이를 지나 발달중인 고환주머니 안으로 들어간다. 고환은 초상돌기 안쪽으로 하강하며, 초상돌기는 나중에 복강과 연결이 끊어진다. 이 과정은 임신 8개월 말에 완성된다.

외생식기 발달

외생식기의 발달은 임신 6주와 7주 사이에 미분화된 단계로부터 시작된다(그림 2).

요관 기능의 발달

임신 중반에 신장은 소변을 생성하며, 방

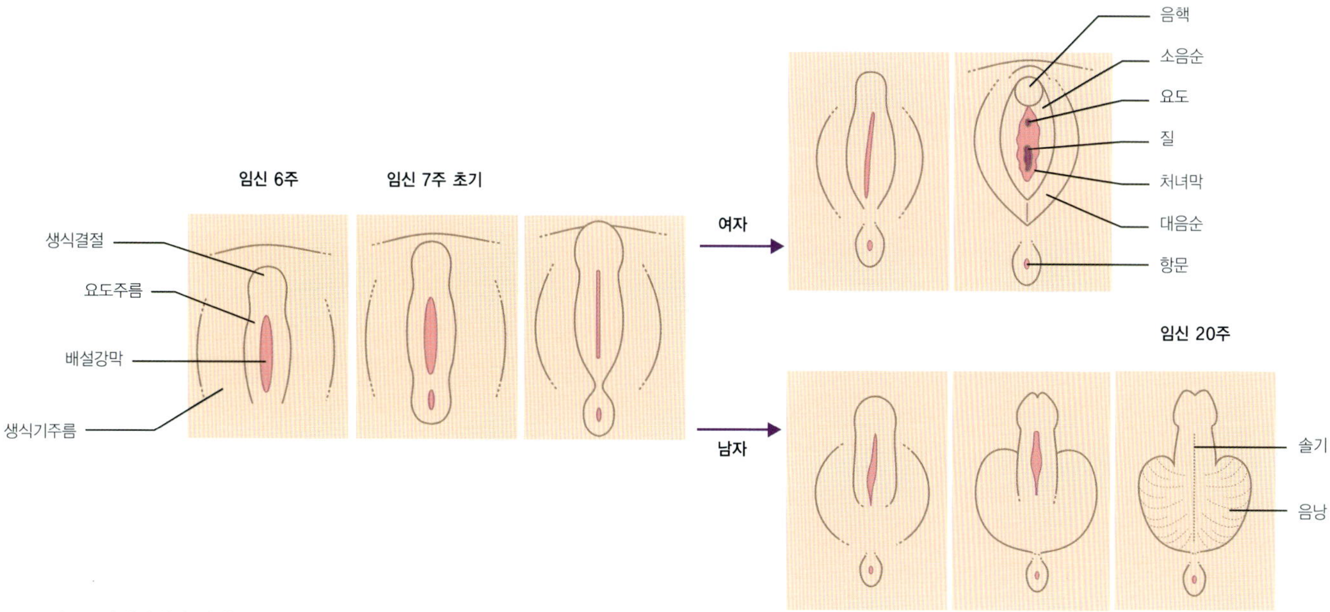

그림 2. **외생식기의 발달**

광은 이미 대략 한 시간 간격으로 소변을 채우고 비우는 것을 반복하고, 임신이 진행됨에 따라 방광의 용적은 증가한다. 출생 후 배뇨는 한 시간 간격으로 척추반사에 의해 이루어지며, 회수는 출생 후 일년에 걸쳐 하루에 10회 정도까지 점차 줄어든다. 출생 후 1년이 지나면 소아는 척추반사를 억제하는 법을 배우게 되며, 점차적으로 수의적 조절이 가능하게 된다. 성인 양상으로 배뇨하는 것은 보통 3년에서 4년이 지나야 습득이 되는데 상부 인지 기능에 하부요로계의 발달 및 반사적 반응에 적응하면서 가능하다. 방광용적은 나중에 소아기에 걸쳐 지속적으로 증가한다.

표 1. **태생기 기원의 요로계 기형**

기관	원인	결과
신장	발생모체와 요관싹의 융합 실패	이형신 또는 기능저하신장
	상승 실패	이소신장 또는 골반강내 신장
	발생 중인 신장의 융합	말굽콩팥 또는 융합성 콩팥
요관	요관싹의 장애	무형성신과 반측삼각부
	두 개의 요관싹	중복신장과 집합계
	요관싹 기원의 이상	이소성 또는 이상 위치 요관개구
방광	배설강막의 파열	방광번짐증
	배설강 분리 장애	배설강 기형
	배설강막의 파열과 분리의 장애	총배설강뒤집힘증
여성 내생식기	뮬러관 중앙부 융합의 장애	중복 질 또는 중복 자궁
남성 내생식기	고환 하강 장애	정류고환 또는 촉지되지 않는 고환
여성 외생식기	부적절한 테스토스테론 형성	모호한 생식기관(선천성 부신 비대증)
남성 외생식기	불완전 융합	요도하열
	테스토스테론 결핍/반응 결핍	여성형 외생식기 또는 심한 요도하열

핵심 포인트

- 요로생식기의 발생학적 발달은 임신 첫 8주 안에 일차적으로 발생하는 복잡한 일련의 사건들이다.
- 내외생식기는 미분화된 구조들로부터 성 관련 억제와 자극 요인들의 영향 아래 발달한다.
- 요로생식기의 선천적 기형은 발생학적 발달을 자세히 이해함으로써 설명될 수 있다(표 1).
- 하부요로계의 발달은 특히 출생 후에도 지속된다 .

요로의 해부학

신장

육안적 구조

신장은 후복벽에 위치하며, 오른쪽 신장은 왼쪽에 비해 약간 낮게 위치한다. 신장은 앞쪽으로 복강내 장기에 의해 덮여있다(그림 1). 신장의 내측면은 앞쪽으로 신정맥과 그 뒤쪽으로 신동맥, 그리고 뒤쪽으로 신우가 위치하며 이들 구조가 신문을 이루고 있다. 신우는 세 개 또는 네 개의 대신배로 나뉘어지며, 이는 다시 여러 개의 소신배로 나누어 지고, 각각의 소신배는 하나의 신수질 피라미드가 들어가 있다. 신장은 제로타근막으로 둘러싸여 있으며, 이 근막은 하방으로 불완전하게 둘러싸고 있다. 동맥혈 공급은 대동맥으로부터 하나의 신동맥으로 이루어지지만, 부혈관들도 흔하게 있다. 신장내 동맥은 구역으로 나누어지는 규칙이 있다. 정맥혈의 유출은 하부대정맥으로 직접 이루어지며 구역으로 나누어지지 않는다. 신경은 12번째 흉추신경과 1번째 요추신경(교감신경)과 미주신경이 분포한다.

현미경적 구조

신장의 기능적 구조는 신장단위이다(그림 2). 사구체는 신피질안에 있는 사구체주머니(보우만 주머니) 안에 위치하며, 여과가 일어나는 한 뭉치의 모세혈관에 의해 혈액을 공급받는다. 또한 수출소동맥의 가지들은 신수질을 공급한다(직행 혈관). 여과액은 신장단위를 지나가며 많은 변화가 일어나게 되고, 집합뇨세관을 통해 보다 큰 집합뇨관(벨리니관)으로 들어간다. 각각의 신장단위의 원위세뇨관은 사구체에 가깝게 위치하며, 벽이 두꺼워져서 치밀반점을 형성하고, 수입세동맥의 벽은 두꺼워져서 토리곁장치를 형성한다.

수술과 신장

비록 많은 신장수술이 현재는 복강경을 이용하여 이루어지고는 있으나, 11번째 또는 12번째 갈비뼈의 바탕을 통한 허리 절개창을 통하여 가장 적절하게 접근할 수 있고, 크기가 큰 신장종양은 일반적으로 경복강 접근법으로 시행된다. 제로타근막은 신장 아래부분이 불완전하므로, 신장에서 나온 소변이나 혈액이 상부요관 주변으로 타고 흘러 내릴 수 있다. 오른쪽 신정맥은 종종 아주 짧고, 수술시 쉽게 찢어질 수 있어서, 오른쪽 신장을 제거할 때 더 힘든 경향이 있다.

요관

육안적 구조

요관은 연동운동이 일어나는 근육으로 이루어진 관이다. 복막의 뒤에 붙어 있으며, 장골가지 수준까지 내려가서 안쪽으로 주행이 전환되어 방광으로 들어가게 된다(그림 3). 남성에서는 정낭의 위쪽을 지나가며, 여성에서는 자궁 동맥과 자궁넓은인대의 아래쪽을 지나가게 된다. 방광으로 들어갈 때 방광요관역류를 막기 위해 마지막 2 cm 가량이 비스듬하게 들어간다. 혈액공급은 주로 구역으로 공급되나 하부요관은 더 희박하게 된다. 신경은 신장, 대동맥, 하복신경얼기에 분포한다.

현미경적 구조

요관은 바깥쪽 바깥막, 평활근, 그리고, 고유판의 지지를 받는 한 층의 이행상피로 구성된다. 상부요관에서 바깥쪽 근육은 원형인 반

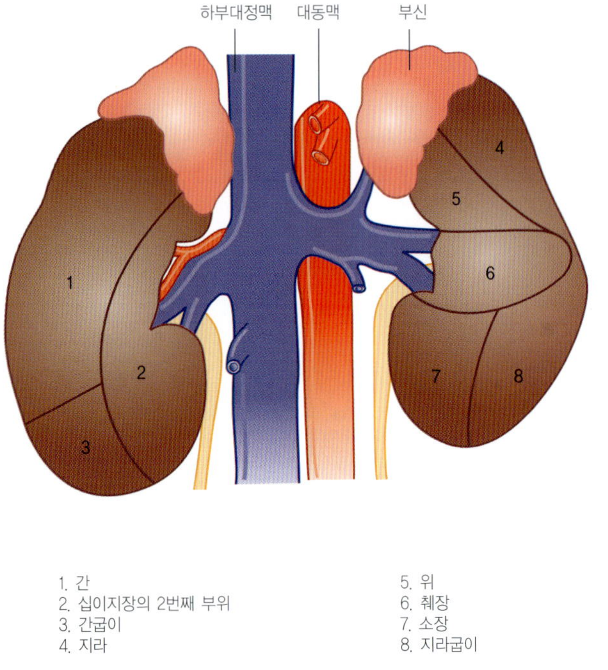

그림 1. **신장의 앞쪽 구조와의 관계**

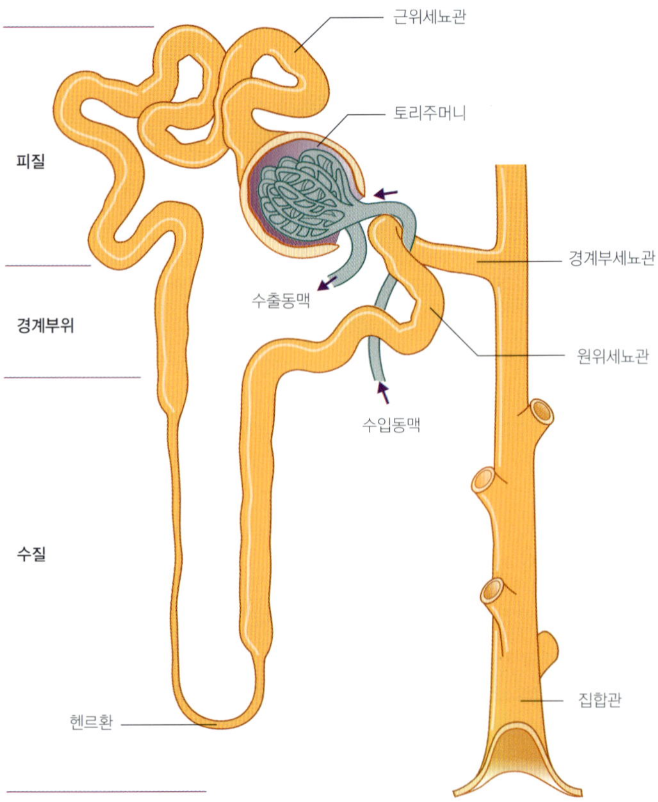

그림 2. **콩팥단위의 모형 구조**

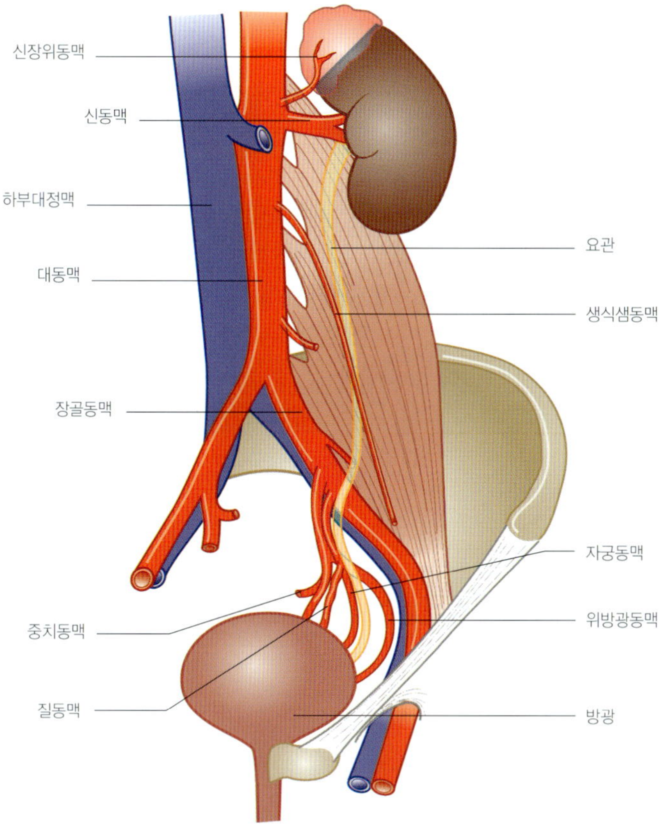

그림 3. **요관의 후복막 주행**

면 안쪽은 비스듬하게 주행한다. 세로섬유는 보다 아래로 갈수록 도드라지며, 요관방광경계에서 가장 잘 보이게 된다. 비록 요관벽에는 신경절이 없으나 자율신경 분포가 많이 있다.

수술과 요관

비뇨기과에서는 보통 굴곡 또는 경직 요관경을 이용하여 역행성으로 요관 내부로 접근한다. 만일 개복수술이 필요하면, 상부 1/3 요관은 신장과 같은 방법으로 노출시키고, 중간 1/3 요관은 후복막을 통하여 근열절개법으로, 하부 1/3 요관은 노출이 용이하도록 상부 방광 가지를 분리하면서 판넨스틸 또는 중앙절개법을 이용하여 노출시킨다. 요관은 복강수술 시 직접 자극하여 연동운동을 유발하여 확인할 수 있다. 요관의 가장 좁은 부위는 요관방광 경계로 결석이 가장 빈번하게 굳게 박히는 곳이다. 여성의 요관은 자궁 동맥의 분리과정에서 가장 빈번하게 손상이 되는데 이는 자궁넓은인대 아래에 위치하는 곳이다. 또한 이곳에서 요관결석이 질검사내진에서 촉지될 수 있다.

방광

육안적 구조

방광은 골반에서 앞쪽에 위치하며, 치골과 골반 측벽에 둘러싸여 있다. 상부는 복막으로 덮혀있으며, 앞쪽으로 치골뒤공간(레치우스 공간)이 위치한다. 혈액 공급은 내장골동맥의 앞쪽 가지에서 기인하는 상부 및 하부 방광동맥에서 받는다. 신경은 골반 부교감신경(2-4번 천추신경)과 하복부신경얼기(교감신경)에 분포한다.

현미경적 구조

방광은 평활근의 그물(배뇨근)로 구성되어 있으며, 표면은 이행상피로 구성되어 있다. 방광의 기저부는 방광삼각이 위치하며, 내요도입구와 두 개의 요관개구부로 둘러싸여 있다. 남성에서 방광경부는 뚜렷하게 괄약근을 형성하지만, 여성에서는 대응되는 괄약근이 없다.

수술과 방광

방광을 수술하는데 보통은 요도를 통하여 내시경을 사용하여 시행한다. 방광은 복막바깥쪽에 위치하기 때문에 골반 밖으로 올릴 수 있고, 개복수술 또는 경피적 도관삽입을 시행할 때 복강을 거치지 않고 하복부 절개를 통해 접근할 수 있다. 방광 손상은 보통 복강 외로 일어나며 복강내로 일어날 수도 있다.

요도

육안적 구조

남성요도는 전립선요도, 막양부요도, 구부요도 및 음경의 끝부분에서 요도배오목이 있는 해면체요도로 나뉘어진다. 해면체요도는 해면체로 둘러싸여 있다. 전립선 결절과 사정관은 전립선요도의 바닥에서 열리며, 막양부요도는 원위 괄약근 활동이 있는 곳이다. 괄약근은 정상 요자제를 유지하여, 평활근과 횡문근(횡문괄약근)으로 나누어진다.

현미경적 구조

요도의 내피는 이행상피로 덮혀 있으며, 요도배오목은 편평세포로 덮혀 있다. 여성 요도와 남성의 해면체 요도 안으로 많은 수의 점액분비 샘의 입구가 존재한다.

수술과 요도

요도는 보통 내시경적으로 접근하지만, 직접 절개창을 낼 경우 남성에서는 회음부를 통해 구부 근육을 분리하면서 바로 접근하게 되고, 여성에서는 질 전벽을 통해 접근하게 된다. 남성요도는 회음부에서 직접적인 외상에 의해 손상을 받을 수 있으며, 이 때 전형적인 나비형태의 혈종이 생기게 된다.

핵심 포인트

- 요로계의 주된 기관으로 해부학적 관계는 수술적으로 접근하는 법 뿐만 아니라 외부 손상이 있을 경우 이에 따른 영향을 결정하는 요소이다.
- 신장, 요관 방광은 모두 복강경, 개복 또는 내관을 이용한 내시경적으로 접근할 수 있다.

요로의 생리

신장

각각의 신장에는 150만개의 신원이 있으며, 대부분은 신피질에서 표피에 가깝게 존재한다. 작은 부분(수질방신원)에서 신장 안 더 깊이 위치 하며, 이온 농도 유지에 중요한 역할을 한다. 신장의 기본 기능은 표 1에 나와있다.

여과 및 체액 양 조절

심박출량(1200mL/min)의 25%가 신장을 지나가며, 매일 180L의 혈장이 여과되며, 이 중 99%는 재흡수 되어 매일 1.5-1.8L의 소변이 만들어진다. 신 동맥의 저항의 변화로 여과가 동맥혈압이 75mmHg에서 160mmHg 사이에서는 일정하게 유지되도록 되어 있다. 이러한 동맥의 변화는 국소 화학물질 분비(즉, 프로스타글란딘, 산화질소)에 영향을 받으며, 치밀반점에서 나트륨 농도를 일차적으로 조절함으로써 이루어진다. 낮은 수준의 혈관확장을 유발하는 것은 사구체곁장치에서 레닌-안지오텐신 시스템을 활성화하여 혈관 수축과 알도스테론 합성을 이루고 결국에는 나트륨 재흡수가 일어나게 된다. 수분 재흡수는 원위세뇨관에서 항이뇨호르몬(ADH)의 작용으로 이루어진다. ADH는 뇌하수체후엽에서 분비되며 시각로위핵 주변의 삼투수용체에 의해 유발되며, 혈장의 나트륨과 염화물의 농도를 모니터하고 있다.

표 1. 신장의 기본적인 기능
여과 및 체액량 조절
이온 농도 유지
산-염기 균형
노폐물 배설
내분비기능

이온 농도 유지

여과된 나트륨의 80%와 중탄산염의 90%는 근위 세뇨관에서 재흡수된다. 세뇨관 액은 수분과 요소가 동시에 재흡수되면서 등장성으로 유지된다. 칼륨과 황산 또한 근위세뇨관에서 재흡수된다. 나트륨은 콩팥세관고리의 모든 부분에서 재흡수되나, 수분은 하행각에서만 재흡수된다. 이로써 신수질에서 농도차가 일어나며, 수분 평형을 유지하는 역류증폭계의 기본을 형성한다(그림 1). 원위세뇨관에서 배설을 통해 75%의 칼륨의 배설이 일어난다.

산-염기 균형

산-염기 균형은 근위 및 원위 세뇨관에서 복합적인 완충 작용에 의해 조절 되는데 주로는 인산염이 관여하지만, 중탄산염과 암모늄 이온 완충 작용도 관여한다. 수소이온 분비는 주로 원위세뇨관에서 일어나며 농도차를 역행하여 일어난다.

노폐물의 배설

사구체막은 직경이 4nm이상인 분자가 통과할 수 있다(분자량 70,000과 동일한 크기). 이는 노폐물(즉, 요소, 크레아티닌, 요산염)은 여과될 수 있으나, 단백질 또는 혈액세포는 통과할 수 없다. 당은 근위세뇨관에서 여과된 양 모두 재흡수할 수 있는 한도를 벗어나는 경우에만 노폐물이 된다.

내분비 기능

적혈구생성인자는 신장에서 저산소증, 혈관수축 및 적혈구파괴에 반응하여 생성된다. 이는 조혈기관에서 유핵적혈구의 생성을 유발한다. 프로스타글란딘은 신장에서 합성되는데, 정상 신장기능에서 이들의 역할은 아직 분명하지 않다. 혈관확장과 수축시키는 프로스타글란딘은 보우만 주머니의 혈압 증가를 포함하는 여러 자극에 의해 생성이 된다. 레닌은 조직 관류가 줄어들면 이에 반응하여 사구체곁세포에서 유리되며 (간에서 생성된), 안지오텐시노젠을 안지오텐신I로 전환시킨다. 이는 다시 효소(안지오텐신전환효소, ACE)에 의해 안지오텐신 II으로 전환되어 혈관수축, 나트륨의 재흡수와 조직 관류의 회복 등의 작용을 한다. 1,25-Dihydroxy-cholecalciferol은 비타민 D의 활동성 대사물질로 신장에서 형성되며 칼슘 유지 역할을 한다. 신장은 Kallikrein, bradykinin 등의 키닌도 생성하는데, 이는 혈관확장과 나트륨 배설을 통한 요량 증가 역할을 한다.

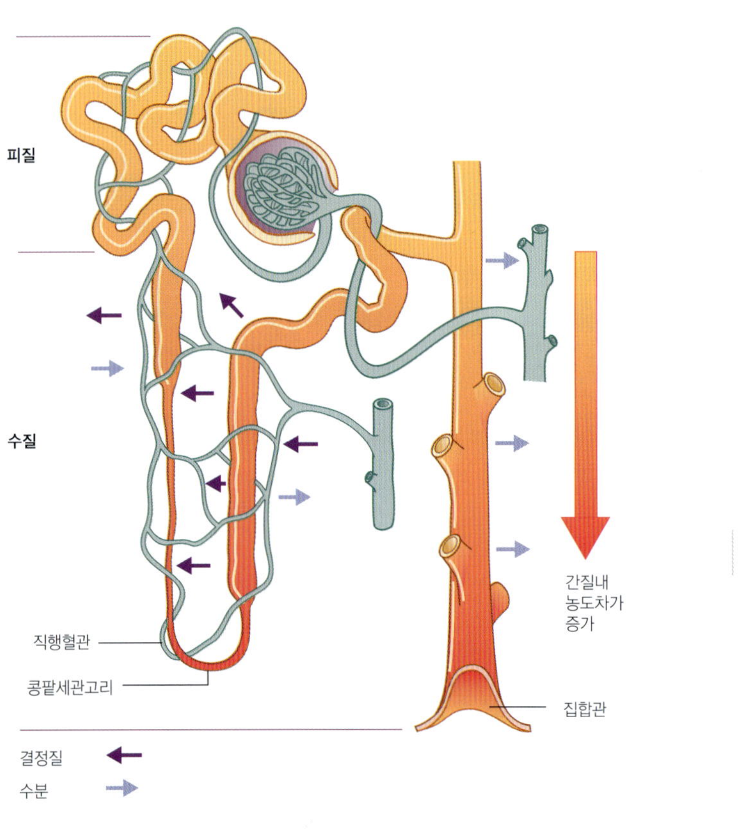

그림 1. **피질수질 농도차의 형성(역류증폭계)**

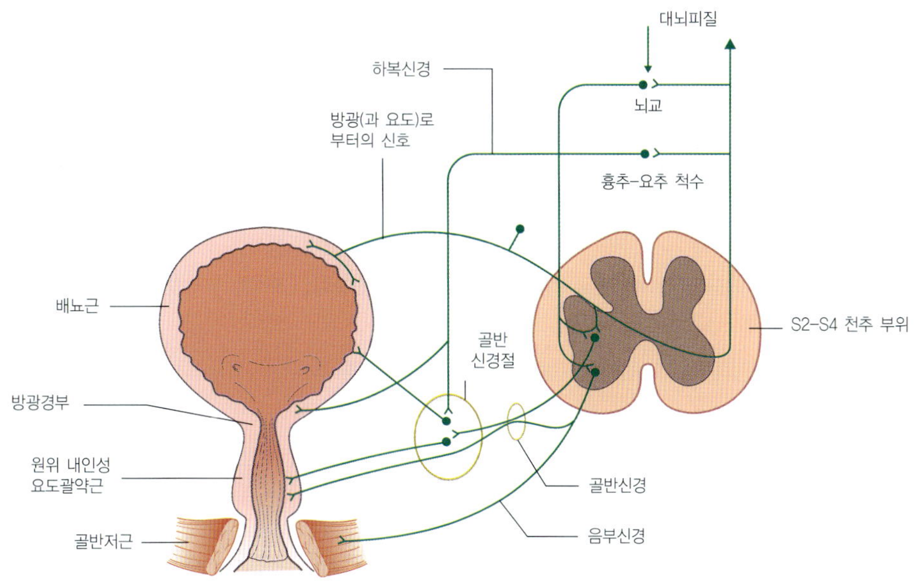

그림 2. **방광과 요도의 신경분포**

요관

요관의 일차적인 기능은 연동운동이다. 연동운동은 소신배에서 시작되며, 형태학적으로 명확한 근육이 박동조율기로서 역할을 한다. 각각의 박동조율기는 순차적으로 신호를 주며, 항상 수축 파동을 시작하지는 않는다. 보다 많은 요량에서는 박동조율기에서 더 많은 신호를 주며 모든 신호가 효과적으로 작용을 한다. 신우와 요관의 근육의 수축은 덩어리 형성을 유발한다.

첫 덩어리는 신우 자체에서 만들어지고 이는 강한 원형 근육의 수축과 신우요관 경계의 이완이 일어나게 된다. 다음으로 세로 수축이 만들어진 덩어리위로 요관을 들어 올림으로써 아래 방향으로 움직이게 된다. 연동운동은 요관벽에 유합하는 요관의 용적에 의존적이다. 폐색, 감염, 무력 확장 그리고 요관의 기구조작이 유합을 방해한다. 덩어리 상방에서 요관의 유합은 소변이 요관을 타고 내려감에 따라 집합계로 전해지는 역압을 막아 준다. 방광에서 세로근 수축은 요관 개구부를 열어 주고, 소변이 방공으로 들어가도록 해 준다. 근육내 요관은 요관의 유합과 방광안의 소변의 조동 밸브 효과로 인해 소변이 요관으로 역류되는 것을 막아 준다.

방광과 요도

방광과 요도는 소변의 저장과 배출의 한 단위로써 기능을 하며, 몸신경과 자율신경의 조절을 받고, 복잡한 중추신경의 연결로 자발적 조절에 의해 배뇨가 가능하게 된다 (그림 2). 감각 신경은 일차적으로 골반 부교감(천추 2번-4번) 신경을 통해 지나가며, 외측 척수시상로를 통해 뇌교에 있는 배뇨 중추로 올라간다. 일부 감각 섬유는 교감신경에서 기원하며 하복부 신경얼기를 지나게 된다. 따라서, 천추 신경 분절은 항상 방광 감각을 완전하게 막지는 못한다.

운동 신경 또한 골반 부교감 신경으로부터 나와서 골반내장신경을 지나 골반 신경절로 들어가는데 이는 배뇨근과 내요도괄약근에 분포한다. 교감 신경은 같은 경로로 주행하지만, 일차적으로 억제 작용과 혈관운동 작용을 담당한다. 횡문괄약근은 천추 2-3번에서 나오는 몸신경이 분포하는데, 골반내장신경을 주행한다. 반면, 요도주위 근육걸이는 음부신경이 분포한다.

방광이 채워짐에 따라, 배뇨근 수축은 억제되며, 요자제는 방광경부와 원위괄약근의 결속으로 유지된다. 뇌교의 배뇨 중추를 통한 척수-뇌교-척수 반사는 배뇨근과 괄약근의 활동간의 조화를 이루는데 중요한 역할을 한다. 반면 전두엽의 앞쪽 부분은 배뇨를 수의적으로 억제를 시킨다. 일단 방광이 가득 채워지면, 배뇨근에 있는 신장수용기에서 천추 2-4번 신경을 통해 신호를 보내고, 이는 외측 천수시상로를 따라 전두엽으로 전해져, 배뇨 욕구가 생기게 된다. 사회적으로 적절한 상황이 되면, 전두엽에서 배뇨반사를 일어나도록 만든다.

배뇨가 시작이 되면, 요도괄약근이 처음으로 이완되며, 동시에 골반저와 방광경부가 동시에 이완이 된다. 부교감신경의 활동이 다음으로 시작이 되어 배뇨근이 수축을 하며, 이로써 소변이 배출된다. 요도 내에 소변이 있음으로써 배뇨근 수축이 일어나는 반사작용이 있게 되고, 이는 배뇨가 완전하게 이루어지는 것을 돕게 된다. 배뇨가 끝나면, 이러한 단계를 거꾸로 밟게 되는데, 근위 요도의 내재근이 역행방향으로 수축을 하면서 요도 안에 채워져 있는 소변을 방광으로 짜서 되돌리는 작용이 일어난다. 한번 이 과정이 시작이 되면, 배뇨반사를 억제하는 것이 위 단계의 중추로부터 작용을 하고, 방광은 휴식단계로 되돌아간다.

핵심 포인트

- 신장은 혈류가 많은 복합기관으로 중요한 항상성 성향을 갖고 있고 조직 관류가 안 좋은 경우에도 기능을 유지할 수 있다.
- 요관의 주기능은 연동운동으로 소신배에 있는 박동조절 세포에 의해 시작되고, 근육의 전진에 의해 요관아래쪽으로 소변의 덩어리를 밀어내게 된다.
- 소변의 역류는 요관방광 이행부의 성상으로, 조동 판막으로, 그리고 각각의 소변 덩어리 뒤로 요관의 접합으로 예방된다.
- 소변의 저장과 배출은 중앙에서 조절되며, 복합적인 배뇨 반응은 일단 배뇨 욕구에 저항할 수 없고 사회적 상황이 허락되면 시작된다.

생식관의 구조와 기능

전립선

육안적 구조

전립샘은 방광경부 바로 아래에서 요도를 둘러싸고 있으며, 골반저 근육위에 놓여 있다. 앞쪽으로는 전립선이 거의 없으며, 뒤쪽으로는 Denonvillier 근막으로 둘러싸여 있다. 이 근막의 강도로 전립선이 커지는 것과 전립선암이 직장으로 전이되는 것을 막아준다. 전립선의 진정한 의미의 피막은 외피 조직만으로 불완전하며, 가성(수술적 의미의) 피막은 이행대의 양성 비대로 인한 주변조직의 압착으로 인해 형성된다. 동맥 공급은 하부 방광 동맥으로부터 이루어지며, 정맥혈은 피막외 정맥얼기로 배출이 되고, 이는 배부 음경 정맥을 통해 대퇴정맥으로 들어가게 된다. 일부 정맥혈은 척추체 앞에 있는 정맥얼기(Batson's 척추전정맥얼기)로 직접 들어가게 되는데, 이 얼기는 판막이 없어서 전립선암이 위로는 골반뼈와 척추 또는 아래로는 대퇴뼈로 전이되는 것을 설명할 수 있다.

현미경적 구조

전립선은 여러 개의 엽으로 나누어지며(그림 1), 샘 구조와 발생학적 기원에 따라 구분된다. 전립선의 분비샘은 섬유근육 기질 안에 존재한다. 이행대(양성 비대와 종양의 10%가 발생하는 곳)의 샘은 요도안으로 짧은 관을 통해 배출되며, 후엽(전립선 종양의 80%가 발생하는 곳)의 보다 긴 샘은 전립선 결절(요도둔덕) 부근의 요도강 내로 들어온다.

생리학

전립선은 생식계 기관이며, 사정액의 10-20%를 생산한다. 기질은 조절 기능이 있으나, 샘은 프로스타글란딘, 시알산, 산성인산분해효소를 생산하며, 수태 과정에서 역할은 분명하지는 않다. 또한 항균 물질이 전립선액에서 발견된다. 전립선의 성장은 테스토스테론에 의해 일어나며, 5 알파 환원효소의 작용에 의해 활성형태인 dihydrotestosterone으로 대사된다. 이러한 과정은 프로락틴에 의해 가능하게 되며, 폐쇄성 요로 증상을 줄이는 억제성 약물에 의해 억제된다. 알파1 교감 신경은 근육의 수축을 유발하는데, 전립선 전체에 넓게 분포되어 있으며, 전립선의 평활근의 이완을 유도하는 알파 차단제에 의해 억제된다.

정관과 정낭

정관은 부고환의 미부에서 시작하는 근육으로 된 관 구조이며, 정삭을 따라 올라가서 샅굴로 들어간다. 깊은 샅굴구멍을 통해 골반강내로 들어오며 측벽을 따라 주행하다가 궁둥뼈결절 위치에서 안쪽으로 방향을 바꾼다. 이후 정낭은 곱슬거리는 모양(정관팽대부)으로 되었다가 정낭과 만나 사정관을 형성한다. 각각의 관은 전립선을 관통하여, 전립선 요도의 바닥의 요도둔덕 근처에서 열리게 된다. 오르가즘 동안 정관의 근육 수축이 일어나 정자가 사정관으로 이동하게 된다. 정낭은 정액양의 80%를 차지하게 되며, 양분으로써 fructose를 생산한다. 정관과 정낭의 주기적인 수축으로 사정과 정액의 배출되는 동안 이러한 생성물이 나오게 된다.

음경

육안적 구조

음경은 두 개의 음경해면체를 주된 부분으로 구성되어 있으며, 음경해면체는 치골의 뒤에서 만나고, 발기 조직으로 구성된다. 근위부를 덮고 있는 근막은 치골뼈의

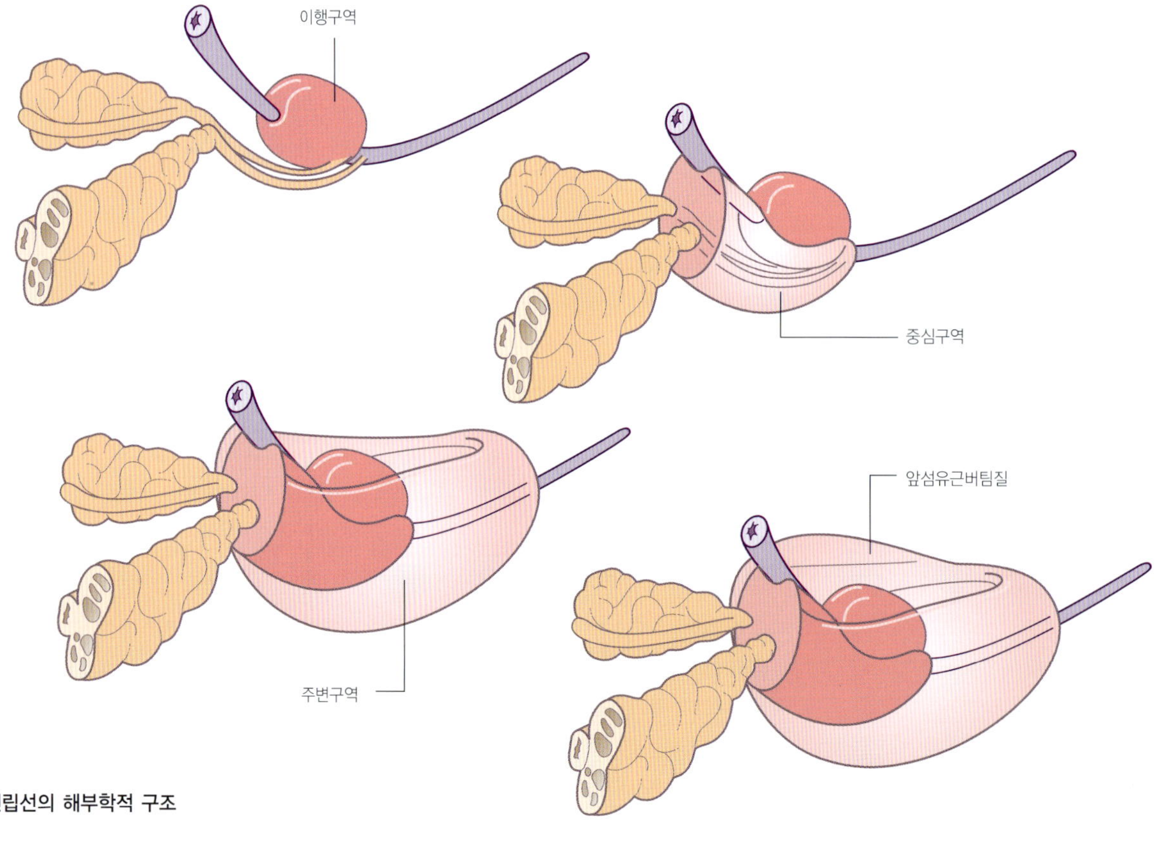

그림 1. **전립선의 해부학적 구조**

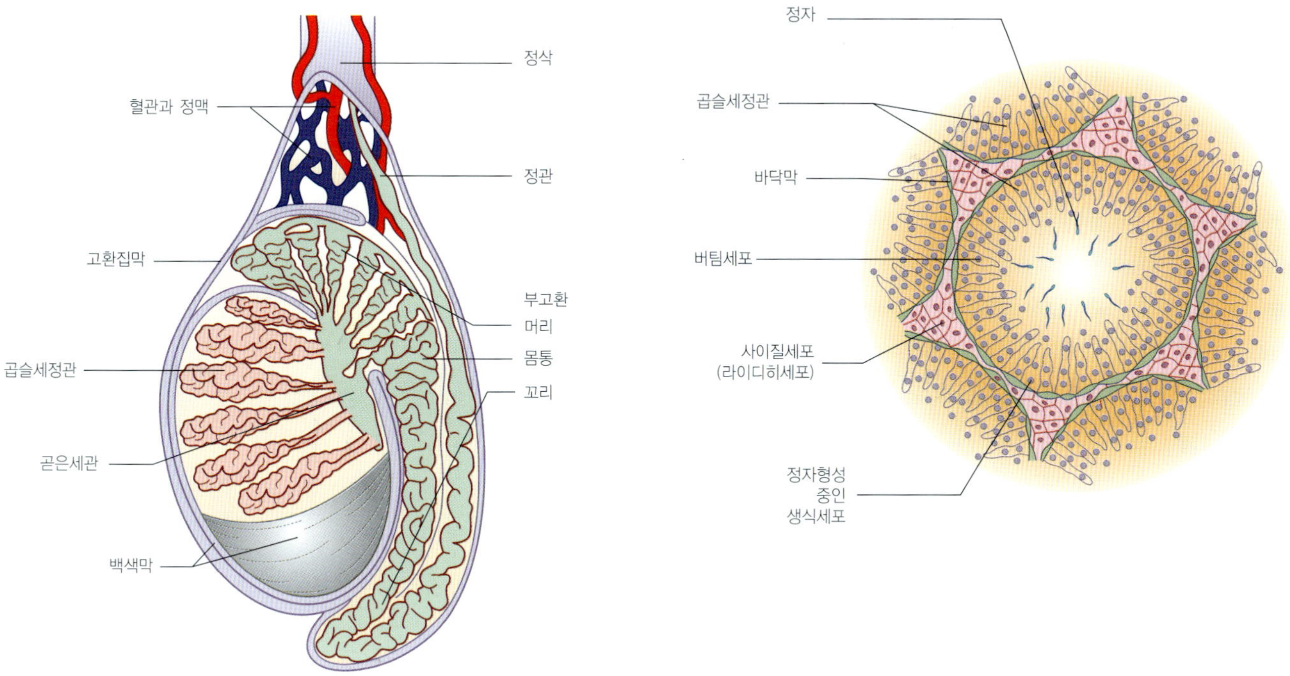

그림 2. **고환의 해부학적 구조**

아래 경계면에 고정이 되어 있으며, 음경의 걸이 인대를 형성한다. 요도해면체는 내부에 해면체 요도가 위치하며, 음경해면체의 아래 면에 닿아 있고, 원위부로 음경귀두를 구성한다. 동맥혈 공급은 대퇴 동맥의 외음경동맥가지로부터 이루어진다. 정맥은 요도해면체에서 기인하는 휘돌이 정맥, 음경해면체로부터 기인하는 이끌정맥 그리고 등쪽정맥이 하나로 합쳐지면서 전립선 앞에서 등쪽음경정맥을 형성한다. 신경은 음경 신경의 등쪽가지와 해면체 가지가 분포한다.

현미경적 구조

음경해면체는 두꺼운 근막(Buck's 근막)으로 둘러 싸여 있으며, 내피세포로 덮여있는 혈관 공간의 그물을 형성하는 평활근 다발을 포함하고 있다. 이들 공간은 발기가 되면 혈액으로 채워진다.

생리학

발기는 해면체(부교감) 신경에 의해 시작되며, 아세틸콜린을 유리함으로써 국소적으로 산화질소 합성이 유발된다. 다음으로 cyclic GMP가 활성화 되고, 음경해면체의 평활근이 이완되어 동맥혈이 유입된다. 음경내로의 혈액의 흐름은 도출정맥을 막아서 혈액의 배출을 막음으로써 발기가 일어나게 된다. 부분적으로 교감신경에 의한 혈관수축작용과 부분적으로 cyclic GMP가 포스포디에스테라제에 의해 비활성화 됨으로써 팽대감소가 일어난다. 포스포디에스테라제에 대한 억제제 또는 평활근 이완제(프로스타글란딘 E1)가 발기를 자극하는데 쓰인다.

음낭

육안적 구조

음낭은 주름진 피부로 구성되어 있으며, 땀샘 및 기름샘이 풍부하다. 중격에 의해 불완전하게 두 개의 구획으로 나뉘어 있다. 피하(음낭근) 근육은 Colles 근막과 Scarpa 근막과 연결되어 있으며, 감염이나 혈종이 확장되는 것을 제한한다. 임파액의 배출은 방사 얕은샅림프절로 된다.

동맥 공급은 복부 대동맥으로부터 기인하는 고환동맥을 통해 이루어지며, 정맥 배출은 정삭에 있는 정맥얼기(덩굴정맥얼기)를 통해 좌측 고환 정맥 또는 우측은 하부 대정맥으로 들어간다. 임파액 배출은 동맥혈 분포되는 것을 따라 대동맥주위림프절로 들어간다.

현미경적 구조

각각의 고환은 600개의 꼬여있는 정세관으로 구성되어 있고, 이는 바닥막과 여러층의 발달 중인 생식 세포와 지지하는 Sertoli 세포로 구성되어 있다(그림 2). 바닥층은 정조세포로 구성되어 있으며, 일차 정모세포로 분화한다. 이는 감수분열을 통해 이차정모세포로 분화하고, 정자세포로 성숙한 뒤 궁극적으로 정자로 성숙한다. 정세관 사이에 간질세포(Leydig)가 있으며 이는 테스토스테론 형성의 대부분을 담당한다. 부고환은 꼬여있는 관 구조이며 수출관을 통해 정자를 받으며, 아래쪽으로 뻗쳐있으면서 정관으로 바뀌게 된다.

생리학

정자 생성과 테스토스테론의 분비는 시상하부 뇌하수체 성선계가 관여하는 되먹임 고리에 의해 조절된다.

핵심 포인트

- 생식기는 특수한 기능을 충족시키기 위해 해부학적으로 구성되어 있는데, 이러한 기능들은 혈류, 신경분포 및 호르몬 자극에 의존적이다.
- 생식기의 근막층은 혈액 또는 감염의 전파가 스카파 근막과 콜레 근막에 싸여있는 공간 내로 국한되게 한다.
- 생식기 기능의 약물 조절은 잘 알려진 대로 발기, 정자생성 및 사정을 변화시키거나, 전립선의 위축과 근육의 이완이 일어나게 한다.

부신의 구조와 기능

육안적 구조

부신은 황갈색 기관으로 신장의 위 안쪽으로 놓여있으며(그림 1), 횡격막 다리의 앞쪽으로 위치하고 있다. 신장과 달리 부신은 제로타 근막안에 포함되어 있지 않기 때문에 부신 혈종은 눌림증에 의한 근막층 안으로 제한되지 않는다. 오른쪽 부신은 피라미드 모양이며, 하부대정맥과 간 뒤쪽으로 위치한다. 왼쪽 부신은 반달모양이며, 이자, 위, 지라 뒤에 위치한다(그림 2). 안쪽으로 부신은 복강신경절과 연관이 있다.

혈액공급은 양쪽에 각각 세 개의 동맥에 의해 이루어지며, 위부신동맥은 아래가로막동맥, 중부신동맥은 대동맥으로부터 직접, 그리고 하부신동맥은 신동맥으로부터 기원한다. 하나의 부신정맥은 오른쪽은 하부대정맥으로, 왼쪽은 신정맥으로 배출된다. 신경분포는 복강신경절에서 자율신경이 분포하며, 이는 주로 부신수질에 분포한다.

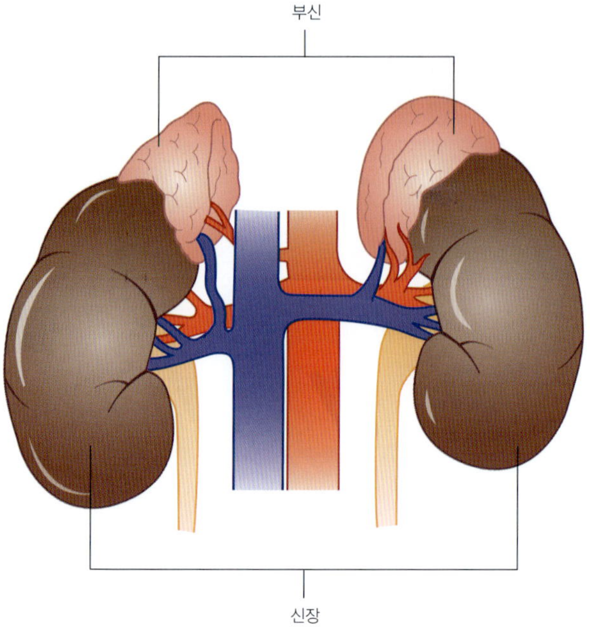

그림 1. **부신의 위치(신장과의 관계)**

현미경적 구조

형태학적으로 각각의 부신은 중심부에 수질(카테콜아민 생성)과 주변부의 피질(스테로이드 생성)으로 구성되어 있다. 부신피질에는 세 가지 확연히 구분되는 형태의 세포가 있는데, 가장 안쪽으로 그물층, 중간에 다발층, 가장 바깥에 토리층이 위치한다(그림 3). 각 층의 세포에서는 특이한 분비 기능을 갖는다.

생리학

부신수질

부신수질은 어떠한 스트레스성 자극(알림반응)에 대한 반응으로 아미노산 티로신으로부터 카테콜아민을 생성한다. 이러한 자극은 복강신경절의 교감신경으로부터 중재되며, 운동, 저혈당, 출혈 및 감정적 고통 같은 인자에 의해 반응이 시작된다. 부신 카테콜아민 생성물의 80%는 아드레날린이며, 나머지 20%는 노르아드레날린 또는 도파민이다. 이들은 순환계로 유리되며, 표적세포에 있는 아드레날린 수용체에 결합함으로써 효과를 발휘한다.

부신으로부터의 체액성 카테콜아민 유리의 효과(표 1)는 아드레날린 신경 자극의 효과와 동일하지만, 오래 지속된다.

표 1. **체액 카테콜아민 유리의 전신적 효과**

심근 수축력 및 심박동 증가	심박출량 증가
혈관수축	동맥혈압증가
기관지 확장	산소포화도 증가
지방세포에서 지방분해	에너지 생성 및 당 저장 증가
대사율 증가	빨리 움직이는 능력 증가
동공확대	낮은 조명에서 시야 호전
기초대사 이외 과정 억제	장 움직임의 위장분비와 같은 과정 억제

부신피질

부신피질은 초기 기질로써의 스테로이드로부터 다양한 스테로이드 호르몬을 생성한다. 부신피질을 자극은 뇌하수체전엽에서 생성된 혈중 부신피질자극호르몬에 의해 이루어진다. 토리층은 염류코르티코이드(알도스테론)를 생성하며, 섬유층은 일차적으로 당코르티코이드(코르티졸)을 생성하고, 그물층은 성호르몬 생성을 담당한다.

알도스테론은 세포외액양의 감소, 요내 나트륨 농도 증가, 고칼륨혈증 및 신장 내 레닌-안지오텐신 계의 활성화에 반응하여 생성된다. 이는 신장에 원위 곱슬 세뇨관에 직접 작용하여, 나트륨 재흡수를 증가시키고, 수소-칼륨 아데노신삼인산효소를 담고

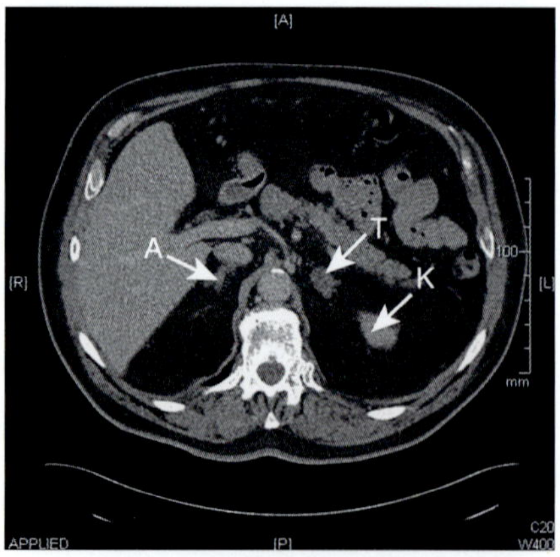

그림 2. **컴퓨터 단층촬영에서 정상 오른쪽 부신(A), 왼쪽 부신 종양(B)과 정상 왼쪽 콩팥 소견을 보인다.**

있는 유전자의 전사를 자극함으로써 세뇨관 표피세포에 있는 나트륨 펌프의 활성도를 증가함으로써 세포외액양을 되돌리게 된다.

당코르티코이드는 뇌하수체 부신피질자극호르몬의 자극에 반응하여 분비되며, 뇌하수체 부신피질자극호르몬은 어떤 형태로든 신체적 또는 정신적 스트레스에 의해 유리된다. 여기에는 음성되먹임 기전이 작용하는데, 혈중 당코르티코이드가 시상하부와 뇌하수체에 직접 억제 작용을 하여 부신피질자극호르몬이 더 유리되는 것을 막는다. 당코르티코이드는 간에서 포도당신합성을 유발하고, 조직으로부터 아미노산을 이용하게 하며, 근육 또는 지방조직에서 당 흡수를 억제하고, 지방의 분해를 촉진한다. 당코르티코이드는 또한 항염증 및 면역억제의 효력을 갖고 있어, 정상 면역 반응에 중요하며, 치료적 요법에도 사용될 수 있다. 부신피질자극호르몬의 분비는 정상적인 주간리듬이 있어서 아침에 가장 높고, 밤에 가장 낮다.

성호르몬(에스트로젠, 안드로젠, 프로제스테론)은 주로 성선에서 생성되지만, 작은 부분은 부신피질의 그물층에서 생성된다. 이들은 생식관의 호르몬-의존 세포의 성장을 자극하며, 정상 성 발달뿐만 아니라 양성전립선비대증과 같은 일부 발병기전의 작은 부분을 책임진다.

수술과 부신

현재 대부분의 비뇨기과의사들은 복강경을 이용하여(경복강 또는 후복강을 통해) 부신으로 접근하며, 이환율, 사망률 및 재원 기간이 유의하게 감소하였다. 절개를 통한 부신 수술은 보통 옆구리(11번째 또는 12번째 갈비뼈의 바닥)를 통하여 복강외 접근법으로 시행된다. 절개창은 갈비뼈의 선을 따라 내며, 아래뒤톱니근과 넓은등근을 분리해 들어간다. 갈비뼈는 보통 잘라내거나 골막으로부터 분리해서 들어올리는데, 아래에 위치한 가슴막안이 손상되지 않게 주의하여야 한다. 크기가 큰 부신 종양은 옆구리 절개창으로 열 수 있는 것보다 더 큰 절개창이 필요하며, 부신 아래쪽에 있는 횡격막을 절개하는 가슴배절개창을 통해 최적으로 접근할 수 있다. 양쪽 부신제거술은 경복강 상복부절개창을 통해 최적으로 시행될 수 있다.

기술적으로 오른쪽 부신이 수술적으로 접근하기가 더 어려운데, 이는 하대정맥 뒤에 위치하기 때문이다. 제거하는 것 또한 기술적으로 더 어려운데, 이는 오른쪽 부신정맥이 종종 매우 짧고 수술 시 쉽게 찢어지기 때문이다. 특히 왼쪽 부신정맥은 누출이 있는 복강대동맥류의 경부가 왼쪽 신정맥 바로 뒤에 위치하기 때문에 이를 결찰할 때 손상이 받기 쉽다.

부신의 풍부한 혈액공급은 전이의 호발을 의미하며, 특히 기관지, 유방, 위, 대장, 신장 및 담관에 생긴 일차 종양으로부터 전이가 생긴다. 암이 있었던 환자 사망 후 부검에서 이 중 10%가 부신 전이를 보였다.

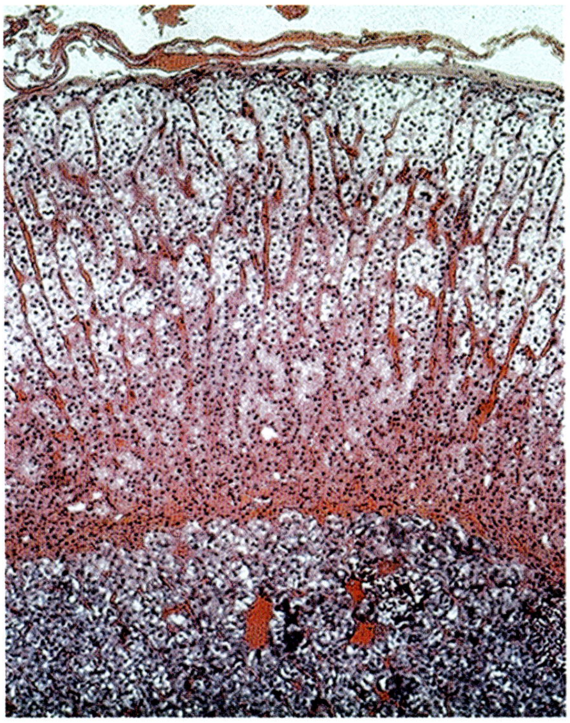

그림 3. **부신의 조직학적 구조(겉질과 속질)**

핵심 포인트

- 부신은 신체적, 감정적 고통에 대한 신체 반응에서 중요한 역할을 차지한다.
- 신장속질은 교감신경 자극에 반응하여 카테콜아민을 생성한다. 겉질에서는 혈장액의 감소와 나트륨 손실에 반응하여 염류코르티코이드를, 시상하부 부신피질자극호르몬 생성에 반응하여 당코르티코이드/성호르몬을 생성한다.
- 부신은 수술할 때 복강경 또는 전통적인 옆구리 절개를 통해 가장 잘 접근할 수 있다.

비뇨기과 환자 검사

비뇨기과 병력 청취

병력 파악을 잘하는 것이 모든 비뇨기과 환자의 진단과 치료의 시작점이다. 일차적인 증상, 과거력, 가족력은 진행할 진단과 치료의 방향에 중요한 단서를 제공한다.

일차적인 증상

많은 환자들이 여러가지 증상을 가지고 있어, 이런 증상의 패턴을 파악하는 것이 적절한 검사와 치료를 결정하는 데 중요하다. 모든 환자에서 다음을 결정하는 것이 중요하다:

- 증상은 얼마나 오래되었는가?
- 증상은 얼마나 심한가?
- 증상의 정도가 다양한가?
- 증상이 일상생활을 얼마나 방해하는가?

일부 증상들은 특정 설문지를 이용하여 파악할 수 있다(표 1). 설문지는 보조적으로 또는 자세한 비뇨기과 병력을 소개하는 정도로만 사용해야지 환자의 병력을 청취하는 것을 대신 할 수는 없다. 환자들에게는 환자들이 직접 본인의 증상을 설명하도록 해야하나, 일차적인 증상과 관련된 특정 설문지의 답을 안내할 수는 있다.

비뇨생식기계의 통증

통증은 주로 비뇨기계의 염증이나 폐색으로 유발된다.

- 신통은 늑척추골각에서 시작하고 늑하부나 명치부위로 방사된다. 염증성 신통은 주로 일정한 반면 폐색에 의한 통증은 증감한다. 환자들은 종종 전형적인 손모양으로 신통을 호소한다. 비슷한 통증이 근골격계, 근막, 인대의 염증에서 관찰된다.
- 요관통은 신통과 비슷하나 주로 폐색에 기인한다. 만일 요관결석처럼 폐색부위가 바뀌면 통증은 옆구리에서 장골, 사타구니나 심지어 음낭이나 음순으로 움직인다. 통증의 부위는 폐색의 레벨을 파악하는데 도움을 준다.
- 방광통은 일반적으로 급성요정체와 같은 폐색이나 방광벽의 염증에 기인한다. 염증이 있으면 방광 충만을 악화시키는 통증을 유발하고 요배출시에 심한 통증이 발생할 수 있다(배뇨곤란). 주로 방광자극증상이 동반된다. 방광통은 가끔 요도원위부로 방사되고, 배뇨 후 발생하는 통증은 전립선, 요도주위선, 요도 자체에서 발생하는 것으로 생각할 수 있다.
- 전립선통은 잘 국한되지 않으며, 아랫배, 사타구니, 음낭, 허리, 회음부와 직장등에서 느낄 수 있다. 이것은 종종 하부요로증상이나 발기부전과 연관될 수 있다.
- 음경통은 주로 방광, 전립선, 요도의 염증에 기인할 뿐 아니라, 포피의 문제가 원인이 될 수도 있다. 발기된 음경에서 발생하는 통증은 주로 페이로니병이나 지속발기증에 기인할 수 있다.
- 음낭통은 음낭벽과 음낭내 내용물로부터 기인하며, 비뇨기계의 좀더 높은 부분에서 방사되어 발생할 수 있다. 좌측 고환에 발생하는 둔통은 아래로 내리면 호전될 경우, 전형적인 정계정맥류이다.

표 1. **비뇨기과에서 증상 설문지 예**

주요 증상	설문지
하부요로증상	국제전립선증상점수(IPSS)
방광통	간질성방광염(IC)증상점수
발기부전	국제발기능지수(IIEF)
만성전립선(골반)통	미국국립보건원 만성전립선염증상점수표(NIH-CPSI)

혈뇨

육안적 혈뇨는 현미경적 혈뇨보다 의미있는 병과 좀더 연관이 있으나, 둘 다 충분히 검사를 해야 한다. 혈뇨가 소변볼 때 처음에 나타나면 전립선과 요도에서 기인하는 반면 처음부터 끝까지 지속되면 방광이나 요관에서 기인한다고 볼 수 있다. 소변 끝에 나타나면 주로 방광목이나 전립선의 염증때문이다.

피덩이가 종종 혈뇨와 동반되고, 피덩이로 요정체(방광통)가 발생할 수 있다. 벌레같은 피덩이는 상부요로에서 기인하고, 요관에서 내려오면서 이런 모양으로 된다. 소변에서 혈액과 연관된 통증은 염증과 연관이 있는 반면, 비뇨기암 때문에 발생하는 출혈은 주로 통증을 동반하지 않는다.

하부요로증상

하부요로증상은 일반적으로 자극이나 폐색, 또는 두가지가 복합적으로 보인다. 국제전립선증상점수는 하부요로증상을 평가하기 위해 만들어졌고, 진단뿐 아니라 치료후 반응을 추적하는 데도 사용되고 있다.

요실금

요실금은 불수의적으로 요도로부터 요가 누출되는 것이다. 가장 흔한 패턴은 여성에서 복압성과 절박성 요실금이 동반된 것이다.

- 지속요실금은 주로 이소요관이나 요로의 누공으로 기인한다.
- 복압성요실금은 복압이 증가하는 동안 발생하는 요누출이다. 분만 경험이 많은 여성이나 전립선절제술을 시행받은 남성에서 주로 발생한다.
- 절박성요실금은 급작스런 요의를 느낀 후 소변이 갑자기 유출되는 것이다. 이는 주로 방광의 염증질환이나 배뇨근 불안정에 기인한다.
- 범람요실금은 만성 요정체로 발생한다.
- 성인에서 발생하는 야간야뇨는 만성요정체와 연관이 있다. 아이들에서는 중추신경계의 성숙으로 호전되나 5세까지 15%에서 지속되고, 15세까지 1%에서 지속된다.
- 소변본후 방울떨어짐은 소변을 본후 수분내에 발생하고 주로 젊은 남성에서 발생하며, 폐쇄 하부요로증상으로 발생하는 배뇨끝 방울떨어짐과 혼동해서는 안된다.

성기능장애(142, 143 참조)

정액내 혈액(혈정액증)

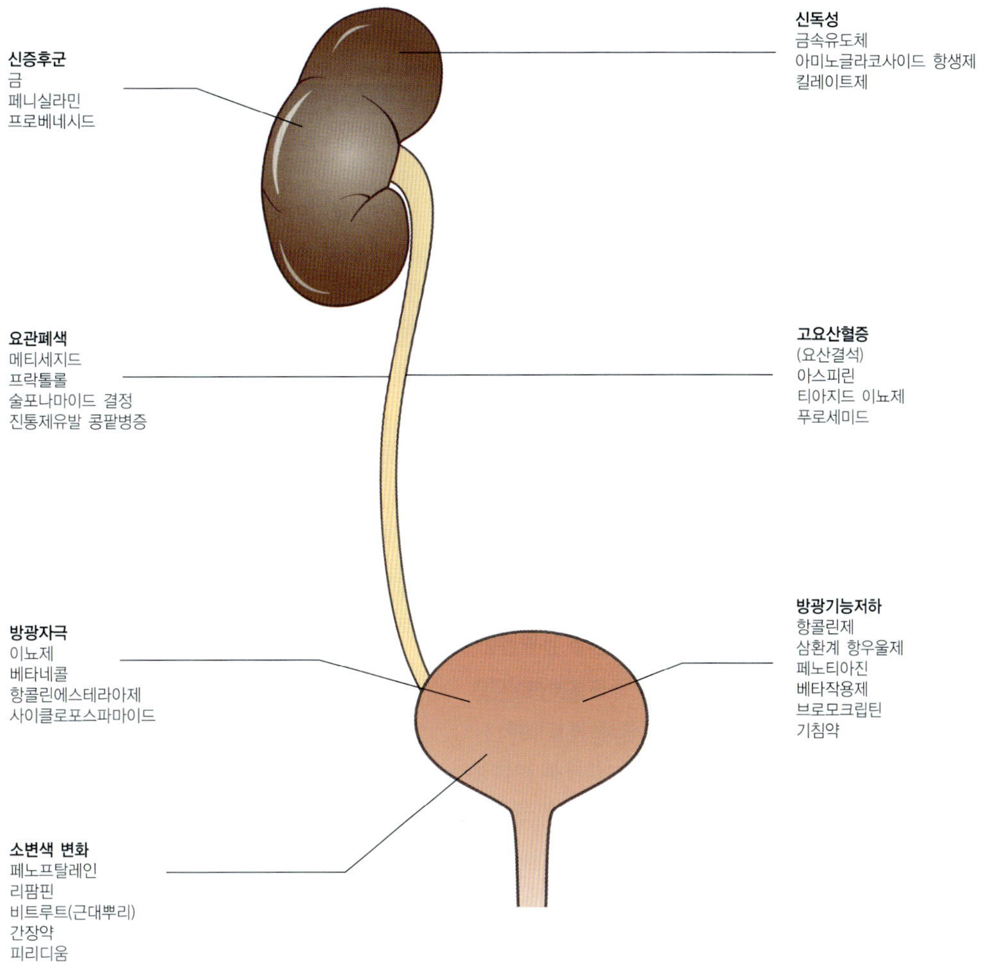

그림 1. **비뇨기계에 영향을 주는 질환과 치료**

표 2. **하부요로증상(LUTS)**

배뇨증상	저장증상
소변주저	빈뇨
배뇨력감소	야간뇨
단속뇨	절박뇨
배뇨끝방울떨어짐	절박성요실금
배힘주기	배뇨통
불완전	배뇨감

혈정액증은 주로 전립선과 정낭의 경도의 염증 때문에 발생하며 전립선통과 연관이 있다. 수주내에 정상화되며 임상적으로 전립선암이 의심되지 않으면 검사는 필요하지 않다.

소변내 공기방울(공기뇨)

공기뇨는 가스를 만드는 세균에 감염되었거나 장과 비뇨기계에 누공으로 주로 발생한다. 또한 종종 다른 비뇨기 증상이나 장 증상과 연관이 있다.

요도분비물(38,39 참조)

과거 병력

많은 비뇨기과 환자가 노인이고, 만성 및 다양한 질환을 동반하여, 비뇨기계 문제 뿐 아니라 약물이나 수술치료의 결정에 영향을 줄 수 있다. 비뇨기계는 많은 질병과 질병에 대한 치료에 영향을 받을 수 있다(그림 1). 예로, 당뇨나 전신경화증은 하부요로증상을 유발하고, 고혈압과 그에 대한 치료는 발기부전을 일으킬 수 있다. 비뇨기계를 포함한 이전수술에 대한 완전한 병력 파악은 환자 증상을 적절히 파악하는데 중요하다. 모든 환자들에게는 흡연(비뇨기암이나 발기부전을 일으키는), 술 소비량, 현재 복용하는 약 등을 물어 보아야한다.

핵심 포인트

- 자세한 병력청취는 모든 비뇨기 증상을 평가하는데 있어 기본이며, 의사와 환자사이의 기본 관계를 형성시켜 준다.
- 특정 증상 점수표는 비뇨기계 증상을 안내하는데 유용하지만, 병력 청취를 잘 하는 것을 대체할 수는 없다.
- 특정 증상 패턴을 파악하는 것은 기저 문제와 검사 방향을 결정하는 데 도움을 준다.
- 많은 비뇨기과 환자들이 노인이고, 다양한 전신 질환을 가지고 있거나 비뇨기계에 영향을 줄 수 있는 약물을 복용하고 있다.
- 많은 비뇨기 질환이 가족력이 있거나, 유전적인 연관이 있고, 위험도 평가나 치료에 관련이 있다.

비뇨기과 환자의 검사

이학적 검사는 비뇨기과 환자에서 적은 임상적 징후를 나타내나, 상세한 이학적 검사와 비뇨기계 평가로 잠재적인 이상을 알아낼 수 있다.

일반적 검사

환자의 일반적 검사는 환자가 아파하는 모습을 결정하는 것에서부터 시작한다. 이것은 환자의 체형, 영양상태, 만성질환, 빈혈, 황달, 피부색과 림프절 비대를 평가하는 것이 포함된다. 말초부종은 저단백증, 정맥/림프관 폐쇄, 심부전, 만성신부전, 신증후군을 시사한다. 복부종괴의 위치와 국소 압통의 위치를 함께 기록해야 한다. 부드러운 타진은 반발압통으로 검사를 하는 것 보다 더 국소복막자극 증상을 검사하는 좋은 수단이다.

충분한 신경학적 평가를 하는 것이 하부요로 증상과 발기부전을 동반한 환자에서 필요하며, 천추 반사평가가 이 평가의 대표적인 검사이다. 방광과 음경은 주로 S2,3,4의 신경에서 분지하는 신경이 주로 분포하고 특별히 구해면체반사의 평가는 비뇨기과의사에서 무릎반사처럼 전형적인 검사로 여겨진다.

말초부위, 특히 하지의 박동을 만져보아야 하고, 혈압도 측정해야 하며, 청진과 타진을 통해 심장과 폐를 평가해야 한다. 내분비질환, 간부전, 전립선암의 치료로 항남성호르몬제 투여 했을 때, 또는 고환암에서 에스트로겐이 분비될 때 나타나는 여성형 유방을 알아보기위해 유방을 검사해야 한다.

비뇨기계 검사

신장

신장은 정상적으로 상복부에서 만져지지 않으나, 어린아이나, 마른 여성에서는 숨을 깊이 들이 쉴 때 우측신장의 하부가 만져진다. 우측신장이 간에 의해 아래쪽으로 쳐져 있어서 좀 더 잘 만져진다. 사타구니에서 발생하는 종괴는 간비대, 비장비대와 만져지는 신장을 구별하기 위해 양손으로 촉지해야 한다. 사타구니 압통은 사타구니 부위의 부드러운 타진으로 알 수 있다. 신동맥 협착, 대동맥류, 신동정맥 누공도 청진이 가능한 잡음을 만들어 청진기를 명치 부위에 위치시켜 청진을 할 수 있다. 사타구니와 상복부의 피부에서는 사타구니통이 있는 환자에서 전형적인 대상포진의 수포를 볼 수 있는 반면, 척추와 척추 주위 근육을 신경뿌리(T10-L1) 자극 증상을 배제하기 위해 검사를 하여야 한다. 이것은 사타구니 부위의 감소된 감각이나 감각과민과 연관이 있기 때문이다.

방광

방광은 치골결합부의 뒤에 있어 소변이 150cc 이상 차지 않으면 만지거나 타진할 수 없다. 타진상 치골상부의 둔함은 소변을 비운 환자에서 유용하다. 의미있는 잔뇨는 방광용적을 측정하는 간단하고 손으로 들 수 있는 측정기를 이용하여 하복부를 초음파로 측정하여 알 수 있다. 방광위의 압통은 염증을 나타내나, 방광이 커지면서 갑자기 압통이 발생하는 것은 급성 요정체의 특징이다. 만성 요정체의 경우 방광이 커져도 통증이나 압통이 없다. 방광이 커진다고 해서 항상 중앙부 구조물로 보이는 것은 아니고, 골반부에서 발생한 비대칭 종괴도 방광을 크게 할 수 있다. 최후로 골반 종괴가 방광이 커진 원인인지 알아보기 위해 초음파나 도뇨관삽입이 필요할 수 있다.

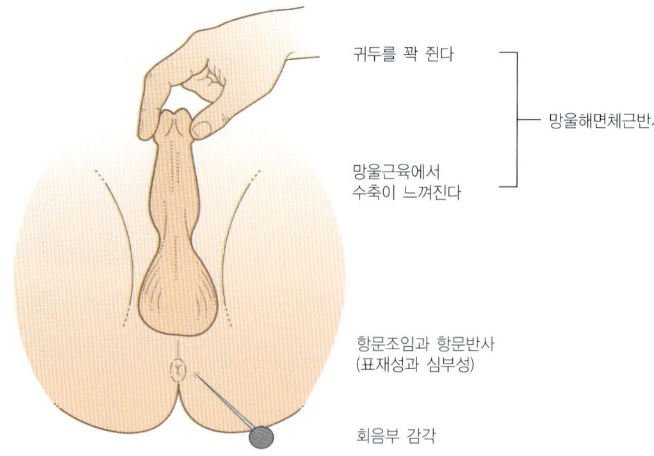

그림 1. **천추반사의 평가(S2, S3, S4)**

샅

탈장은 환자를 눕히고 세워서 위치를 평가할 수 있다. 서혜부 탈장은 두덩뼈결절의 상부, 외측에서 발생하는 반면 대퇴부 탈장은 결절의 하부, 외측에서 발생한다. 기침이나 배에 힘주기, 발살바 법 등은 일반적으로 탈장을 좀 더 분명하게 한다. 작은 서혜부 탈장은 장골서혜신경(L1)을 누를 수 있어 서혜부 음낭 통증의 원인이 된다.

음경

음경은 손가락 사이의 두께가 비정상적인 부분이나, 요도를 따라 압통이나 두께를 알아보기 위해 배부면을 만져 보아야 한다. 요도구의 위치를 파악해야 하며, 주위에 발적을 동반하는 경우는 요도염을 의심할 수 있다. 포피의 이상이나 흉터와 음경 계대부가 짧아졌는지 등도 알아보아야 한다. 비정상적으로 배부 요도개구부(요도하열)를 지닌 성인이나 아이들에서 포피는 종종 배쪽으로 불완전하며 두건 모양을 지닌다. 포경수술을 하지 않은 남성에서 귀두와 귀두 밑 구

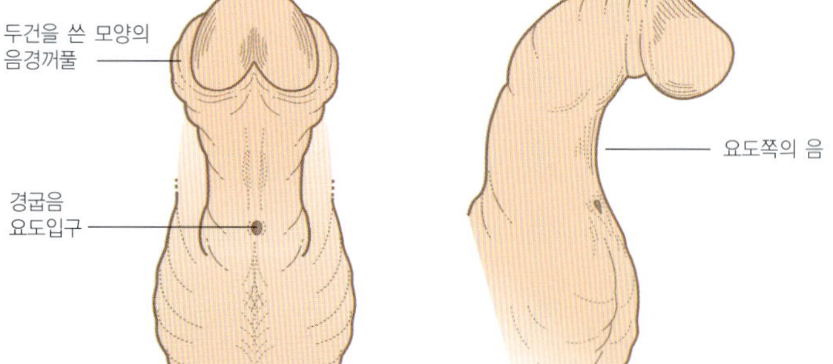

그림 2. **두건을 쓴 모양의 포피를 동반한 요도하열**

를 확인하기 위해 포피를 부드럽게 젖힌다. 귀두를 포함하는 음경 피부는 궤양, 귀두염, 성병 사마귀, 단순 헤르페스 바이러스에 의한 수포군을 발견할 수 있다.

음낭

음낭벽의 비정상적으로 보이는 부분이나 만져지는 부위를 검사한다. 음낭벽의 작은 혈관 각화증이 흔하나, 임상적으로 의미는 없다. 음낭내용물은 각각의 정삭, 정관, 부고환, 고환을 순차적으로 평가한다. 모양, 크기, 붓기의 정도를 기록하며 구조물들과의 관계를 조심스럽게 평가한다. 음낭내에서 부은 윗부분을 알 수 있으면 부종이 음낭내용물로부터 발생한 것이며 진성음낭부종이다. 만약 음낭부종 윗부분을 알 수 없으면 부종은 사타구니 부분에서 발생하였고, 간접 서혜부 탈장이다. 진성음낭부종은 특징적으로 고형, 염증성 또는 낭종성이다. 염증성 부종은 모두 염증의 징후(열감, 발적, 통증)를 보인다. 낭종성 부종의 특징은 2개의 면에서 변동을 보이고, 대부분의 낭종성 부종은 투과성이 있다. 좌측고환의 위가 부을 경우, 벌레 주머니처럼 느껴질 때는 정계정맥류이고, 정계정맥류는 환자가 서거나 기침을 하거나, 발살바법을 할 때 좀더 명확하며 98%에서 좌측에서 발생한다. 갑자기 발생하는 좌측의 정계정맥류는 좌측 신장의 종양을 의심할 수 있으며, 우측에 발생하는 정계정맥류는 종종 후복막강 종양과 연관이 있다.

전립선

직장수지검사법은 좌외측에서 시행하고, 비뇨기계 평가의 중요한 부분이다. 정상 전립선용적은 15g으로 밤 크기이고, 코끝의 모양을 하고 있다. 딱딱한 정도, 압통, 경화, 결절이 전립선부위 직장 점막의 움직임과 함께 평가되어야 한다. 전립선의 진짜 크기는 전립선에 의해 유발된 증상의 심한 정도에 관계없다. 방광이 커지면 직장이 하부, 후방으로 밀려 전립선이 실제보다 더 크게 느끼게 한다. 전립선암의 70%는 전립선의 후부에서 발생하며 직장을 통해 촉지할 수 있는 반면, 직장암의 경우 25%만이 손가락이 닿는 범위 안에 있다. 전립선의 상부, 외측에서 특히 정낭이 커지거나 염증이 있을 때 정낭을 촉지할 수 있다.

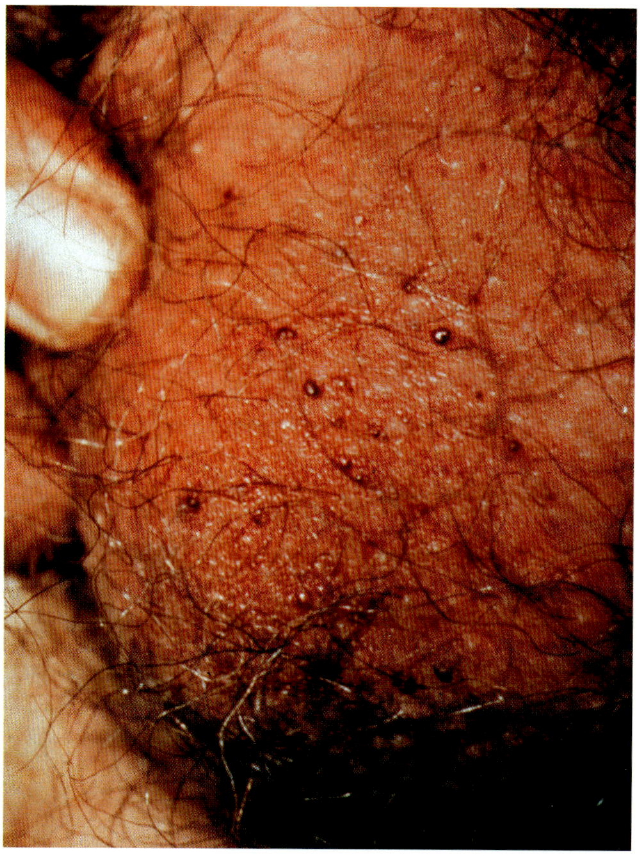

그림 3. **음낭피부의 혈관각화종**

여성골반

여성골반은 환자에게 편안한 위치에서 검사할 수 있다. 외성기의 입구와 요도는 잘 보이며 이 부분의 평가로 여성화를 알 수 있다. 환자에게 기침을 시키면 복압성요실금과 함께 방광류와 직장류 여부를 알 수 있다. 요도는 전질벽을 따라 촉지할 수 있으며, 최종적으로 전수합동검사법으로 자궁 및 부속물, 원개 등을 평가할 수 있다. 하부요관 결석은 때때로 질의 외측 원개에서 촉지할 수 있다.

핵심 포인트

- 모든 신체를 조심스럽게 평가하는 것이 비뇨기 증상을 평가하는 데 중요하다.
- 각각의 비뇨기계에 특별한 주위를 기울여야 하며 이것들을 체계적으로 검사해야 한다.
- 특히 하부 요로증상의 평가에 있어 남성에서는 직장 검사가 여성에서는 골반 평가가 필수이다.

검사실 검사

소변검사

단순소변검사

소변의 특정 성상을 측정하고 시험지검사법을 주로 이용한다(표 1, 그림 1). 당뇨가 있는 경우 당뇨나 당에 대한 낮은 역치 값을 가진 경우를 의심할 수 있으며, 추가적으로 공복혈당검사나 포도당 부하 검사를 시행해야 한다. 낮은 비중(〈 1,008)을 보이는 경우 만성신부전, 다음증, 다뇨 또는 부적절한 항이뇨호르몬 분비를 생각할 수 있다. 높은 비중(〉 1,020)을 보이는 경우는 탈수나 정맥으로 조영제 투여시 발생할 수 있다. 시험지검사법은 1㎕당 5개 이상의 적혈구를 감지할 수 있다. 2개 이상의 혈구는 요상피세포암의 고위험을 의심할 수 있고, 추가적인 검사가 필요하다. 소변에서 적혈구의 낮은 정도는 더 제한된 방법으로 검사할 수 있다. 정상치료범위에서 항응고제의 사용은 소변에서 혈액이 검출되지 않는다. 정상소변 pH는 4.5에서 8.0이다. 7.5이상의 높은 값은 proteus vulgaris와 같은 요소분해효소 분비 세균의 존재를 의심할 수 있다. pH가 4.5이하인 경우는 요산의 농도가 높은 것을 의심할 수 있다. 단백질 양이 0.3g/L보다 많을 경우 시험지검사법에 검출된다. 만약 단백뇨가 지속되면 24시간 소변수집을 통해 좀 더 자세한 정량이 필요하다. 소변에서 질산염과 백혈구의 검출은 감염을 의심할 수 있다. 무균뇨에서 백혈구가 지속되는 것(무균농뇨)은 주로 비뇨기감염이나 요상피세포암, 결석이나 드물지만 결핵을 불완전하게 치료했기 때문이다.

표 1. 시험지 검사법에 의해 평가되는 항목
당
빌리루빈
케톤
비중
혈액
pH
단백질
유로빌리노겐
질산염
백혈구

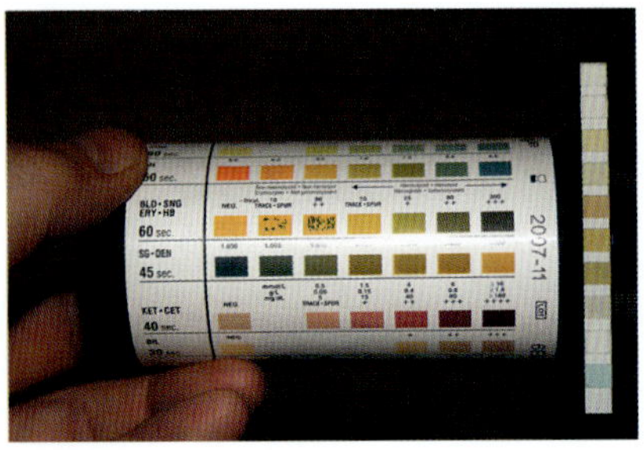

그림 1. **시험지요검사법**

현미경검사

소변의 현미경검사를 통해 적혈구, 백혈구, 상피세포, 케스트, 효모, 세균, 기생충알등을 확인할 수 있다. 정상 소변은 고배율에서 3개 이하의 적혈구만 관찰된다. 사구체 적혈구들은 커지면서 형태가 변하는 반면, 하부요로로부터 나오는 적혈구는 주로 형태를 유지한다. 세포케스트는 사구체 질환을 의심할 수 있다. 수산염, 요산 시스틴 캐스트가 pH 5.5이하의 산성뇨에서 발견되는 반면, 인산염 캐스트는 pH 6.0 이상의 알칼리뇨에서 검출된다. 의미있는 세균뇨는 고배율에서 5개의 세균이 검출되는 것으로 정의되며, 1ml당 100,000의 집락군과 같다.

소변배양과 감수성

배양과 감수성을 위한 소변은 중간뇨나 도뇨관의 검체로 수집하며, 아기들에선 때때로 치골 상부 천자가 유용하다. 소변은 1시간내에 배양하거나 5℃에서 냉장보관해야 한다. 1ml당 100,000개의 세균은 의미있는 비뇨기 감염을 의미하는 반면 1ml당 10,000개 이하의 세균은 오염을 의미한다. 만일 소변에서 세균이 자라면 세균의 종류를 확인하기 위해 그람염색을 하고, 항생제 감수성을 평가해야 한다. 캔디다균과 같은 효모는 의심되는 환자에서 소변으로 배양을 해야한다. 만인 결핵이 의심되면 3번의 아침소변검사를 통해 Lovenstein Jensen 배지에서 배양을 하고 Ziehl-Neelsen과 같은 특수염색을 해야 한다.

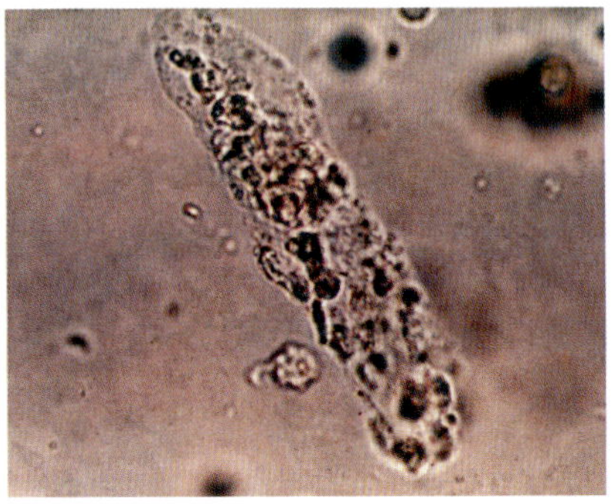

그림 2. **소변에서 원기둥 요침전물**

표 2. 결석생성이 의심되는 환자에서 요생화학검사
몰삼투압농도
전해질
크레아티닌
요산
수산염
칼슘과 인산염
구연산염
아미노산

생화학적 검사

소변의 생화학적 검사가 결석 환자에서 필요하다(표 2). 지속적인 단백뇨는 24시간 소변 수집을 통한 좀 더 자세한 정량검사의 적응증이 된다.

요세포검사

요상피세포암이 의심되거나 이행세포암의 추적관찰을 하는 환자에서는 소변의 요세포검사가 필수적이다. 신선한 검체를 모아 세포를 얻기위해 원심분리를 시행하며 침전물을 다시 녹인후 papanicolau염색을 하여 암세포를 충분히 검사한다.

암표지자

소변에서 암세포를 진단하기 위해 bladder tumor antigen, minichromosome maintenance type 5와 같은 특별한 분석법이 개발중이나 아직까지 기본적으로 사용되지 않고 실험실검사로 남아있다.

혈액검사

생화학적 검사

혈액검사는 증상이 있는 환자로 축소시켜야 한다. 대부분의 환자에서 전해질이나 요소, 크레아티닌과 같은 신기능을 평가하는 간단한 검사를 해야하나, 신기능의 장애

표 3. **특정 혈액검사의 적응증**

진단	검사
신부전(급성/만성)	자가항체
	보체레벨
	면역글로불린
	몰삼투압농도
	알루미늄/마그네슘 레벨
결석질환	혈장 요산염
	골기능
	부갑상선호르몬
간질환의심시	간기능검사
부신종양 의심시	코티솔
	아드레노코티코트로픽호르몬
	카테콜라민
불임/발기부전	여포자극호르몬, 황체형성호르몬,
	갑상선자극호르몬
	테스토스테론 과 프로락틴
신종양의심시	간기능검사
	골기능검사
	부갑상선호르몬/적혈구생성촉진인자
하부요로증상	전립선특이항원
전립선암	알칼라인 포스파타아제
요로전환	염화물
	크레아티닌 청정시험

가 있는 환자에서는 민감하지 않은 검사이다. 전립선특이항원의 측정은 하부요로증상을 동반한 70세 이하의 남성에서 시행해야 하며, 측정치는 나이에 따라서 해석해야 한다(126 페이지 참조).

혈액학

혈구수를 측정하는 것은 빌혈, 적혈구 증다증, 백혈구이상 등을 알 수 있다. 적혈구침강속도는 기본적으로 측정되지 않으나 특발성 후복막강경화 환자의 추적 관찰에 도움을 준다. 아프리카에 살았던 캐리비안 후손인 환자는 마취전에 겸상적혈구빈혈을 검사해야 한다. 항응고제를 복용하거나 혈액응고질환을 지닌 환자는 응고 과정을 평가해야 한다. 혈액형군이나 교차시험은 빈혈이나 비뇨기 수술 중 수혈이 필요한 환자에서 필요하다.

혈청학

성전파성 질환이 있는 환자에서는 특정 혈청학적 검사가 필요하다(38,39 페이지 참조).

정액검사

감염의 국소화

전립선감염을 위한 stamey 국소화

만성전립선감염이 의심되는 환자에서 stamey 국소화 검사법(그

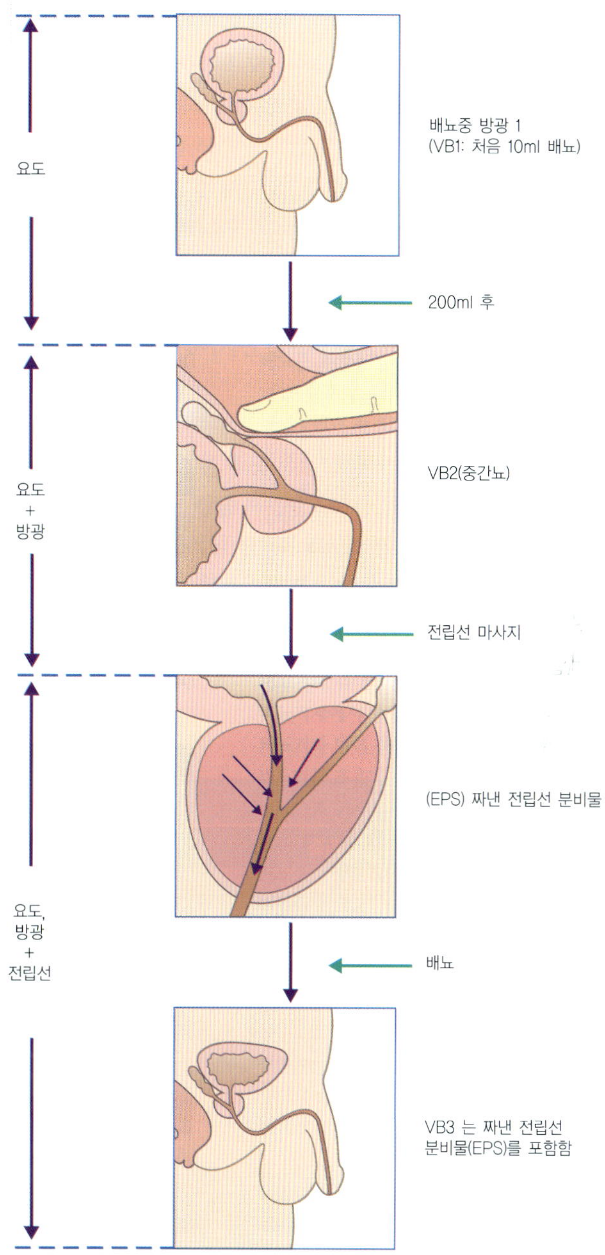

그림 3. **전립선감염을 위한 stamey 국소화**

림 3)이 염증의 종류와 위치를 파악하는데 도움이 된다.

요도염을 위한 2컵 테스트(38,39 페이지 참조)

핵심 포인트

- 시험지검사법을 이용한 소변검사는 소변에서 이상을 발견하여 특정진단이나 추가적인 검사 방향을 제시한다.
- 요감염이 의심되는 경우 세균 배양에서 1ml당 100,000이상이 검출되면 확진할 수 있다.
- 혈액과 소변의 생화학 검사는 무턱대고 시행해서는 안되고, 증상이 있거나 의심되는 진단이 있는 경우로 국한해야 한다.
- 요도염이나 전립선염이 있는 남성에서 단순히 감염의 국소화 검사로 유용하다.

비뇨기과 초음파

초음파는 단순하면서 저렴하고, 안전하며, 유용하게 다양한 비뇨기계 문제(표 1)를 평가할 수 있고, 방사선에 노출되는 위험을 피할 수 있다. 초음파는 좋은 해부학적, 생리학적 정보를 제공하고 침대 옆에서 시행할 수 있으며, 특히 협조가 되지 않는 아기나 어린아이를 평가하는데 유용하다.

표 1. 비뇨기과에서 초음파의 주 적응증
신실질이상
신결석
상부요로폐색
재발성요로감염
방광이상
전립선이상 및 조직검사
음낭부종
혈류측정
음경 및 요도 문제
농양 및 액체 고임
신손상

초음파 물리학

몸으로 들어오는 고주파파장의 파동으로 그 조직의 특성에 따라 조직에서 반사하고, 굴절되거나 흡수된다. 또한 초음파변환기로 반사되는 신호를 받아들여 실시간으로 보여준다. 반향이 변환기로 돌아오는 시간을 재서 변환기로부터 장기의 거리를 측정한다. 대부분의 초음파 변환기는 어떠한 해부학적 면에서도 입체적으로 영상을 만들어낼 수 있다. 변환기 주파수는 높은 해상도를 보이나 조직에 잘 침투하지 못한다. 초음파는 체지방, 장가스, 늑골과 같은 뼈에 의해 방해되며, 후복막강 부위나 복강내 요관의 평가에는 도움이 되지 않는다. 좋은 정보는 단지 초음파의사에게서 얻을 수 있다.

그레이스케일 영상

이것은 실시간, 이차원 초음파의 주류이다. 액체로 찬 병변은 선명하게 관찰되는 벽을 지닌 반향이 없는 중심부와 원위부 음파증강으로 나타난다. 고형 병변은 신장 신혈관근지방종에서 지방의 높은 에코발생도를 보이거나, 고환 표피모양 낭종의 소용돌이 모양을 보이는 것처럼 전형적인 모습의 이상을 보이는 내부 반향으로 나타난다.

도플러 혈류 영상

이것은 종종 그레이스케일 영상에 더하여 혈류의 방향과 감도를 관찰하기 위해 사용된다. 듀플랙스 초음파는 혈류 파장을 측정하고 색이 입혀진 신호가 그래이스케일 영상에 더해져 혈류를 나타낸다. 도플러 영상은특히 이식신, 신손상, 상부요로의 고형종괴, 혈관평가가 중요한 음낭부종(정계정맥류, 고환염전이 의심될 때)에 유용하다.

비뇨기계에서 조영제나 공기 방울의 사용

초음파에서 조영제의 사용은 신혈관의 검사를 평가하는데만 남아있다. 공기방울 초음파는 방광에 공기방울이 있는 액체를 넣어 요관역류를 관찰하는데 실험적으로 사용되었다.

3차원영상

이 복잡한 기술은 아직 시작 단계이지만, 그레이스케일 부분의 연속물로부터 장기를 재건한다. 이것은 특정장기에서 작은 병소를 평가할 수 있어, 전립선암의 평가에 실험적으로 사용되고 있다.

초음파하 조직검사

조직검사를 같이 시행하는 것은 직시하에 아주 정확히 국소부위로부터 조직을 얻게 해준다. 이거은 어떤 장기에서나 사용될 수 있지만, 신종괴, 커진 림프절, 전립선에서 가장 널리 사용된다. 매우가는 바늘의 사용으로 조직검사로 인해 암이 퍼질 가능성이 매우 작아졌다.

신장과 방광의 초음파

신장과 방광의 초음파가 재발성 요로감염, 하부요로증상, 신결석, 상부요로종괴, 저위험도(45세이하, 비흡연자, 화학물질에 노출되지 않고, 2+ 이하의 현미경적 혈뇨를 보이는 경우)의 혈뇨를 보이는 환자에서 비뇨기계 영상의 주류를 이룬다. 초음파는 실질조직구조와 낭종 및 고형종괴를 포함하는 공간점유병변에 대한 좋은 정보를 주며, 집뇨계의 해부학적 구조를 잘 설명해준다. 그러나 직경 5mm 이하의 작은 병변은 분석하지 못하고, 혈류가 있는 것 외에 기능에 대해서는 거의 정보를 제공하지 못한다. 정상적인 요관은 초음파에 보이지 않지만, 특히 방광의 후방으로 하부요관의 확장을 보인다. 방광벽의 두꺼워짐, 충만결손(그림 1), 게실, 요관류, 이물질과 방광결석은 모두 초음파로 발견되며, 배뇨후 잔뇨측정도 3차원으로 방광을 측정하여 계산할 수 있다. 일부 저렴한 초음파의 경우 영상을 생성할 수는 없지만 단순하게 방광용적을 계산하는데 이용할 수 있다.

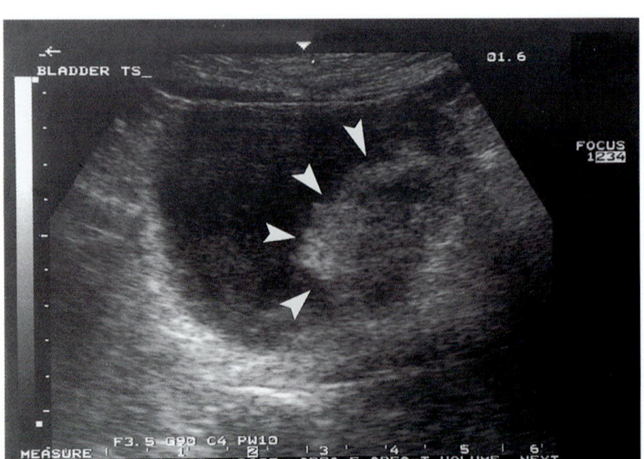

그림 1. 방광초음파는 표재성방광종양을 보여주고 있다.

이것은 도뇨관 제거후, 방광목 수술 후, 하부요로증상을 평가하는 동안 침대 옆에서 방광을 효과적으로 비우는지 확인하는데 유용하다. 초음파로 도뇨관 풍선의 천자는 수축이 되지않는 카테터를 제거하는 좋은 방법이다.

전립선 초음파

전립선은 복부 초음파로도 볼 수 있지만, 직장 변환기를 이용하여 보는 것이 가장 잘 관찰된다. 경직장 초음파(그림 2)는 전립선의 영상을 얻는데, 가장 좋은 검사법이며, 특히 전립선암이 의심되는 환자를 평가하는데 유용하다. 전립선 용적과 전립선특이항원 밀도(전립선특이항원값/전립선 용적)를 측정할 수 있고, 가로축과 세로면을 동시에 볼 수 있는 변환기를 이용하여 전립선의 특이 해부학적 구역을 체계적으로 조직검사 할 수 있다. 폐쇄성 불임이나 폐색으로 사정이 안되는 남성에서는 정낭과 사정관을 관찰할 수 있다.

음낭초음파

초음파는 음낭부종이나 정삭, 고환의 혈류를 평가하는데 이상적이다. 음낭벽을 통해 알기 어려운 부종도 쉽게 알 수 있고, 고형 종괴의 경우 해부학적으로 잘 국소화시킬 수 있다. 고환의 몸통에 있는 종괴는 일반적으로 악성인 반면, 고환 밖 종괴는 주로 양성이다.

요도 및 음경초음파

음경의 초음파는 발기부전에서 음경혈류를 측정하는 것에 제한된다. 음경 초음파는 잘 사용되지 않지만, 소변을 보는 동안에 시행하는 검사를 통해 요도협착(그림 3), 게실, 성병사마귀, 도뇨나 요도내시경, 조영제 투여가 필요없는 판막질환에 대한 분명한 정보를 알 수도 있다. 또한 요도협착에 대한 최적의 치료를 결정하는데 도움을 주는 요도주위 경황에 대한 정보도 준다.

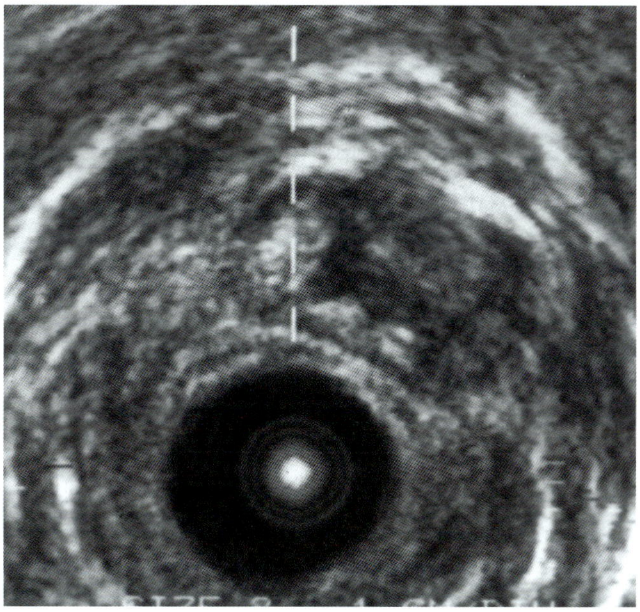

그림 2. **경직장전립선초음파는 전립선조직검사를 위해 컴퓨터화된 눈금을 보여주고 있다.**

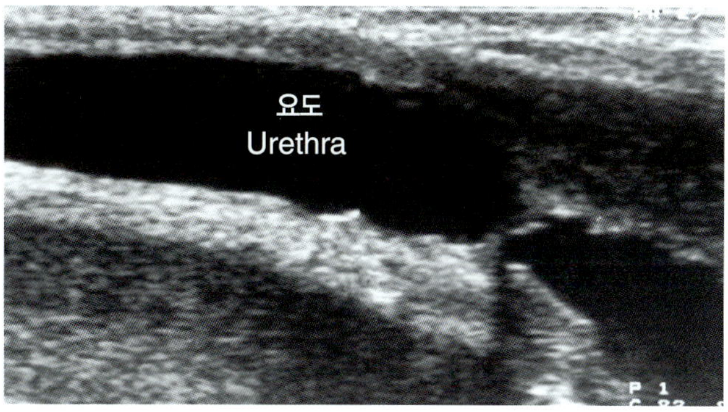

그림 3. **좁아진 요도의 초음파요도조영상**

핵심 포인트

- 초음파는 단순, 안전하면서도 저렴하고 방사선의 위험을 낮춰준다.
- 초음파는 이상이 발견되어 추가적인 영상검사가 필요하더라도 하부요로증상, 재발성 요로감염, 혈뇨등 비뇨기과에서 흔한 증상의 주 검사법이다.
- 혈류의 측정을 제외하고도 초음파로 얻을 수 있는 기능적 정보는 작다.
- 경직장 초음파는 전립선암이 의심되는 남성에서 조직검사 검체를 얻을 수 있는 가장 좋은 검사법이다.
- 요도주사, 조영제 초음파, 3차원 입체 재건과 같은 초음파 기술은 여전히 발전 중이다.

정맥요로조영술

정맥요로조영술은 해부학적 정보 뿐 아니라, 기능적 정보도 어느정도 제공하지만 다른 영상 기술의 발달로 요즘은 잘 사용되지 않고 있다. 정맥요로조영술의 적응증이다(표 1). 특정 프로토콜이 일반적으로 사용된다. 신통이 의심되는 환자에서는 단순촬영과 함께 조영제 투여 후 5분, 20분 촬영이 필요하다. 각각의 요로조영술은 검사가 진행되면 나타나는 이상소견에 맞추어 진행되어야 한다.

단순복부촬영(KUB)

초기의 단순 촬영은 신장부터 요도까지 복부전체를 포함해야 했다. 간혹 이들 구조물을 포함하려면 하나 이상의 필름이 필요한 경우도 있다. 이것은 석회화 불투명체, 해부학적 구분, 연부조직, 장가스 패턴, 골격 이상을 보여준다.

석회화 불투명체

비뇨기계 결석의 90% 이상은 비투과성이지만 처음에 단순 촬영을 해 놓지 않으면 조영제를 투여해도 보이지 않을 수 있다. 요관 결석의 단지 50% 만이, 단순복부촬영에서 알 수 있으며 석회화 불투명체(그림 1)가 비뇨기계에서 없을 수도 있다. 골반부위의 고밀도 불투명체는 주로 골반정맥(정맥석)의 석회화이다. 이것들은 둥글고 정맥의 내강으로 이루어진 중심부 구멍을 가지고 있다.

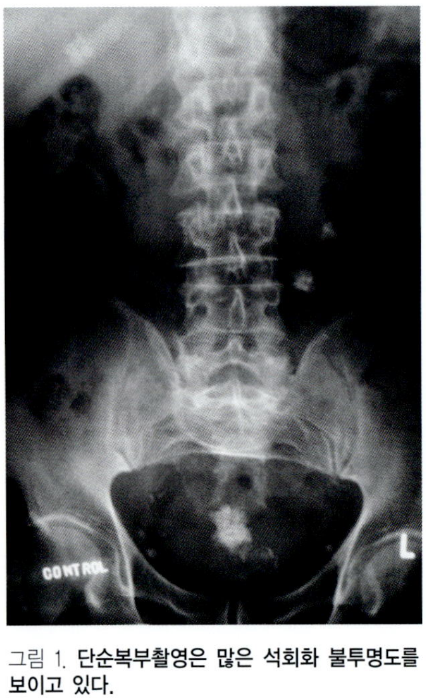

그림 1. **단순복부촬영은 많은 석회화 불투명도를 보이고 있다.**

표 1. **정맥성요로조영술의 적응증**
신 또는 요관통
상부요로결석 의심시
요관손상 의심시(주로 술후)
선천성 상부요로이상
신혈관질환
근치적골반수술전 요관의 위치 확인

장기 윤곽

간, 신장, 비장, 방광의 윤곽들이 종종 복부단순촬영에서 관찰된다(그림 2). 대요근과 후복막 지방층, 연부조직 종괴가 일반적으로 단순복부촬영에서 확인이 된다. 장가스 패턴으로 장질환을 의심할 수 있고, 선촬영은 액체이나 자유 복강내 가스를 보여준다. 복부 대동맥류와 다른 혈관 벽의 석회화도 역시 단순복부촬영에서 관찰된다. 정관의 석회화가 종종 당뇨환자에서 발견된다.

뼈이상

척추유합부전이나 천추무형성 같은 근골격계 이상을 단순복부촬영에서 알 수 있다. 뼈전이가 골격 어디서든 발견되며 보이는 병적골절을 일으킬 수 있다. 전립선암으로부터 경화성 전이는 척추, 골반, 대퇴골상부 등의 중축골격에서 주로 보인다.

조영제의 투여

50에서 100ml의 조영제를 일반적으로 빠르게 정주한다. 대부분의 조영제는 고삼투압(1400-2400 osm/kg)이나 새로 개발된 비이온조영제는 삼투압을 감소시켜 부작용을 줄였다(표 2).

조영제 부작용

부작용들은 직접적인 화학특성이나 아나필락시스에 의한다. 이것들은 탈수, 만성신부전, 다발성 골수종, 아토피의 병력이 있거나 metformin 경구제제를 복용하는 당뇨 환자에서 잘 발생한다. 스테로이드를 전처치하거나 탈수를 피하는 것이 부작용의 위험을 낮추며, metformin은 조영제를 맞기 48시간 전에 중지하여야 한다.

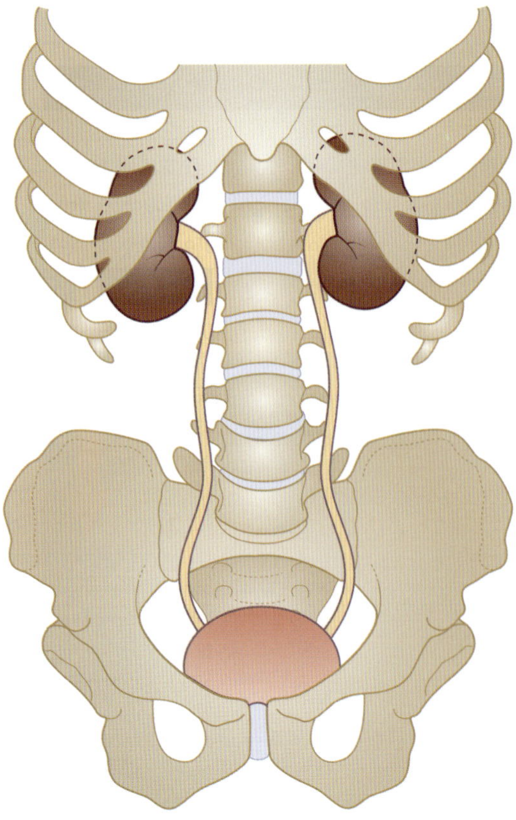

그림 2. **단순복부촬영에서 비뇨기계의 경계**

표 2. 정맥성 조영제의 부작용		
부작용	고삼투압 약제	저삼투압약제
경증	10%	3.5%
구역		
홍조		
열감		
중등도	3%	1%
구토		
가려움		
안면홍조		
신독성	0.15%	0.15%
중증	0.3%	0.09%
두드러기		
안면부종		
후두부종		
기관지경련		
치사	1/230,000	1/350,000

신조영기

처음 2-3분 내에 사진을 찍는 것이 종괴 부위, 신반흔 또는 신장의 안좋은 신혈관 형성을 보는데 유용하다. 신단층조영술은 신장의 종괴 부위를 평가하는데 도움을 준다. 지속되는 희미한 신조영상은 사구체 신염이나 세뇨관쇠사를 의심할 수 있는 반면, 밀도가 증가하거나 신조영상이 지속되면 요관의 폐쇄나 만성 신동맥 협착에서 각각 볼 수 있다. 확장된 신배에 조영제의 고임은 폐쇄나 신장의 비폐쇄 확장을 의심할 수 있다

신우조영기

조영제를 주사 후 5분 후면, 집뇨계에 조영제가 나타나기 시작한다. 집뇨계나 요관에 충만 결손이 나타날 경우 특정시간을 목표로 촬영하거나 단층사진이 필요하다. 요관의 급성폐쇄는 유두상 원개 파열이나 조영제의 누출과 연관이 있다(그림 3). 만성폐쇄(신우요관 이행부협착)는 비폐쇄성 확장과 쉽게 구분하기는 힘들지만, 추가적인 이뇨제의 사용이 폐쇄부분의 크기를 증가시키는 반면 무긴장성으로 확장된 경우는 조영제가 깨끗하게 씻긴다.

특수촬영

요관의 비스듬한 촬영은 석회화를 국소화시키는데 도움이 된다. 엎드려서 하는 촬영은 확장된 비폐쇄된 신장으로부터 배출을 용이하게 하고, 지연된 촬영은 요관이 관찰되지 않을 때 요관 폐쇄 부위를 알게해 주고, 배뇨 후 촬영은 방광 비움을 평가하는데 도움이 된다.

비뇨기촬영 이상의 추적관찰

만약 정맥성 요로조영술에서 이상이 발견되면 좀더 많은 정보를

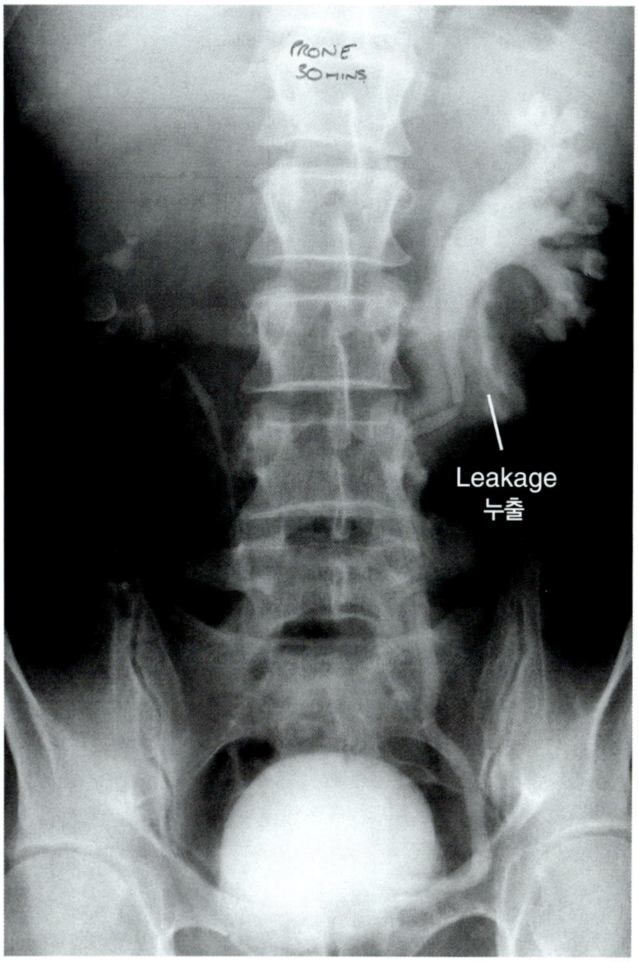

그림 3. **요관에서 결석폐색으로 인한 좌신으로부터의 조영제 누출**

얻기위해 추가적인 영상을 촬영하는 것이 필요하며 추가적인 치료를 계획해야 한다(표 3).

표 3. 정맥성요로조영술에서 발견된 이상의 추적관찰	
이상	다음 진단 단계
무신 가능성	초음파 또는 전산화단층촬영(CT)
폐색	초음파, 역행성요로조영술, 전산화단층촬영(CT)
종괴	전산화단층촬영(CT) 또는 초음파
혈관혈류이상	핵의학검사
신반흔	핵의학검사 또는 초음파
이전 신절제 기왕력	환자병력

핵심 포인트

- 정맥성 요로조영술은 해부학적 및 기능적 정보 두 가지를 다 제공해주지만, 단지 비뇨기계 문제의 작은 부분만이 검사로써 적절하다.
- 초기의 단순복부촬영은 정맥성 요로조영술의 필수적인 부분이며 많은 양의 정보를 제공할 수 있다.
- 조영제의 정주는 안전하며, 조영제의 반응, 특히 새로나온 비이온, 저삼투압 조영제는 드물다
- 정맥성 요로조영술의 진행에 있어 각각의 시점에서 특별한 정보를 얻을 수 있으며, 각 시점의 결과에 따라 사실상의 기법이 필요하다.
- 일부 환자들에서는 진단을 확진하고 치료를 계획하기 위해 추가적으로 다른 영상을 촬영할 필요가 있다.

비뇨기과에서 다른 영상기법

전통적인 촬영에 비해 다른 방법은 현재 비뇨기계 증상을 평가하는데 좀 더 중요한 역할을 한다. 횡단면 영상은 비뇨기계암의 병기를 파악하는 가장 좋은 검사이고, 핵의학검사는 신장기능, 이식신기능, 뼈전이를 파악하는데 널리 사용되고 있다.

횡단면 영상

전산화단층촬영술

전산화단층촬영술의 주 적응증은 표 1이다. 얇게 자른 전산화단층촬영술은 검사하는 부위에 바른 구조물이 겹쳐지는 것을 피하게 해주는 반면, 각각의 구조물들과 조직들은 그들의 Hounsfield 계수에 의해 특징지워질 수 있다(그림 1). 그러나 축의 주사 단독으로는 완전히 놓칠 수 있거나 알고자 하는 부위의 단일 일부분만 보여줄 수도 있다.

나선형 전산화단층촬영술은 30초 이하의 짧은 기간에 영상을 얻을 수 있으며 신통이 의심될 때 유용하다. 영상들은 어떤 면이나 3차원으로 재건될 수 있고, 혈관의 재생성도 또한 가능하다. 이것은 대증적 신장 수술이 고려되는 환자에서 신장의 평가에 유용하다. 조영제를 복용하는 것은 장을 보여주며, 정주는 신장의 기능적 평가를 가능하게 한다.

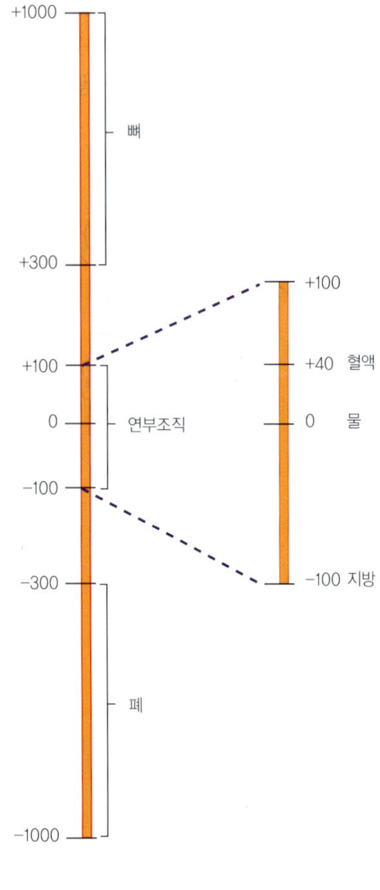

그림 1. **전산화단층촬영에서 하운스필드 점수**

표 1. 횡단면 영상의 비뇨기과 적응증
신종괴
비뇨기암의 병기파악
농양, 요낭종 및 감염
신/요관통
신 및 하부요로 손상
후복막강(부신포함)

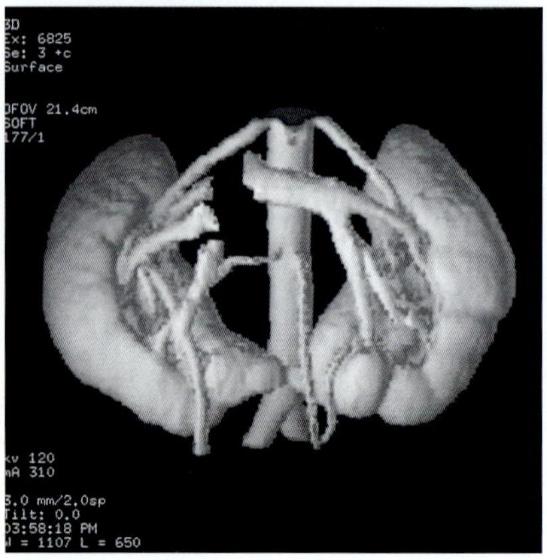

그림 2. **비뇨기계에서 3D 입체 제건(전산화단층촬영 요로조영상)**

자기공명단층촬영법

자기공명단층촬영은 다양한 면의 영상을 생성하며 혈류와 고인 액체에 대하여 전산화단층촬영술보다 많은 정보를 제공하는 반면 지방을 감춘다. 조직 특성은 다른 파장 시퀀스 파라미터(T1 영상, T2 영상)를 사용하는 것에 의한다. T1 영상은 장기의 해부학적 구조를 보는데 이상적인 반면, T2 영상은 공간을 차지하는 부위, 혈종, 염증 과정을 잘 보여준다. Gadolinium같은 조영제는 해상도를 좀더 높여주며, 자기공명혈관조영술은 훌륭한 혈관영상을 만든다. 자기공명단층촬영의 적응증은 전산화단층촬영술과 유사하지만, 자기공명단층촬영은 일반적으로 동맥/정맥 부위, 림프절, 간실질을 평가하는데 더 좋다.

핵의학 영상

핵의학검사의 선택은 어떤 기능을 검사할 필요가 있는지에 따라 달라진다.

Tc-mercaptoacetyltriglycine(MAG3)와 같은 콩팥요세관제제는 특히 신기능이 감소하였을 때 전체 비뇨기계를 보게 해주며, 신장에 의해 혈관에서의 흡수, 신실질 내의 분포, 신장의 배설 정보를 제공해 준다. 이것은 특히 상부요관의 폐색을 평가하거나 신혈관질환 또는 신이식 관류를 검사하는데 유용하다.

Tc-dimercaptosuccinic acid(DMSA)와 같은 신피질제제는 신손상, 신종괴, 신피질반흔과 다른 기능들은 평가하는데 이상적이다. 이들 제제는 단지 신장에 대해서만 정보를 주고 요관에서의 배출이나 폐색의 평가에는 유용하지 않다.

Tc-diphosphonate를 이용하는 뼈조영술은 대부분의 종양에서 뼈전이 여부를 평가하는데 가장 좋은 방법이지만, 특히 전립선암이 있는 남성에서 특히 유용하다.

감염병소 또는 농양은 gallium citrate 또는 indium이 표시된 백혈구를 이용하여 평가할 수 있다.

부신 조영술은 부신피질종양(쿠싱, 콘증후군)은 I-iodocholesterol을 수질종양(크롬친화성세포종)이 의심되는 경우는 I-metaiodobenzylguanidine을 이용하여 검사한다.

방광으로 직접주입하는 직접 또는 MAG3를 이용하여 방광으로 배출시킨 후 검사를시행하는 간접 핵의학방광조영술은 낮은 방사선 조사량으로 방광요관역류를 평가하는데 유용하다.

고환혈류장애가 있을 때 고환염전이나 부고환염과 같은 음낭내에 이상을 평가하는데 있어서 Tc-pertechnetate를 이용한 혈관검사가 유용하다.

다른 방사선 술기

혈관조영술

비뇨기계 평가에 있어서 전산화단층촬영술이 혈관조영술의 많은 부분을 대치하고 있다. 대부분의 혈관조영술은 혈관성형술,

혈전용해, 혈관스텐트 삽입이나 혈액투석시 혈관접근을 가능하게 하는 중재적술기이다. Digital subtraction angiography(DSA)는 기술적으로 도전하는 술기에 향상된 영상을 제고하여 많이 쓰이고 있다.

역행성 신우조영술

이 검사는 조영제투여 전에 방광경과 한쪽 또는 양쪽 요관에 관의 삽입이 필요하다. 검사의 대부분은 정맥성신우조영술나 컴퓨터단층촬영술에서 상부요로의 불충분한 영상을 얻었을 때 주로 이용된다. 또한 선택적인 소변 채취나 암이 의심될 때 세포분석을 위한 브러쉬 조직검사를 할 수 있으나, 요관경이 더 선호된다.

방광요도조영술

역행성 방광요도조영술은 수용성 조영제를 작은 도뇨관과 특수 Knutsson 집게를 이용하여 요도에 넣어 시행하는 검사다. 요도협착 여부를 보거나 요도, 방광 손상을 평가하는데 유용하다. 배뇨시 영상기법을 이용한 검사는 특히 남자아이에서 후부요도를 평가하는데 가장 좋은 검사이고 또한 역류를 진단하는데 사용되기도 한다. 조영제 주입시 특히 감염이 있을 때 높은 압력은 피해야하고 자율신경과반사가 생길수 있는 방광충만이 있는 높은 척수병변(T6이상)이 있는 환자에서는 조심해서 해야 한다.

해면체조영술과 정관조영술

해면체조영술은 발기의 이상이나 페이로니 병으로 생긴 해면체 좁아짐의 평가에 사용된다. 정관조영술은 정낭 폐쇄의 평가에 사용되었으나 지금은 거의 사용되지 않는다. 이것은 정자 흡인 및 보조생식술이 폐색부위를 수술하는 것보다 더 성공률이 높기 때문이다.

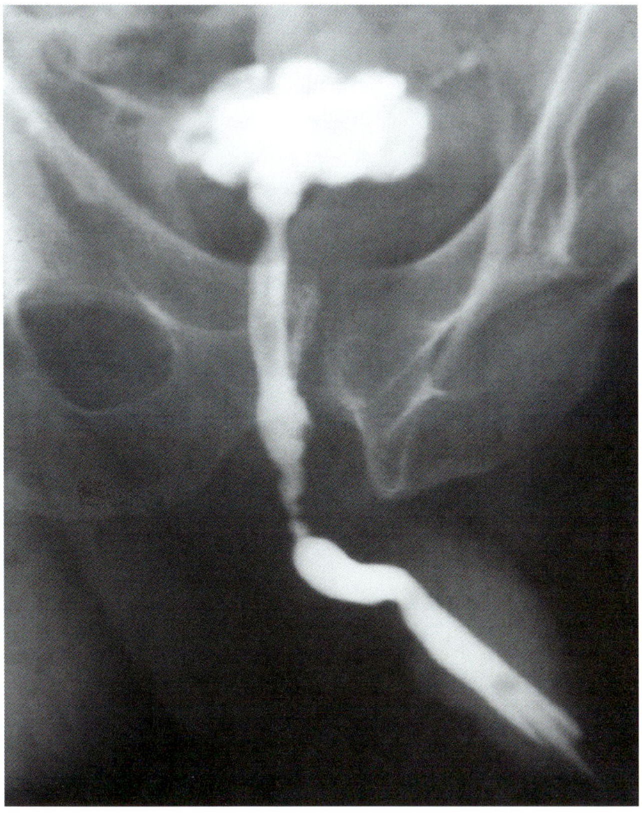

그림 3. **역행성요도조영술로 지주화된 방광과 망울요도의 협착을 보여준다.**

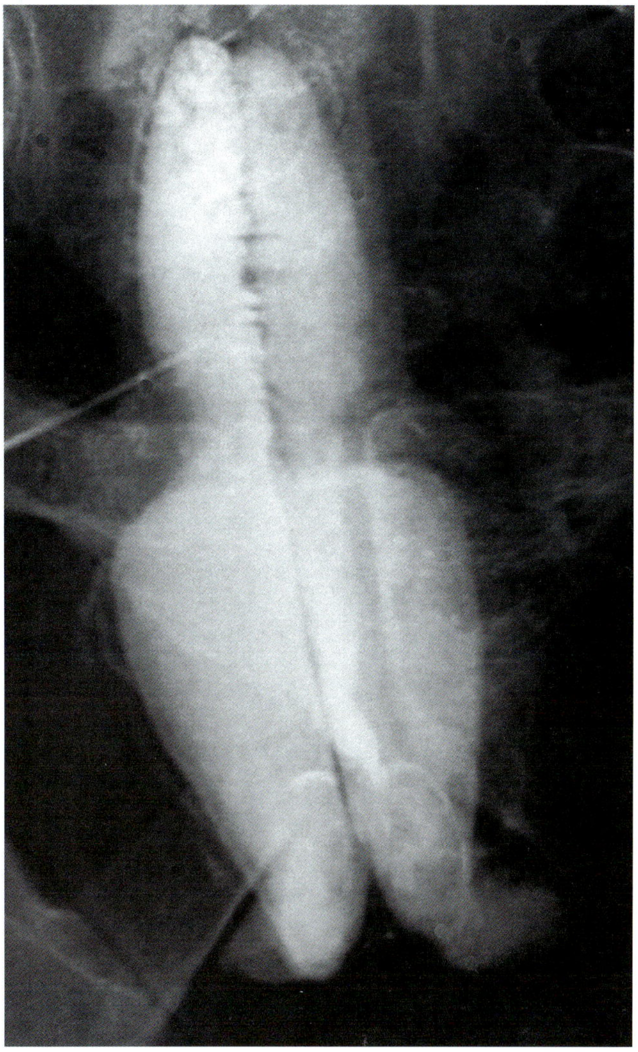

그림 4. **해면체조영술은 페이로니병으로 음경의 잘록한 중앙부분을 보여준다.**

핵심 포인트

- 전산화단층촬영술이나 자기공명영상을 이용한 횡단면 영상은 신종괴에 대한 비뇨기영상 및 악성종양의 병기혹인 및 신통의 검사의 주 검사이다.
- 나선형 전산화단층촬영술이나 빠른 입수 자기공명영상은 영상의 다양한 면의 분석이 가능하고, 간접 혈관조영술과 같이 이차원이나 3차원의 영상 재건이 가능하다.
- 핵의학 영상은 신기능에 대한 정보가 필요할 때 적응증이 되지만, 골전이나 다른 비뇨기 질환의 평가에도 유용하다.
- 유연 요관경은 역행성 신우조영술의 많은 부분을 대치하고 있다.
- 간단한 혈관조영술은 진단적 적용보다는 주로 좀더 복잡한 중재적 시술의 부분으로 사용된다.

요역동학 검사

요역동학 검사는 하부요로의 기능(표 1)에 대한 정보를 제공한다. 영상과 접합한 것이 비디오요역동학검사이다. 방광이 카테터를 통해 인위적으로 차는 동안 충만기와 배뇨기에 각각 검사를 한다. 단순한 요역동학검사는 단지 요압과 요속만을 측정하며, 이와같은 검사에서는 제한된 정보만을 얻을 수 있다(표 2).

적응증

요역동학검사는 환자치료(방광하부 폐색)의 핵심과정이거나 단순한 치료를 결정할 때 필요한 정보를 제공한다. 요역동학검사의 주요 적응증은 표 3과 같다. 요역동학 검사는 특수 설문을 통해 그들 증상의 수술적치료를 원하는 환자들에서 시행해야 한다. 이들 연구들은 위엄없이, 협박해서 단순히 환자와 의사의 호기심을 충족시킬 목적으로 사용해서는 안된다. 요역동학검사의 충만기에 압력 요속 검사는 단지 압력과 요속, 방광에 들어간 물의 양과 소변량 및 때때로 영상과 근전도 자료를 함께 제공한다. 따라서 이 정보를 이용한 설문에 대답할 수 있다. 임상의사는 때때로 환자에게 이 설문으로 대답할 수 없는 다른 질문을 요역동학 검사와 함께 알아보아야 한다(예, 말총의 손상에 대한 증거나 간질성 방광염을 가졌는지). 비록 요역동학검사가 도움이 된다고 해도, 이들 설문지로 항상 그런 대답을 하는 다른 접근법이 필요하다. 게다가 요역동학 검사를 하는데 있어 내재된 위험이 있어, 환자들은 동의하기 전에 이것들을 알고 있어야 한다(표 4).

채널 요역동학 검사

이것은 요역동학 검사를 시행하는 데 있어 일반적인 방법이다. 방광내에 카테터가 있어총 방광압을 측정한다. 그러나 이 압력에는 기침, 배 힘주기, 움직일 때 복강내에서 생성되는 외부압력을 포함한다. 그래서 2번째 카테터가 직장내에 위치하여 복강내 압력을 측정한다. 이 두가지 압력차가 배뇨근압의 참 측정값이다.

요역동학검사 술기

동시에 채우면서 압력 측정이 가능한 2개의 내강이 있는 카테터나 2개의 단일강 내강이 있는 카테터를 요도를 통해 방광에 삽입하고, 다른 카테터를 복강내압을 측정하기 위해 직장내에 삽입한다.

기존의 요역동학검사에서는 소변에 의해 방광에 차는 속도보다 빠르게 방광에 생리식염수를 채웠다. 만일 방광이 너무 빨리 채워지면, 요역동학적 이상이 생리학적 기초없이 촉진된다. 방광 채움은 일반적으로 앉거나, 서거나 누워서, 외부 주입기로 시행한다. 방광압, 직장압과 함께 감해진 배뇨근압을 계속해서 기록한다.

환자에게 방광채움이 첫번째 요의가 나타나는 시점과 방광이 가득 찬 시점을 물어본다. 계속해서 방광을 채우면 소변을 보고 싶은 요절박을 경험한다. 이시점을 연관된 방광 수축(배뇨근 과민)이나 기침시 발생하는 복압성요실금의 횟수를 압력자동기록장치에 함께 기록한다.

방광이 차면, 더 이상 방광을 채우지 않고, 압력 측정 카테터를 삽입한 채 환자에게 요속검사기에서 소변을 보도록 한다. 이것으로 최대요속을 측정하고 소변을 보게 하는 배뇨근압을 측정한다. 컴퓨터

표 1. 요역동학 검사 양식

용어	입수한 정보
배뇨유량	배뇨중 최대요속
잔뇨측정(초음파 나 도뇨관)	배뇨후 남은 소변량
단일채널방광내압측정	충만기동안 방광압
이중채널차감방광내압측정	배뇨시 요속을 측정하여 방광충만기에서 방광과 복압(압력 요속 검사)
비디오방광내압측정	요역동학검사 동안 비뇨기계 촬영
골반저 또는 요도괄약근근전도	요도주위 또는 골반저근의 전기 전위
요도압측정	요도를 따른 압력
외래 방광내압측정	정상적인 일상생활 중 방광 및 복압의 측정

표 2. 요역동학검사로 평가가 가능한 질환

충만기 동안	배뇨근 과민
	복압성요실금
	방광요관역류
	방광질 또는 요관질루
배뇨기 동안	방광하부폐쇄
	배뇨근 저수축
	배뇨근-괄약근 조절기능이상

표 3. 요역동학검사의 적응증

임상적 문제	대답할 질문
대증적치료에 불응성 과민성방광 증상	배뇨근 과긴장이 있는지?
대증적치료에 불응성 복압성요실금 증상	복압성요실금이 있는지?
대증적치료에 불응성 하부요로증상	방광하부폐색이 있는지?
복압성요실금 수술전 여성이나 전립선 수술전 남성에서 만성요정체나 배뇨증상	배뇨근 저긴장이 있는지?
신경인성하부요로기능부전에서 배뇨증상	배뇨근-괄약근 조절이상이 있는지?
신경인성하부요로기능부전에서 샅통증	방광요관역류가 있는지?
설명되지 않는 수술 후 질 누출	방광질 또는 요관질루가 있는지?

표 4. 요역동학검사의 위험도

하부요로감염(특히 재발성요로감염의 기왕력이 있는 환자에서)	5-10%
상부요로감염 및 패혈증	1%
급성요정체	1-5%
혈뇨	15%

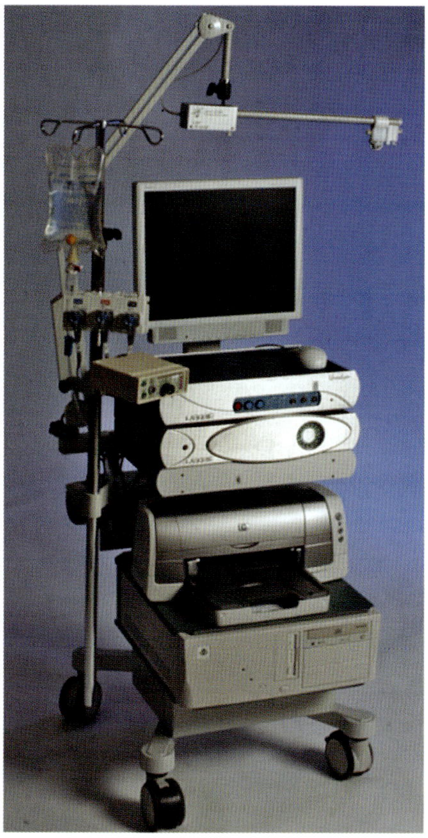

그림 1. **요역동학 기계 시스템**

를 통해 압력 요속 노모그램을 이용하여 폐색여부를 결정한다. 일반적으로 배뇨근압은 증가되었으나, 낮은 요속을 보이는 경우나 배뇨근압이 심하게 증가었지만 정상 요속을 보이는 경우 방광하부폐색을 시사한다.

요역동학 검사 기계는 생리식염수, 주입기, 외부압력 변환기, 데이터 저장 하드웨어/소프트웨어를 갖는 기계(그림 1)로 사용이 가능하다.

이동성 요역동학 검사는 방광이 오랜시간에 걸쳐 소변으로 자연스럽게 차게 하고, 압력은 환자가 들고 다니는 기록 상자를 이용하여 기록한다. 기록들은 나중에 요역동학 도구들로 분석한다. 이것은 기존의 요역동학검사보다는 흔하게 쓰여지지는 않지만 보다 더 정확하게 배뇨근 생리를 반영한다.

괄약근 근전도(EMG)와 요도압력계측기(UPP)는 복잡한 골반문제를 평가하기 위한 특수한 경우에서만 사용된다.

비디오 요역동학검사는 기존의 요역동학 검사 측정과 동시에 하부요로의 형광투시영상을 포함한다. 형광투시는 전후경사가 가능한 침대에서 앉은 자세로 시행하며 영상은 나중의 분석을 위해 컴퓨터에 저장 가능하다. 이검사는 하부요로증상이 있는 젊은 남성에서의 방광목 부전이나 신경인성 방광이 있는 환자에서 조절기능이상을 확인하는 등의 구조와 기능을 동시에 검사할 필요가 있을 때나 방광요관역류와 같은 병적증상이 동반되었다고 생각될 때 유용하다. 그러나 많은 비뇨기과의사들이 문제가 복잡하지 않은 하부요로부전이 있는 환자에서의 비디오요역동학 검사의 이론적 장점에 대해서는 의문을 제기할 것이다.

핵심 포인트

- 요역동학 검사 중 제기 될 수 있는 질문에 대해 명확히 이해하는 것이 중요하다.
- 통상적인 요역동학 검사는 보통 단순 압력-요속 검사를 의미한다.
- 단지 압력과 요속만 제시되기 때문에 일반 요역동학 검사는 결론을 내는데 제한이 있다.
- 요역동학 검사는 환자 진료에 중요한 정보를 필요로 할 때만 시행한다.

감염

신우신염

감염의 기전

급성 방광염 환자의 절반은 상부 요로에도 세균을 지니고 있으며, 두곳의 세균학적 양상은 매우 유사하다(표 1). 비록 몇몇 경우 혈행학적 감염으로 유발되지만, 확산은 대개 대변 병원소에서 요도, 방광, 요관을 거쳐 콩팥으로 퍼진다(특별히 Staphylococcus aureus and Candida 감염). 방광으로부터 확산은 방광요관역류가 없어도 대개 Escherichia coli인 섬모를 지닌 세균, 내피세포에 존재하는 수용체에 결합하는 능력을 지닌,을 통해 유발된다. 명확히 잘 정의된 조건은 신우신염에 진행에 앞서 선행하는 것으로 보인다(표 2). 요로는 감염의 확산에 지속적으로 소변으로 요로를 씻어내는 방법을 통해 저항한다; Tamm-Horsfall 단백질과(요로점액소) 질분비물인 면역글로블린A(IgA) 또한 감염을 막는데 중요한 역할을 한다.

급성 신우신염

급성 신우신염은 허리통증, 열 그리고 오한증세를 보인다. 세균, 백혈구 및 적혈구가(in 40~60%) 소변에서 보이고 대개 검사에서 허리 압통이 있다. 요로 감염의 진단은 소변배양검사에서 1ml에서 100,000개 이상 세균이 보이거나 10개 이상 백혈구가 검출되면 진단되나 환자의 20%에서는 유의한 세균뇨가 나타나지 않는다. 감염의 80%는 E.coli에 의해 유발되며 50%는 방광염과 관련된다. Dip slide system은 더 신속하게 세균학적 결과를 제공하며, 배양 검사를 즉시 시행할 수 있게 해준다. 당뇨 환자는 종종 가스를 생성하는 세균을 소변에 지니고 있으며 드물게 신실질에 가스를 생성하는 공기증 신우신염으로 진행한다. 상부 요로결석을 지닌 환자는 중대한 균혈증과 감염된 신장 기능이 작거나 거의 없어지는 심각한 황색육아종신우신염으로 진행할 수 있다.

영상 검사가 요로 폐쇄를 제외시키고 진단을 확인하는데 필요하다. 정맥요로조영사진이 가장 효과적인 검사이다. 수종에 의한 국소적 신확장 및 피질줄무늬와 지연 신조영사진 혹은 신우조영사진을 볼 수 있게 해준다. 정맥요로조영사진은 당뇨환자에서 신실질의 가스를 볼 수 있게 해준다. 초음파는 진단 과정에서 어느정도 도움이 되며 컴퓨터 단층촬영은 정맥요로조영사진과 초음파에서 이상 소견이 보이지 않거나 황색육아종신우신염 혹은 신농양이 의심될때 적용된다. MAG3를 이용한 방사선핵 검사는 질환이 있는 신장 기능을 확인하는데 도움이 되며 indium을 표지한 백혈구 또는 gallium 섬광조영술은 염증의 국소적 부위를 확인하는데 종종 사용된다.

치료는 7일간의 경구 항생제를 이용한다. fluoroquinolone (ciprofloxacine, norfloxacin 또는 ofloxacin)이 흔히 선호된다. 기전질환이 있거나 폐쇄를 동반한 환자처럼 합병증이 있는 경우에는 14-21일간의 치료가 필요하다. 황색육아종신우신염(그림 1)은 대개 비기능성 콩팥으로 진행되기에 반대측 콩팥이 정상적으로 기능할경우 신절제술이 적절한 치료이다.

표 1. 요로병원체

상행성 감염	혈행성 감염
박테리아	박테리아
대장균	포도상 구균
클레브시엘라	장티푸스
프로테우스	인형결핵균
녹농균	
연쇄구균 찌꺼기	
연쇄구균 속 화농연쇄구균	
피부 포도상구균	
균; 곰팡이	균; 곰팡이
칸디다	히스토플라스마
	기생충
	주혈흡충
	에키노코쿠스
	바이러스
	거세포 바이러스
	아데노 바이러스 II형
	인간면역결핍바이러스-1

표 2. 급성 신우신염의 소인

상부요로폐쇄
결석을 동반한 수신증
결석의 형성을 촉진하는 요소 분해 유기체(예:프로테우스)
요로계의 확장이나 폐쇄를 일으키는 요로계의 기형
당뇨
신경인성 방광
요관 부목 혹은 카테터의 삽입

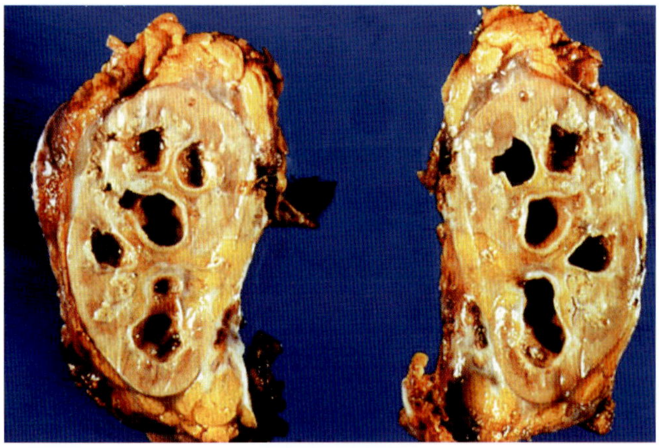

그림 1. **황색육아종 깔때기 콩팥염을 나타내는 절제된 콩팥**

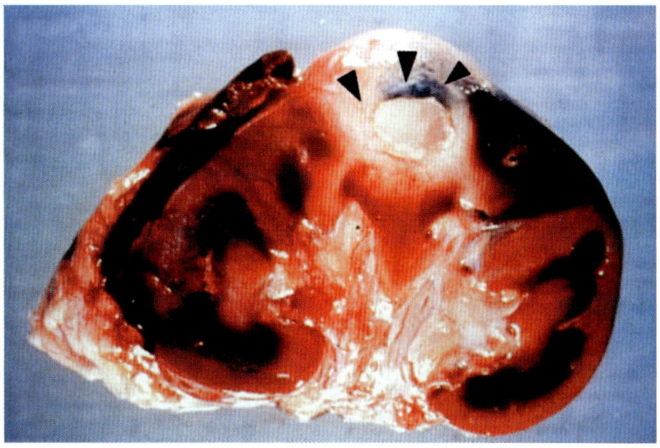

그림 2. **절제된 콩팥에서 보이는 콩팥피질의 농양(검은색 화살표)**

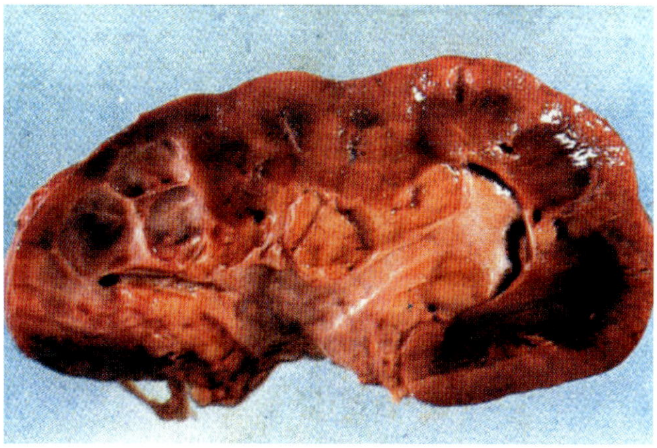

그림 3. **만성 신우신염으로 인한 위축과 반흔이 동반된 콩팥 표본**

콩팥 및 콩팥주위 농양

최근까지 콩팥농양은 대개 S. aureus 또는 Candida albicans에 의해 혈행학적 확산을 통해 유발되었으나 최근 양상은 변하여 대다수가 급성 신우신염을 유발한 동일한 세균이 원인이 되어 발생한다. 임상양상은 급성 신우신염과 유사하나 대개 더 심한 양상을 보이며 농양은 일반적으로 신실질에 형성된다(그림 2). 정맥요로조영사진 또는 초음파 검사가 콩팥의 종괴를 보여주나 CT검사가 가장 적합한 검사이다. 작은 농양의 경우(직경 <3cm), 단순 항생제 치료로 완치가 가능하나 이보다 큰 농양의 경우 경피적 천자를 통한 배액술이나 개복 수술이 필요하다. 콩팥 농양이 gerota 근막내에 콩팥주위 조직으로 파열되어 콩팥주위 농양을 형성하면 경피적 천자를 통한 배액술이나 개복 수술 치료에 적응증이 된다.

만성 신우신염

작고 상흔을 지닌 콩팥(그림 3)이며 이전 감염에 의해 영향을 받았으나 항상 요로 감염을 동반하지는 않는 것으로 정의한다. 1% 미만의 경우에만 방광요관역류와 관련이 있다. 만성 신우신염은 대개 반복적인 요로 감염으로 나타나나 종종 우연히 진단되기도 한다. 정맥요로 조영 사진과 초음파 검사에서 콩팥 실질에 거친 국소적인 상흔으로 보이며 DMSA 검사에서 콩팥의 상흔 부위가 실질 결손의 형태로 보인다. 배뇨 방광조영사진과 또는 간접방사선핵 방광조영사진이 방광요관 역류를 확인하는데 유용하다.

넓은 범위의 양측 상흔을 지닌 환자중 일부는 ESRD로 진행하여 투석이나 이식을 필요로 하나 만성 신우신염이 고혈압을 유발한다는 명확한 증거는 없다. 7~12% 환자가 미묘하게 높은 혈압으로 진행하나 정상 성인에서의 고혈압 발생 위험 정도와 비슷하다.

방광요관역류는 즉시 치료를 해야하나 만성 신우신염은 확실하게 유용한 치료가 없다. 요로감염이 있는지 환자를 주의깊게 관찰해야 하며 감염이나 방광요관 역류가 있으면 저농도의 예방적 항생제로 치료해야 한다. 급성 감염은 경구 항생제로 강력하게 치료해야 한다. 장기간의 관찰은 만성 신부전이나 ESRD로 진행하는 것을 발견하기 위해 반드시 필요하다.

핵심 포인트

- 급성신우신염은 표준 요로병원체 박테리아인 대장균에 의해 80%가 발병한다.
- 경구 항생체 치료로써 대부분의 급성 신우신염을 치료할 수 있으나 기저질환을 감별하기 위하여 영상의학적 검사는 필수적이다.
- 콩팥 및 콩팥 주위 농양은 주로 급성신우신염에 대해 이차적으로 발생하지만 혈행성 감염의 결과로 인하여 발생하기도 한다.
- 만성 신우신염은 간혹 무증상인 경우가 있으며 방광요관역류가 없는 경우 특별한 치료를 요하지 않는다.
- 만성 신우신염은 만성신부전이나 말기신부전으로 진행할 수 있으나, 늦은 나이에 고혈압은 일으키지 않는다.

하부요로감염

급성 세균성 방광염

성생활을 하는 여성의 50%는 일생의 적어도 한번 이상 방광염에 걸리나 남자와 아이들에게는 드물다. 감염은 반드시 회음부를 경유하여 발생하는 섬모를 지닌 세균(Escherichia coli가 80%)을 동반한 대변의 오염으로 생긴다. 빈뇨, 배뇨곤란, 급박뇨, 혈뇨, 불쾌한 배뇨등의 증세를 보인다. 심각한 경우에는 급성 신우신염 증세를 동반한 전신적인 증세를 보인다. 치골상부 및 골반의 통증이 있을 수 있으나 검사에서 비정상적인 소견은 드물다.

소변배양검사에서 ml당 100,000개 이상 세균이 보이거나 10개 이상 백혈구가 검출되면 진단된다. 상부요로가 연관된 소견이 보이거나 혈뇨가 보이는 경우가 아니라면 여성에서 추가적인 검사는 불필요하다. 50세 미만의 남성에서 일반 복부 촬영(KUB)이 결석은 배제하는데 도움이 될 수 있으나 그 외의 검사는 필요하지 않다. 노인과 어린아이에서는 KUB로 요로에 대한 전체적인 확인 및 초음파 검사가 필요하다.

배양 검사 결과 및 항생제 감수성 결과가 나올때까지 치료는 경구 항생제로 한다(최고의 추정 원칙에 따른 3일간의 치료). 치료후 1주일뒤 세균이 박멸되었는지 확인하기 위해 소변 배양 검사는 반드시 다시 시행하여야 한다. 선호되는 항생제는 fluoroquinolones (norfloxacin, ciprofloxacin, cephalexin, trimethoprim 또는 ampicillin) 이다. 65세 이상의 고령환자, 당뇨를 지닌 환자 그리고 증세가 심하거나 안정되지 않을 경우 치료는 1주일간 더 지속되어야 한다.

만성 세균성 방광염

만성 세균성 감염은 재감염이나 재발 또는 이전 치료후 지속되는 세균에 의해 유발된다. 만성 재발 감염은 결국에는 방광의 편평 화생의 원인이 되어 편평 세포 암종으로 진행할 수 있다. 여성에서 95%가 생기며 여러가지 근본적인 소인이 존재한다(표 1). 검사에는 소변배양 검사, KUB, 요로에 대한 초음파 검사가 포함된다. 고치기 어려운 감염의 경우 방광의 암종을 판별하기 위해 방광내시경이 필요하다.

간단한 'self-help' 방법(표 2)이 유용하나 치료의 중심은 6~12개월간의 저용량의 항생제(trimethoprim, norfloxacin, nitrofurantoin, cephalexin) 이다. 이것은 환자의 95%에서 재발을 방지한다. 폐경기 여성에서 에스트로겐 보충이 필요하며 방광 비우기가 어려운 환자에서는 방광목 확장이 치료에 도움이 된다.

무세균성 방광염

Chlamydia, Lactobacillus, Corynebacteria와 adenoviral 감염은 무세균성 방광염을 일으키나 종종 표준 치료에 반응한다. Cyclophosphamide는 만성 출혈성 방광염을 일으키며 방광 확장술, 방광 대치술 또는 심지어 요로 전환술등의 치료가 필요하다. 방사선 방광염은 때때로 골반 방사선 치료후 생기며 방광 경축이나 방광 대치 또는 요로 전환이 필요한 고치기 어려운 요로 증세를 일으킨다. 간질성 방광염은 원인을 알 수 없는 방광통증, 혈뇨 그리고 하부 요로증세등의 특징을 갖는 상태를 말한다. 방광경은 방광을 채울때 방광의 갈라짐, 방광압력을 낮출 때 출혈 그리고 때때로 궤양(Hunner 궤양)을 보여준다. 방광 조직검사에서 방광층 전체에 염증 및 비만세포의 침윤을 볼 수 있다. 치료는 어려우나 많은 환자들이 방광 내 dimethylsulphoxide(DMSO) 주입법, 경구 pentosanpoly sulphate 또는 H2- receptor antagonists 치료에 반응을 보인다. 치료가 어려운 증세는 방광 확장술에 치료 반응이 있을 수 있으나 대개 경구 steroid, 방광 대치 또는 요로 전환술이 필요하다.

표 1. 만성, 재발성 방광염의 위험인자
성관계
폐경기 후의 estrogen 결핍
요로계의 결석
만성 세균성 전립선염
한쪽의 감염된 위축신
요로계의 이물질
장과 방광의 누공
당뇨
신경인성 방광

표 2. 만성, 재발성 방광염의 자구 수단
다량의 수분 섭취(2시간 간격으로 500mL씩)
거품 목욕, 땀띠 파우더, 방취제(deodorant) 사용 피할 것
Potassium citrate 혹은 sodium bicarbonate 경구 섭취
소독제 사용
2번에 거친 2시간 간격의 배뇨
구별된 천을 이용한 주기적인 요도구의 세척
성관계 중 윤활제의 사용(KY jelly)
성관계 후 1종류의 항생제 복용

무증상성 세균뇨

무증상성 세균뇨는 일반인구의 3.5%에서 관찰된다. 여학생의 경우 그 빈도가 1%정도이나 10년마다 1-2%가량 그 빈도가 증가하는 것으로 되어있다. 임신 여성의 경우 증상을 동반한 감염을 예방하기 위하여 모든 검사와 치료가 필요하나, 비임신 여성의 경우 비뇨기계에 이상이 없는 경우 적절한 항생제를 초기에 사용하면 된다. 이 경우 세균뇨가 계속 남아 있더라도 굳이 추가적인 치료를 지속할 필요는 없다.

표 3. **전립선염의 분류, 특징**

Type I	Type II	Type III	Type IV	Type V
급성 전립선염	만성 전립선염	만성골반통증 증후군(염증성)	만성골반통증 증후군(비염증성)	무증상 염증성(조직학적)
급성 세균 감염	재발성 세균 감염	명백한 감염을 증명할 수 없음 전립선 구성성분, 소변에서 백혈구 검출	전립선 구성성분 내에 백혈구 없음	증상은 없으나 전립선 조직검사에서 발견됨 EPS와 VB3 에서 백혈구 검출됨
발열, 요통, 회음부 통증, 하부요로증상, 요정체	재발성 요로감염(대부분 E.coli), 치골상부 통증, 다양한 하부 요로증상	만성 골반, 회음부 통증, 자극성 하부요로 증상, 사정시 통증, 발기 부전, 성욕 감퇴	만성 골반, 회음부 통증, 자극성 하부요로 증상, 앉았을 때 혹은 특정 음식에 의한 증상 악화, 사정 전후의 통증	무증상
발열, 빈맥, 직장수지 검사상 통증	전립선은 정상,통증, 견고, 무를 수 있음	전립선은 정상,통증, 견고, 무를 수 있음	전립선은 정상 혹은 통증 있음. 골반저 근육의 통증	전립선은 정상,통증, 견고, 무를 수 있음
항생제 정맥 주사 이후 경구 fluoroquinolone 4-6주 복용 요도 카테터삽입 금지 진통제, 해열제	Fluoroquinolone, Doxycycline 혹은cephalexin 을 6주간 복용 α-blocker 6주간 복용	Fluoquinolone 6주 간 복용 α-blocker 6주간 복용 NSAIDs 6-8주간 복용 주기적인 사정 반복된 전립선 마사지 좌욕 경요도 마이크로웨이브 온열치료	Fluoquinolone 6주 간 복용 α-blocker 6주간 복용 NSAIDs 6-8주간 복용 경요도 마이크로웨이브 온열치료 바이오 피드백과 정신과적 치료 통증 유발부위의국소 마취제 적용	치료 필요 없음

전립선염

전립선염의 분류, 검사, 치료에 대해서는 표 3.에 나와 있다. 급성 전립선염은 증상이 매우 심하여 응급 입원이 필요할 수도 있다. 컴퓨터전산화단층촬영이나 경직장 초음파에서 전립선 농양이 관찰될 경우 경요도적 배농의 적응증이 될 수 있다.

부고환염

급성 부고환염은 일반적으로 고환의 통증, 부종 등을 동반하며 감별할 질환으로 고환 염전이나 고환염 등을 들 수 있다. 요로 감염의 증상이 소수에서 관찰되며, 요도 분비물은 젊은 나이에서 관찰될 수 있다.

진단은 임상적 증상 및 고환의 초음파 검사를 통하여 할 수 있다(그림 1). 소아의 경우 주로 비뇨기계의 비정상 구조와 동반되어 있는 경우가 있어 초음파를 이용한 비뇨기계의 검사가 필요하다. 45세 이하의 남성의 경우 질병의 분류가 비임균성 요도염과 비슷하여 생식계와 관련된 전반적인 평가가 필요하다. 노인의 경우 방광배출로 폐색이 주 원인으로 비뇨기계의 균이 감염의 원인이 될 때가 많다.

치료는 경구 항생제(norfloxacin, ciprofloxacin 또는 ofloxacin)가 사용되며 젊은 남성의 경우 doxycyclin과 ofloxacin의 병용 요법으로 좋은 효과가 기대할 수 있으나, 최소 6주 이상 사용되어야 한다. Chlamydia감염의 경우 doxycyclin의 2주 요법이 선호되기도 한다. 고환에 감염이 동반되는 경우도 흔하며, 초음파를 통하여 진단하게 된다. 농양이 발견될 경우에는 배농이나 고환적출술이 필요한 경우도 있다.

고환염

급성 고환염의 경우 바이러스 질환의 합병증으로 발생할 수 있으며 특히 mumps, rubella 또는 Coxsackie 감염에서 흔하다. Mumps에 의한 고환염의 경우 이하선염이 발생한 성인에서 3-7일 후 15-20%에서 발생하며 이중 15%에서는 감염이 양측으로 발생한다. 이하선염의 과거력 및 mumps virus에 대한 혈중 항체를 발견함으로서 진단을 할 수 있다. 진통제, 침상 안정, 고환 지지등이 효과적이나, 50%에서는 고환의 위축이 올 수 있으며, 양측성일 경우 불임을 야기할 수 있다. 이 경우 steroid가 불임의 위험을 줄이는데 도움이 될 수 있다.

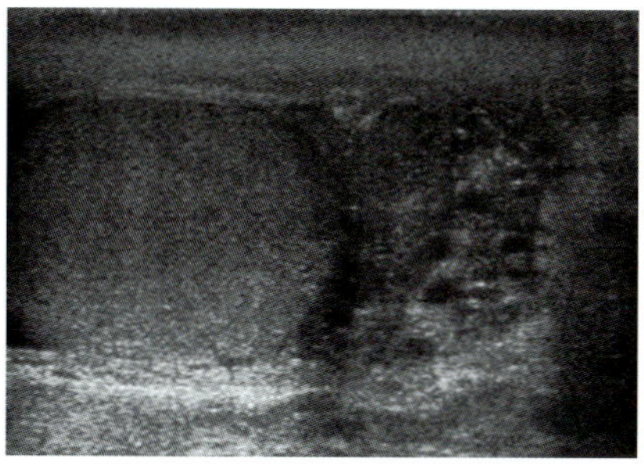

그림 1. **Ultrasound of the scrotum in acute epididymitis** showing swollen epididymal tail.

핵심 포인트

- 급성 방광염은 여성에서 흔하며 단기간의 항생제 치료에 반응이 좋으며 45세 이상의 남성에게서만 정밀한 검사가 필요하다.
- 만성 방광염은 대부분 여성에게서 일어나며 특정 요인에 의해 발생할 수 있다. 'self-help'가 효과적일 수 있으나 그렇지 못할 경우 저용량의 예방적 항생제 투여가 사용될 수 있다.
- 간질성 방광염은 대개 방광내 주입술에 반응하지만 스테로이드 사용이나 수술적 중재가 필요할 수 있다.
- 전립선염은 남자에서 골반통의 중요한 원인이며 효과적인 치료가 어렵다.
- 부고환염은 만성으로의 진행을 막기 위해 장기간의 항생제 치료가 필요하다.

비뇨생식계의 결핵

세계 인구의 25-30%는 결핵에 감염되어 있으며, 1990년대 초반부터 선진국에서 그 빈도는 증가하고 있다. 면역결핍(특히 human immunodeficiency virus)의 증가가 그 원인이 될 수 있으나, 대부분은 이민자들에 의한 병의 유입이 그 원인이다. 선진국에서는 1-2%의 환자만이 비뇨생식계의 결핵이 보고되나, 이민자의 15-20%는 호흡기 외의 결핵을 가진 것으로 보고된다.

미생물학

비뇨기계 감염의 경우 드물게 Mycobacterium bovis가 원인이 될 수있으나, Mycobacterium tuberculosis가 주 원인이다. 일차 병소는 주로 폐이며, 비뇨생식계 감염은 혈액을 통한 전이에 의한다. 이는 오랜 기간 후 저절로 생기는 경우도 있고, 면역 억제나 steroid의 사용에 의할 수 있다. 결핵균의 활성화는 당뇨환자에게서 흔히 관찰된다.

병리학

신장과 요관에는 중심 괴사를 동반한 건락화 육아종이 관찰된다(그림 1). 비뇨기계에 관찰되는 대부분의 현상들은(e.g. 신배, 신우요관 이행부의 협착 그림 2) 순차적인 섬유화에 따른 이차적 현상이다. 이는 주로 초기 질병의 회복 과정에서 발생한다. 방광은 상부 요로계에서 이차적으로 전파되는 것에 의하며, 소변배양검사에서 양성으로 나타난다. 부고환이나 전립선의 경우 혈행성 전파에 주로 의하며(상부요로감염의 증거가 없음), 고환의 경우 혈행성으로 전파되는 경우는 없으며, 모든 경우가 부고환 감염 후 이차적으로 오게 되는 것이다.

임상적 특징

증상은 비특징적이나, 5세 이하에서는 절대로 발생하지 않는다. 피로감, 체중감소, 식욕감소 등과 같은 비특징적인 증상이 흔하다. 일부의 환자들은 일차적 병소로 인하여 호흡기계 증상을 호소하며, 단측성의 심한 요관폐색의 경우 고혈압을 일으킬 수도 있다. 빈교감이나 동통뇨는 가장 흔한 증상이며, 육안적 혈뇨도 흔한 증상이다. 현미경적 혈뇨의 경우 50% 이상의 환자에서 관찰된다. 혈정액증, 재발성 방광염, 무통성 고환 부종이 간혹 관찰된다.

고환이나 부고환 혹은 요로폐색에 의하여 콩팥이 촉지되는 등의 경우를 제외하고는 문진을 통하여 특별한 이상을 발견하기는 힘들다. 소수의 경우에서는 경추나 쇄골위 또는 겨드랑이에 임파선이 촉지될 수 있다.

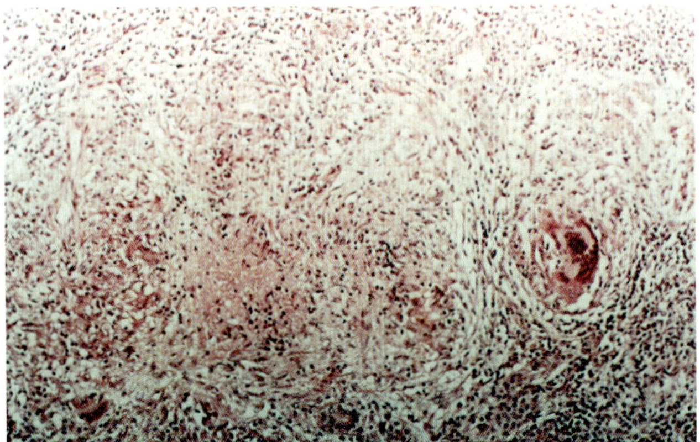

그림 1. 거대세포를 동반한 건락화 육아종의 현미경 소견

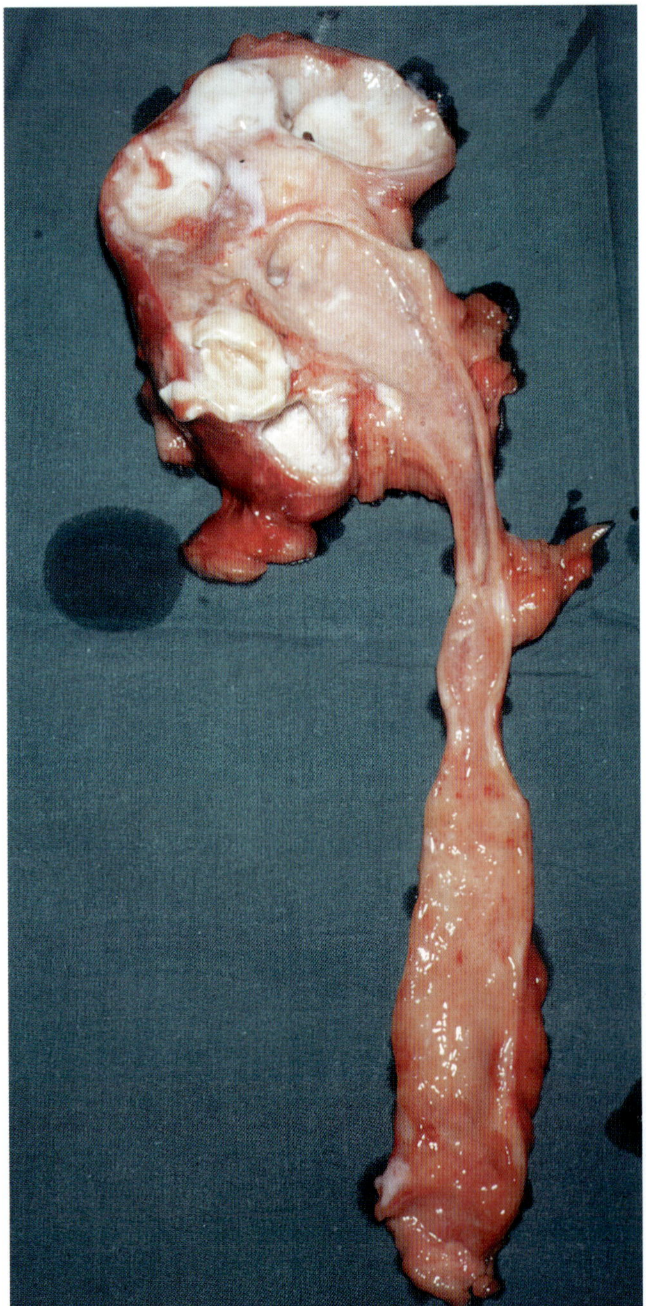

그림 2. 상부 요관 협착을 동반한 말기 결핵

검사

요검사의 경우 현미경적 혈뇨나 농뇨가 관찰될 수 있다. 10-15%의 환자의 경우 세균성 감염의 동반이 요검사에서 관찰될 수 있다. 피검사의 경우 빈혈이나, 림프구증가증, 그리고 적혈구침강속도의 증가가 관찰될 수 있다. 흉부 방사선 촬영에서는 60%의 환자에서 폐결핵의 특징적인 소견이 나타날 수 있다. 진단은 투베르쿨린 피부검사 및 M. tuberculosis의 배양에 의해 확진할 수 있다.

투베르쿨린 피부검사는 정화된 투베르쿨린을 진피내에 주사 후 48-72시간 이내에 피부 경화가 5mm이상으로 관찰되는 대부분의 환자에서 양성이다. 이른 아침에 받은 소변을 Lowenstein-Jensen medium에 적어도 3회 이상 배양하면 acid-fast bacilli의 존재를 확인할 수 있으나, 특별한 물질이나 염색이 non-tuberculous Mycobacteria를 확인하기 위하여 필요하다. Luciferase, fluorescenece microscopy 등을 이용한 새로운 기술이 감염된 세균의 수가 적을 때 도움이 될 수 있다.

단순 방사선 촬영(KUB)에서 콩팥이나 요관의 석회화가 관찰될 수 있다(그림 3). 경정맥신우조영술은 상부요로계를 평가하는 데에 좋은 수단이며, 경우에 따라 저용적의 수축된 방광이 관찰될 수 있다.

핵의학 검사도 경우에 따라 요로폐색 등의 여부를 확인하기 위하여 적응증이 될 수 있으며, 치료 전에 상대적 신기능의 확인도 가능하다.

역행성요관조영술은 굴곡성 요관경의 도입에 따라 최근에는 거의 필요하지 않으나, 선행성요관조영술은 요로폐색이 있는 경우 배액에 도움이 될 수 있으며, 흡입액을 배양할 경우 진단에 도움을 줄 수 있다. 방광내시경의 경우 전형적인 소견으로 점막이 붉게 변하거나 궤양성 병변, 또는 요관구멍이 golf-hole 모양으로 관찰되며 경우에 따라 도움이 될 수 있다. 방광 조직 검사의 경우 질병의 활성기나 요관구멍이 결핵에 침범되었을 때는 금기이다.

치료

화학치료

복합약제를 이용한 항결핵 화학치료는 치료 효과가 가장 좋은 것으로 되어 있고, 그 결과로 결핵에 의한 사망은 아주 드물게 되었다. 환자는 대개 2-3주 내에 비감염성 상태로 되나, 치료는 6개월까지 유지되어야 한다. 표준 복합약제는 표 1.과 같다. Streptomycin은 요즘에는 거의 사용되지 않으나, 경구용 steroid는(prednisone 60mg daily)는 방광에 의한 증상이 심할 경우 추가되어 상용할 수 있다. 복합약제에 저항을 보이는 감염의 경우 치료약제는 균의 감수성에 따라 결정되어야 하며, 이런 경우 2년까지 치료가 유지되어야 한다. 지금과 같은 효과적인 약제가 소개되기 전까지는 요로생식계의 결핵 환자의 상당수에서 수술이 필요하였다.

수술

무기능성 콩팥, 고혈압, 콩팥 전체가 침범되었거나, 신세포암이 동반되었을 경우 신적출술이 필요하다. 부분신절제술이나 농양의 배액은 더 이상 시행되지 않고 있다.

부고환절제술의 경우 화학요법에 반응하지 않는 건락화 농양의 경우 필요할 수도 있다.

신기능은 좋으나 신우요관 이행부의 협착이 있을 경우 화학요법이 진행되는 동안 최소 6주간의 요관부목 설치를 하여야 한다. 만약, 이러한 치료로 협착이 해결되지 않을 경우 재건 수술이 도움이 될 수 있다(e.g. 신우요관성형술). 하부 요관의 협착의 경우 화학요법이나 steroid에 반응이 좋으나, 요관확장이나 재이식술이 경우에 따라 필요할 수 있다. 만약 적절한 화학요법 후에도 방광 용적이 100ml이하로 남아 있을 경우 빈뇨나 실금등이 조절되지 않을 수 있으며, 이 경우 절제한 장의 일부분을 이용한 방광확장술이 필요할 수 있다. 심한 경우 요로 전환술을 고려해야 한다.

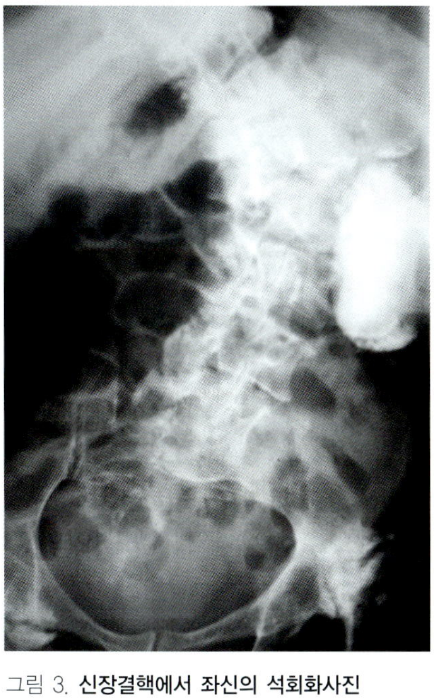

그림 3. **신장결핵에서 좌신의 석회화사진**

표 1. **비뇨생식계 결핵의 치료에 사용되는 약제들**

약이름	용량	부작용
첫 2개월		
Rifampicin	450mg/일	간독성
Isoniazid	300mg/일	간독성(10-20%에서)
Pyrazinamide	25mg/kg/일	오심과 구토
다음 4개월		
Rifampicin	900mg 주 3회	
Isoniazid	600mg 주 3회	
Isoniazid 독성		
Ethambutol	25mg/kg/일	안구후 신경염

핵심 포인트

- 비뇨생식계 결핵은 체내의 다른 원발 부위에서 혈행성 감염으로 전파된다.
- 결핵의 활성화나 비뇨생식계로의 결핵 전파는 면역력 저하, 당뇨, steroid사용과 연관된다.
- 진단은 투베르쿨린 검사 양성이나 M.tuberculosis 배양검사를 통해 확진한다.
- 치료는 복합약제를 사용하며, 최소 6개월 이상을 지속해야 한다.
- 수술은 효과적인 복합약제의 개발로 인하여 거의 시행되지 않는다.

기생충 감염

간디스토마, 모기 사상충 감염으로 인한 회충 등과 같은 기생충 감염은 주로 유행지역에서 일어나나, 소수의 환자만이 증상을 나타낸다. 이와 같은 기생충 감염의 발병률은 개발도상국의 건강 증진에 큰 영향을 받지 않으며, 다른 기생충 감염도 마찬가지이다.

Shistosomiasis(주혈흡충증)

주혈흡충증은 schistosoma haematobium(빌하르쯔 주혈흡충)(그림 1)에 의해 발병하며, 아프리카, 중동 아시아, 서남 아시아가 유행지역이다. 감염은 오염된 물로 목욕을 하여(그림 2) 발생하게 되며, 질병은 몇 번의 임상단계를 거쳐 진행한다. 초기 피부 침투는 피부병(수영자 가려움증)을 야기하며, 급성 감염(카타야마 발열)을 유발하는 알 번식이 일어난다. 이후 만성 상태가 되며,이는 비뇨기계 병리의 주 원인이다.

임상적 특징

다수의 알을 방출하는 급성기는 6개월까지 지속되며 이는 서양에서의 방문자들이 감염을 획득한 후 증상을 발현하는 시기이다. 혈뇨, 배뇨통, 혈정액증 그리고 정액이 탁해지고 색깔이 변성되는 것이 주증상이다. 후에 병이 진행되면 알이 침착되어 방광이나 요관에 '모래반(sand patch)' 이라고 불리는 병변이 발생하게 된다.이는 강한 섬유화 작용을 야기하며, 방광이나 요관에 섬유화 병변을 만든다. 이 상태에서 30%의 환자는 혈뇨를 경험하며 85%의 환자는 요관폐색에 의한 신상통을 경험한다. 이러한 임상양상은 병발 질환인 클라미디아 트리코마디스(Chlamydia trichomatis)나 살모넬라 티피뮤리움(Salmonella typhi)과 혼동될 수 있다. 60-80%의 환자는 이 시기에 심한 폐쇄성 요로병증으로 인하여 소변에서 알이 발견되지 않기도 한다.

진단

현미경적 요검사는 난(ova)를 확인하는 검사 중 하나이다. 요검사가 도움이 되지 않을 때 알의 표면에 있는 항원을 감지하는 혈청 검사가 유용하며, 이는 치료에 대한 반응을 감시할 때도 사용될 수 있다.

검사

단순 방사선 촬영(KUB)을 이용하여 만성 감염상태인 경우 방광 내의 석회화를 관찰할 수 있다(그림 3). 이러한 병변은 주혈흡충증의 진단적 소견이며, 감염 상태가 오래되었을 경우 정낭, 전립선 및 원위부 요관에서도 석회화가 관찰될 수 있다. 경정맥 신우조영술은 폐쇄성 요로병증(원위부 요관의 폐색, 무기능신)을 확인하는데 유용하며, 방광이나 요관 또는 집합계 비뇨의 폴립양의 병변을 관찰할 수도 있다.

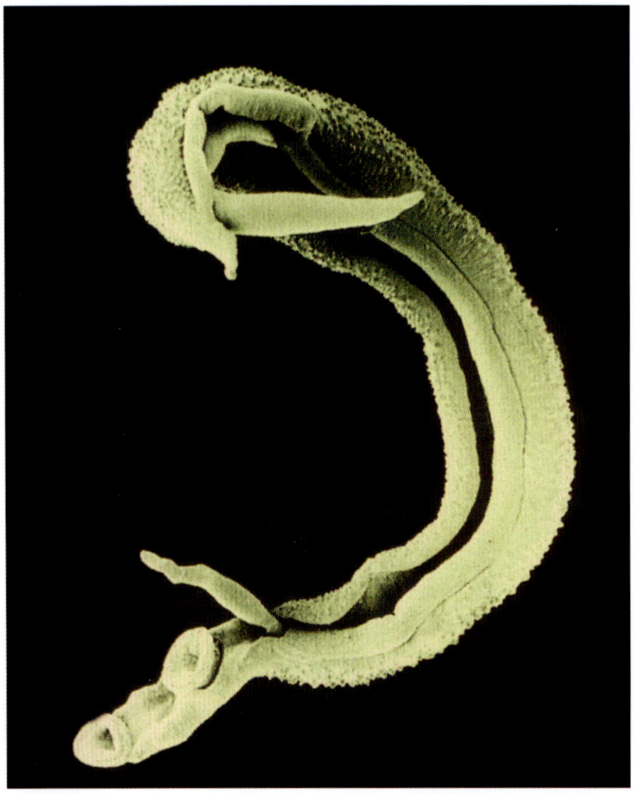

그림 1. chistosoma haematobium(빌하르쯔 주혈흡충) 의 성충

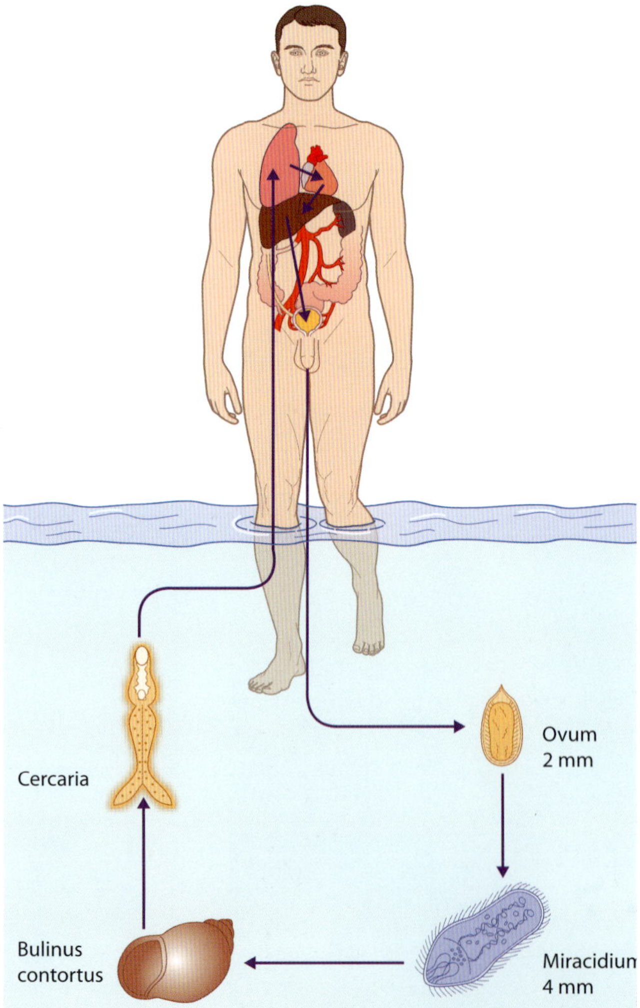

그림 2. schistosoma haematobium(빌하르쯔 주혈흡충)의 생활사

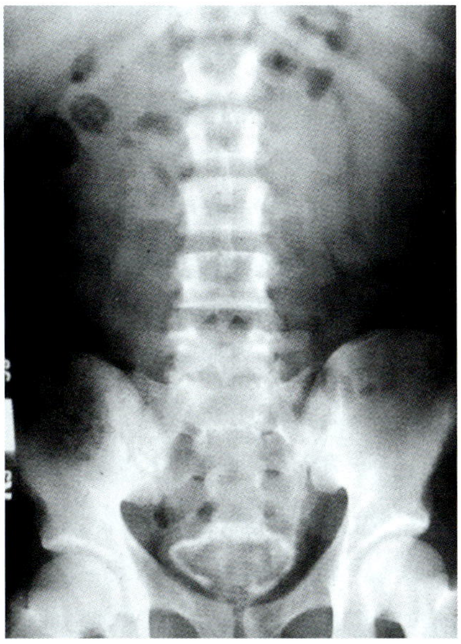

그림 3. **만성 요로 주혈흡충증에서 관찰되는 방광의 석회화**

약물 치료

모든 주혈흡충류에 효과적인 praziquantel (40mg/kg/day × 2회) 가 선택된다. 85-100%가 치료되며, 부작용은 드물다. 유행 지역 주민의 교육이 필요하며,기생충을 전파할 수 있는 물 공급의 제한이 주혈흡충을 박멸하는데 중요하다.

수술적 치료

수술은 경구 praziquantel에 치료되지 않은 환자들에게 고려된다. 요관 재이식, 방광확장, 심지어 신장이식등이 적응증이 될 수 있지만, 지속적인 감염이 치유에 문제를 일으킬 수 있으므로, 모든 환자는 술전 경구 약물치료를 지속적으로 받아야만 한다. 치료받지 못한 환자들에게 나타날 수 있는 가장 중요한 위험은 만성 염증에 기인한 방광의 평편세포암의 발병이다. 이것은 보통 근치적 방광요도 절제술과 요로 우회술 및 다재항암치료가 필요하다.

필라리아병

Filarial Wucheria bancrofti(그림 4)은 전체 인간 사상충증의 90% 에 원인이 되며, 모기 Curex pipiens 에 의해 전파된다. 나머지 10%는 Brugia 종에 의해 발병된다. 기생충은 대동맥 주변, 장골, 서혜부, 음낭의 임파선에 머물며 보통 음낭 병변이나 유미뇨를 발생시킨다.

임상양상

초기 감염은 국소 임파선염 및 촉진될수 있는 임파종을 일으킨다. 만약 초기에 치료되지 않는다면, 하지부종을 초래하는 임파액의 폐색을 일이키고, 음낭수종 및 음낭상피병을 일으킨다. 복강내 임파액의 폐색은 요로로 파열되어 일시적인 유미뇨를 발생시킬 수 있으므로 임파관 촬영으로 확인되어질 수 있다. 임파관 촬영술은 약 50%의 환자에서 임파관 누공을 경화시킴으로써 치료적으로도 사용될 수 있다.

진단

성충의 조직학적 증거가 진단적이며 조직의 호산구증다증이 관찰될 수 있다. 혈액학적 검사는 보통 혈류에서 기생충을 확인할 수 있으며, 자주 말초 호산구증다증을 동반한다. 복부 초음파를 통해 확장된 복부내 임파선안에 기생충을 발견 할 수 있으며, 임파관 촬영술이 사상충증과 다른 임파액 폐색을 일으킬 수 있는 질환을 감별할 수 있게 해준다.

치료

Diethylcarbamazine, albendazol 또는 ivermectin 의 경구 약물 치료가 매우 효과적이며 이 약들은 또한 mass 치료 계획에 예방적으로 사용될 수 있다.

음낭 상피증의 수술은 매우 어려우며 성공율도 낮다. 유미뇨를 일으키는 임파 누공 수술적 치료는 드물게 행해진다. 교육과 함께 매개 곤충인 모기의 박멸 및 보건상태 개선이 유행지역에서 필요하다.

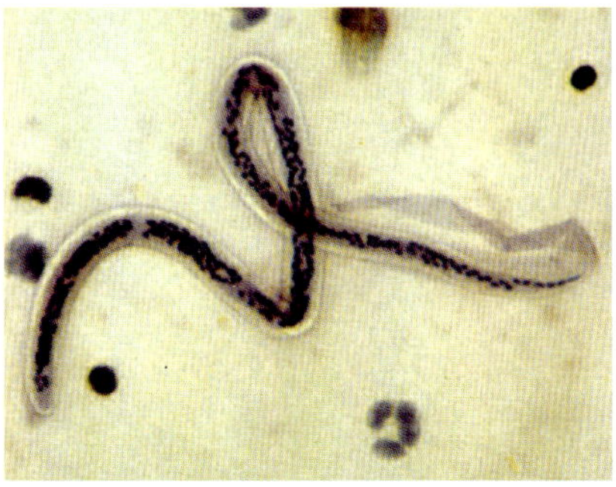

그림 4. Wucheria bancrofti

사상충증

Onchocerca volvulus는 검정파리에 의해 전파되며, 아프리카에서 유행한다. 침입은 보통 사상충증 및 심각한 피부염을 일으키지만, 음낭 상피증 및 거대 사혜부 임파종을 일으키기도 한다. 치료는 경구 ivermectin 으로 하며 아프리카에서는 예방적으로 복용되기도 한다. 음낭 상피증의 수술은 드물게 행해진다.

포충증

포충증은 Echinococcus granulosus 에 의해 발생하며, 영향 받은 환자의 2%에서만이 콩팥에 포충낭이 발생된다. 증상은 비특이적이고(현미경적 혈뇨를 동반한 요통), 단순 X-ray 및 CT가 석회화된 낭포를 확인하는데 진단적 도움이 된다. 경구 albendazole 로 약물치료를 하는 것이 수술적인 낭포의 제거와 함께 필요하다. 수술은 술중 낭포의 파열이 과민증 및 급사를 일으킬 수 있으므로 위험하다.

핵심 포인트

- 기생충의 침입은 전세계의 일부 지역에서는 매우 흔하나, 증상을 동반한 감염은 흔하지 않다.유행지로의 여행은 특히 오염된 물에서 목욕하게 될 때 주혈흡충증에 걸릴 위험이 크다.

기생충증의 초기에 약물 치료는 매우 효과적이며 만성질환으로의 이행은 드물고 수술적 치료가 필요할 경우 역시 드물다. 보건측정이 전파곤충을 제거하기 위해 오염된 물에 의한 전파에 의한 기생충의 침입을 막는데 필요하다.

성전염성 질환

임상적 평가

모든 성관계력 조사가 성병 환자에게 행해져야함과 동시에 자궁경부의 내진, 항문검사 및 여성 골반의 수기적 평가등을 포함한 신중한 외음부 검사가 병행되어야 한다. 요검사는 모든 환자에게 수행되어야 한다. 대부분의 환자들은 요도 농을 보이며, 음부의 궤양 및 음부의 혹을 보인다.

요도 농

요도 농은 보통 남자에게 흔하게 보고되며, 때때로 생리적인 현상일 수 있으나 성병에 의한다(표 1). 음경 표피를 세심하게 견인하여 포피의 농(음경암, 포피염, 일차성 하감, 남아있는 피지 등에 의한)과 감별되어야 한다. 2 glass 검사가 요도염을 진단하는데 도움이 된다. 환자는 각각의 glass에 20ml 씩 소변을 나눈다. 만약 첫번째 glass가 흐리다면 요도염을 의심할 수 있다. 만약 두 glass가 모두 흐리다면 방광 감염 또는 인산요일 가능성이 크나, 인산요일 경우에는 소변을 산성화시킨 후 깨끗해진다. 표재 및 심부 요도 스웝이 되어야 하며, 임질 및 클라미디아, ureaplasma, urealyticum 및 마이코플라스마에 대한 배양에 사용된다. 젖은 슬라이드의 준비가 트리코모나스가 의심될 때 중요하다. 화농성 농은 임균 감염일 가능성이 크며, 점액성 농은 비임균성 감염일 가능성이 크다. 관절통 및 결막염, 포피염은 Reiter병에 나타난다.

표 1. **요도 분비물의 원인**

1. 생리적	정액루
	인산염 요증
2. 이물질	혈액학색 분비물
3. 감염성	요도염
	(a) 임균성 : 임균
	(b) 비임균성 :
	클라미디아 트리코모나스(65%)
	유레아플라즈마 유레아리티쿰
	마이코플라즈마 제니찰리움
	질편모충
4. 특발성	미성년 요도염

임질

임질은 보통 젊은 남자와 여자에게 화농성 요도농을 보이며, 이 질환은 무증상일 수 있으며, 자주 자궁 경부 및 인두와 항문의 감염을 일으킨다. 잠복기는 단지 수일이며, 진단은 그람염색과 요도 또는 자궁경부의 스웝에 의한 배양검사로 한다. 치료는 경구 ampicillin 또는 근육내 benzylpenicillin 주사로 하지만 스웝이 박멸을 확인하기 위해 2주 안에 시행되야 한다. 저항성 균주가 때때로 관찰되며, 보통 경구 cephalosporin으로 치료한다. 만약 전신 부작용(골반염)이 관찰되면 치료는 2주이상 계속되어야만 한다. 일부 환자는 클라미디아에 의한 후임질 요도염에 걸리며 특별한 치료가 필요할 수 있다.

비임균성 요도염

잠복기는 다양하며 증상은 남자에게만 나타난다. 배뇨통을 동반한 점액성 농이 전형적이며 자주 요도주위 점막이 붉어진다.(그림 1) 남자의 80%가 2주간의 doxycycline 또는 erythromycin의 치료가 필요하지만 감염의 완치가 어려우며 재발이 흔하다. 성관계 파트너가 조사되어야만 하고 치료되어야 한다. 장기간의 항생제 복용이 필요할 경우 부고환염이 일어날 수 있으며 여자의 경우 만성골반염이 발생할 수 있다.

Reiter 병

라이터 병의 원인은 알려져 있지 않지만, 종종 클라미디아 감염과 연관이 있다. 67%의 환자가 HLA-B27 항체를 갖고 있다. 전형적인 임상증세는 결막염과 하지의 다발성관절통에 따르는 요도염이다. 구강 미란과 소용돌이 모양의 포피염(그림 2)이 환자의 30% 에서 관찰된다. 국소 steroid 연고와 함께 doxycycline 및 erythromycin 으로 치료한다.

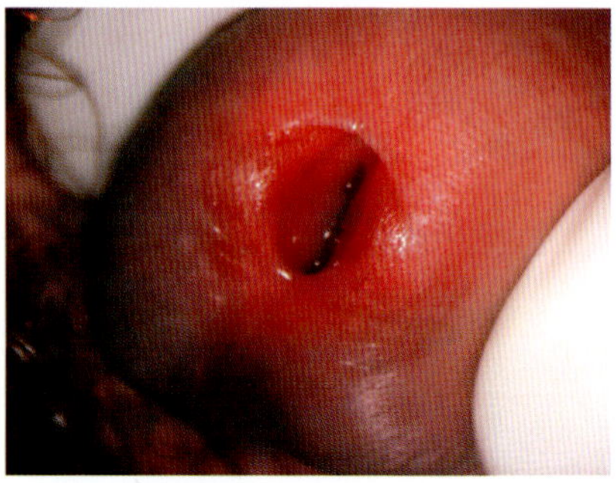

그림 1. **비 임균성 요도염에서 요도주변부 발적이 동반된 점액성 요도분비물**

음부 궤양

매독

매독은 Tresponema pallidum 에 의해 발생하며, 동성애자에게서 자주 보여진다. 보통 음부에 구진이 나타나며, 궤양이 되며(그림 3), 국소적 임파종을 일으킨다. 하감은 보통 음경에 나타나지만 항문이나 입에도 나타난다. 진단은 dark-ground illumination 혹은 직접형광항체에 의해 한다. 혈청학적검사(VDRL, TPHA, FTA)가 환자의 75-80%에서 양성을 보인다. 치료는 10-14일간 penicillin 근육내 주사로 한다. 치료하지 않으면 하감은 사라지나 질환은 2기, 3기로 진행된다.

단순포진

60-80%의 음부의 단순포진 감염 환자는 HSV-2 에 의해 발병한다. 몸살의 전구기 후에 국소적인 소양증 또는 신근 통증 및 소포 병변이 음부에 나타난다(그림 4). 바이러스는 현미경적으로 확인 될 수 있으며, 소포액으로 부터의 세포배양을 통해 확인 될 수 있고, ELISA test 를 통해 확인 될 수 있다. 치료는 경구 acyclovir 로 하지만 재발율이 60%에 이르므로 지속적인 예방적 acyclovir의 복용이 필요하다. 성관계는 음부 궤양이 낳을 때까지 피해야한다.

다른 궤양 유발 상태

연성하감은 통증이 있으며 그람음성간구균(Haemophilus ducreyi)에 의해 발생한다. 치료는 erythromycin 또는 ciprofloxacin 으로 한다.

성병성 육아종은 면봉을 이용한 배양 또는 펀치생검으로 발견 가능하며 보통 chlamydia trachomatis 가 원인 균주이다. Doxycycline 으로 치료한다. 서혜부 육아종병리는 파괴적인 생식기 궤양을 일으키며 칼림마토박테룸 육아종이 원인 균주

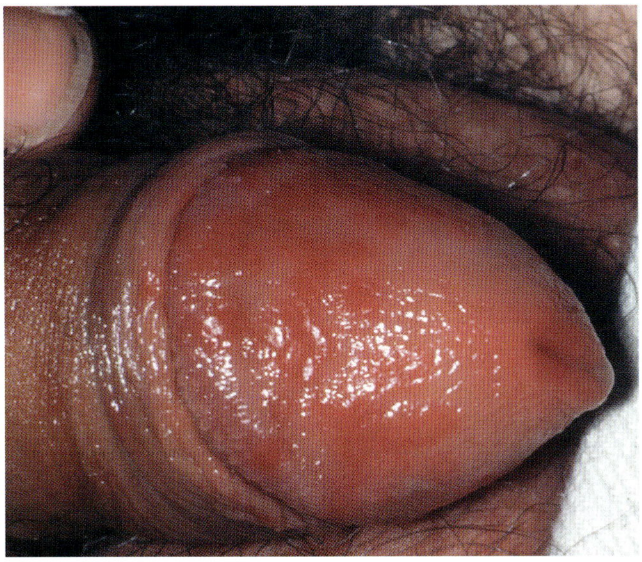

그림 2. **Reiter 병에 의한 소용돌이 모양의 포피염**

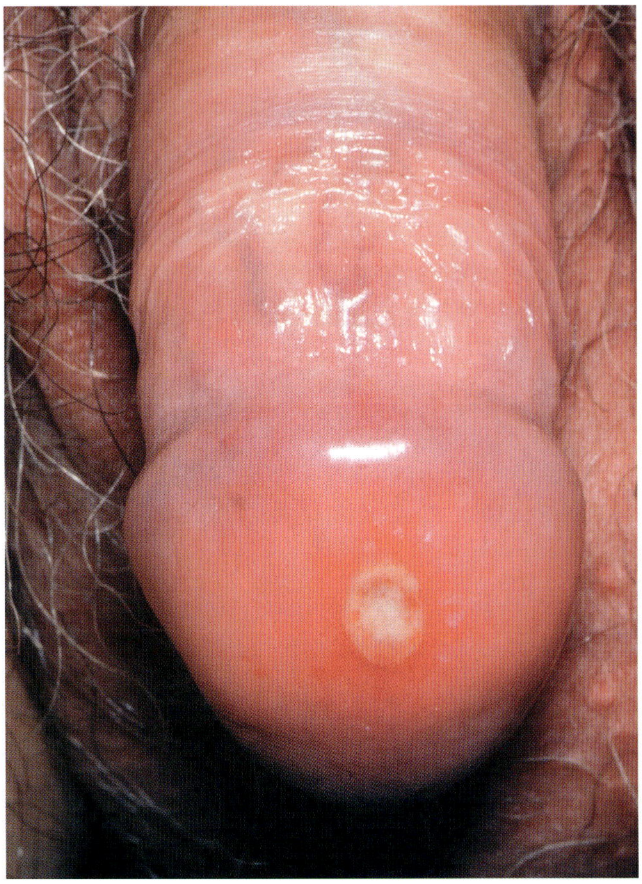

그림 3. **음경 귀두의 일차성 매독하감**

이다. 도말시 전형적인 도노반 소체를 관찰할 수 있으며 Doxycycline 으로 치료한다. 베쳇 신드롬 역시 구강생식기의 궤양을 일으킬 수 있다.

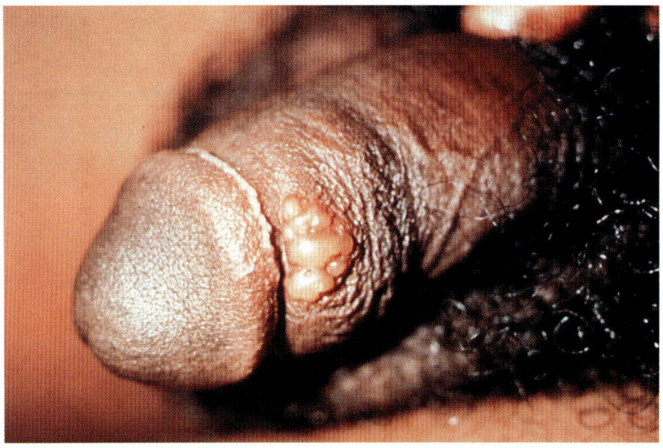

그림 4. **단순포진 바이러스-2 감염에 의한 소포**

생식기 덩어리

생식기의 돌출형 병변은 보통 인간 유두종 바이러스 type 6과 11에 의해 생기는 성병 사마귀(음부 사마귀)이다. 습한 피부에서 사마귀는 더욱 비대해진다(Buschke-Loewenstein 종양). 비록 면역 세포 화학검사가 사용되지만, 주로 진단은 임상 양상으로 한다. 자궁경관 샘플에서 전형적인 과다염색핵을 지닌 핵과 핵주위달무리를 관찰할 수 있다. 치료는 국소적 포도필린, 액체질소, 레이저를 이용한 제거술, 수술적 제거로 한다. 요도 근처 사마귀는 요도 내 병변을 동반할 수 있으며, 이는 요도 내시경적 절제가 필요하다. 최근 면역학 물질들(예) imiquimod)이 인터페론 α 를 통한 항바이러스 활동을 자극시키기 위해 사용된다.

파트너 추적

적절한 상담, 조사, 치료를 통한 파트너 추적은 성병 관리에 필수적인 부분이다. 보균 용의자를 대함에 있어 비밀을 지켜주고 확실한 안심을 주는 것이 필수적이며 건강 교육을 하는 것이 중요한 역할을 한다. 소아의 성병은 성학대의 징조로 소아전문가에게 의뢰하여야 한다.

핵심 포인트

- 성전파선 질환은 공중 위생 조치에도 불가하고 그 빈도가 증가하고 있다.
- 비임균성 요도염은 질병이환의 주요 원인이었으나, 최근 매독과 임균이 증가 추세에 있다.
- 진단은 첫 검사 시 이루어질 수 있으며 치료는 성행위에 대한 이른 교육과 함께 빨리 시행되어야 한다.
- 성전파성 질환에 있어서 민감한 추적관찰과 신중한 성접촉이 필수적이다.

인간 면역결핍증 바이러스와 요로

1981년 미국의 건강 관리국은 LA와 뉴욕의 동성애자군에서 pneumocystic pneumonia, 카포시 육종 및 다른 감염이 훨씬 높음을 발견하였는데, 이것이 후천성 면역결핍증후군 연구의 시초가 되었다.

표 1. HIV-1의 전파경로	
성전파	선진국에서의 남성 동성애, 혹은 양성애
	후진국에서의 이성애
혈액 및 혈액 제재	경정맥 약품 사용자/ 혈우병 환자(감염된 factor VIII)
수직 전파	태반통과/ 산도감염/ 수유 중 감염

역학

인간 면역결핍 바이러스(HIV-1)는 아마도 아프리카대륙에서 최초의 바이러스 균주(HIV-2)가 변이를 일으키면서 발생한 것으로 판단되며, 성전파로 퍼진 것으로 판단된다. 가장 흔한 전파경로는 표 1에 나와있다. 한 아프리카 연구에서 포경수술이 virus가 포함된 표피의 내층을 절제해줌으로써 이성간의 HIV-1 전파를 막을 수 있다는 좋은 증거가 있다.

Virus학

HIV-1은 lentivirus 그룹에 속하는 retrovirus이다. 9200 개의 핵 염기로 구성된 피막화된 RNA이다. T 면역세포(CD4+)의 표면에 있는 CD4+ 수용체에 붙어 세포내부로 침입한 후 외부의 피막을 벗겨낸다. 역 전사효소는 DNA provirus를 형성하여 세포의 유전자로 삽입되어 바이러스의 증식과 성장이 지속되게 된다(그림 1). 바이러스는 세포의 용해를 일으키지 않음으로써 감염은 지속되게 되며, 보통 대식세포를 침범함으로써 국소 림프절 침범을 일으킨다. 이러한 대식세포들이 결국 죽게 되면, 면역결핍이 초래된다.

비뇨기과적 징후

HIV-1감염의 특징적인 요로감염이 있지만, 대부분의 비뇨기과 영역에서의 문제는 면역결핍이나 동반된 종양으로 인한 기회감염에 기인한다.

기회감염(그림 2)

콩팥으로의 감염은 cytomegalovirus, Aspergillus 혹은 toxoplasma gondii에 의해 일어난다. Cytomegalovirus는 급성 세뇨관 괴사를 일으키며 aspergillosis와 toxoplasmosis는 전신적

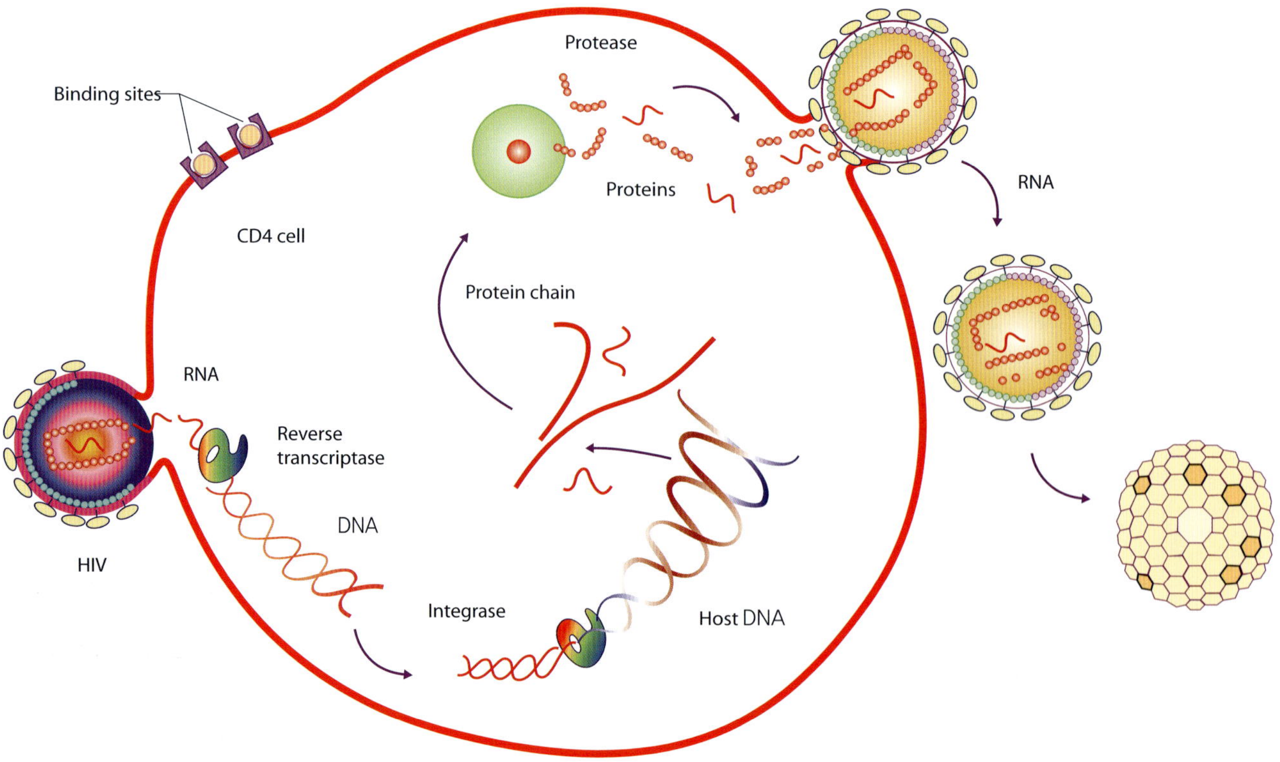

그림 1. HIV-1의 세포 내 작용기전

표 2. **HIV-1감염과 관련된 임상양상**

1. 혈청전환	노출 후 수주 후 약 10%에서 나타남 혈청전환과 함께 일어남 발열 동반
2. 잠복기	8~10년(일반적으로 무증상)
3. AIDS 관련 복합 혹은 지속적 임파질환	
4. AIDS로의 급속 이환	
5. 다른 증상	뇌질환(65%), 피부 발진, 지속적 설사

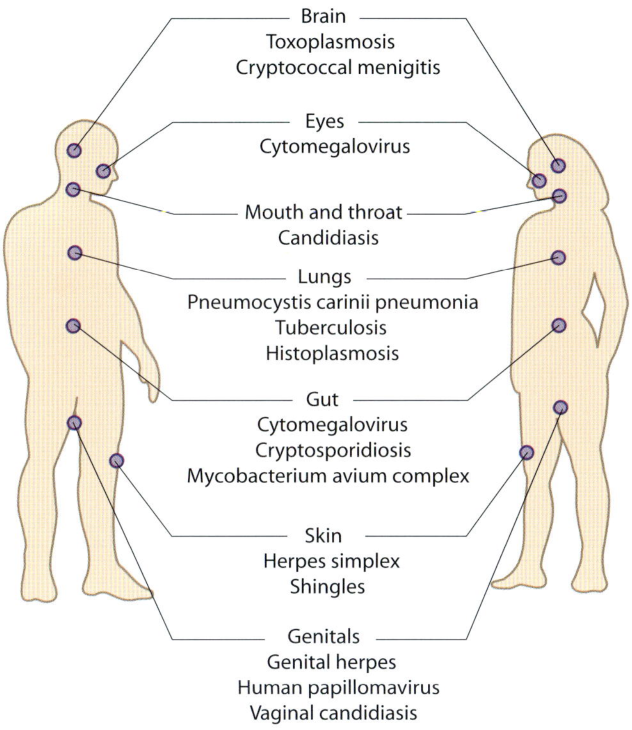

그림 2. **HIV-1 감염에 의한 기회감염**

인 치료에 반응하나 배농이나 신적출술이 필요한 농양을 잘 형성한다. Herpes simplex 바이러스 감염과 생식기 혹은 종종 재발을 잘 하며 성교 상대자에게로의 전파가 가장 큰 위험이다. 매독과 Reiter 증후군도 동반될 수 있으며, 비전형적인 경우가 많다. 여성의 경우, 골반 염증성 질환이 발생할 경우 증상이 심하여 수술적 치료가 필요한 경우가 많다. 25%의 환자에서 동반된 요로감염이 동반되며, 세균성 전립선염이 발생할 수 있다. 고환이나 부고환의 감염은 부검시 40%에서 관찰되며 증상이 있는 경우 감염이 지속되거나 농양이 형성될 수도 있다.

요로계통의 종양

다양한 종양발생이 보고되었으며, 상피세포종양, 악성 흑색종, 고환암, 임파 종양이 발생할 수 있다. 여성의 경우 자궁경부암에 노출될 위험이 크며, 정기적인 자궁경부암 검진이 필요하다. 생식기의 카포시 육종은(그림 3) 약 20%의 HIV 양성 환자에서 나타난다.

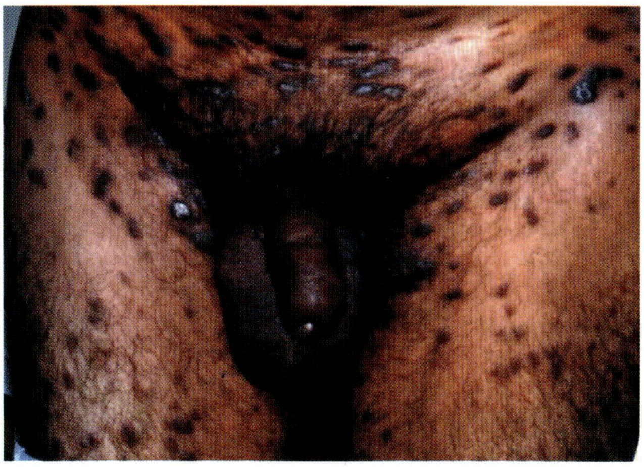

그림 3. **카포시 육종에서의 생식기 병변**

표 3. **항 retro바이러스 제재**

핵 역전사체 차단제(azidothymidine, lamivudine)
비 핵성 역전사체 차단제(nevirapine)
단백질 분해효소 억제제(indinavir, ritonavir)

기타 비뇨기 질환

HIV 신질환은 5~10%에서 발생하며, 단백뇨, 요독증, 분절성 경화성 사구체 경화증이 특징적이다. 신부전으로의 이환은 드문 편이나 복막투석이 필요하게 되는 경우 예후가 안 좋아 2년 생존률이 50% 가량이다. 상부 요로 결석은 indinavir로 치료한 경우 약물의 결정화로 발생하며, 일시적인 약물 중단 및 요 산성화(pH<4)로 용해된다. 급성 요폐, 하부요로 증상 및 배뇨근 과다 반사는 25~50%에서 발생하며, 표준적 치료가 필요하다. 현미경적 혈뇨는 25%에서 발견되며 이 경우 전체적인 요로 계통의 검사는 필요하지 않다.

처치

HIV-1에 대한 백신은(바이러스 피막의 변화로 인한) HIV-1 strain의 다양성 및 동물 실험의 의존성이 낮기에 제작이 어렵다. 그러나 HIV-1 감염에 대한 치료약제는 몇 가지가 나와있다(표 3). 일반적인 치료의 전략은 2개의 핵 역전사체 차단제와 단백질분해효소 억제제를 혼합하여 사용하는 것이다. 이 방법은 약제 저항성을 감소시켜, 궁극적으로 독성을 감소시킨다.

핵심 포인트

- HIV-1 감염은 동성애 양상으로의 전파가 줄긴 하였으나 1981년부터 중대한 건강문제로 대두되었다.
- 비뇨기과적인 양상은 기회 감염 및 요로계통의 종양, 그리고 생식기 질환 등이 있다.
- 치료는 다약제를 혼합사용하는 것이 가장 효과적이다.
- 치료보다는 예방이 최선의 방법이다.

소아의 요로감염

배경

유년기의 요로감염은 남아의 2%, 여아의 8%에서 올 수 있다. 남아의 경우 80%는 생후 1년 동안 나타나는데, 아마도 음경포피 아래 세균 때문으로 생각된다. 선천적인 이상이 없을 때는 남아의 긴 요도가 학동기까지 요로감염으로부터 보호 역할을 한다. 여아에 있어서 학동기에 가장 많이 발생한다.

요로감염이 있는 환아들을 조사해보니 요로계의 기형이 약 40%에서 발견되었다. 신반흔은 보통 방광요관역류와 관련이 있었다.

표 1. **소아에서의 요로감염조사시 요로기형 발병률**

방광요관역류(신반흔이 14.5%에서 동반)	29%
요관확장(신우요관이행부 혹은 방광요관이행부)	4.5%
중복요관	4.5%
기타 기형	2%

표 2. **특수검사의 적응증**

검사종류	적용
초음파	모든 환자
DMSA 신스캔	1세 미만, 혹은 중증 요로감염(입원치료)
MCUG	1세 미만+초음파에서 확장소견 혹은 DMSA 신스캔 이상
MAG3	3세 이상의 소아에서 MCUG 대상 사용

진단

소아는 비특이적인 증상(열, 구토, 설사, 때때로 열성 경련), 만성 병색, 성장 장애가 나타날 수 있다. 남아들은 때로는 부고환고환염이 있을 수 있다. 조금 더 큰 소아는 감염된 장기와 연관된 특이한 증세가 나타난다. 소아 요로감염과 연관된 유의한 이병률이 있다. 치료받지 않은 환아에서는 폐혈증 또는 사망에 이를 수 있다. 신장의 반흔은 고혈압과 신부전을 일으킬 수 있다. 요로감염을 의심할 만한 비특이적 증세가 있을 때는 항생제 치료 전 소변 균 배양검사를 시행하여야 한다.

유아에서는 소변을 모으기 위해 회음부에 부착형 요 수집주머니를 붙인다. 요도 카테터나 치골 상부로의 흡인을 사용하기도 한다. 조금 더 큰 환아에서는 중간뇨를 사용하거나 깨끗하게 받은 소변을 사용한다. 배양검사에서 나온 균주는 통상적으로 일반적인 항생제로 감수성 검사를 시행하며 치료는 그 결과가 보고되기 전부터 사용한다.

관리

항생제는 보통 구강으로 투여하며 해열을 위해 paracetamol 이나 NSAIDs 와 같이 사용한다. 경정맥 항생제와 수액치료는 경구 투여 불가능한 환아나 경구용 항생제에 내성을 보이는 균주에 감염된 환아에게 사용하며 이럴 경우 보통 입원치료가 불가피하다. 만약 방광의 요배출 능력이 떨어진 경우 요로 도뇨관 삽입을 통한 요 배출이 회복을 앞당길 수 있다.

다른 연구들

선천적 요로계 기형을 아직 밝혀내지 못한 경우 예방적 항생제(보통 trimethoprim 2mg/kg를 밤에 한번)를 투여하여야 한다.

표 2 에 유용한 검사와 그 적응증을 명시하였다. ^{99m}Tc-dimercaptosuccinic acid(DMSA) 신티그램은 방사선 동위원소를 정맥주사하여야 하지만 신실질의 손상을 발견해내는 가장 예민한 검사이다(그림 1). 배뇨방광요도조영술(MCUG)는 환아에

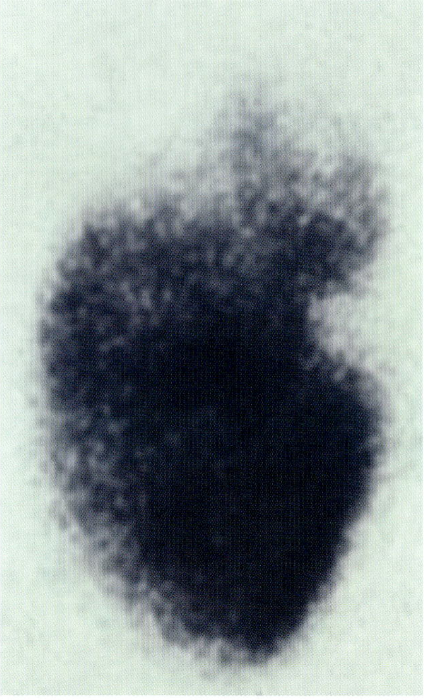

그림 1. **DMSA에서 나타나는 신우신염환자에서 상극의 신반흔**

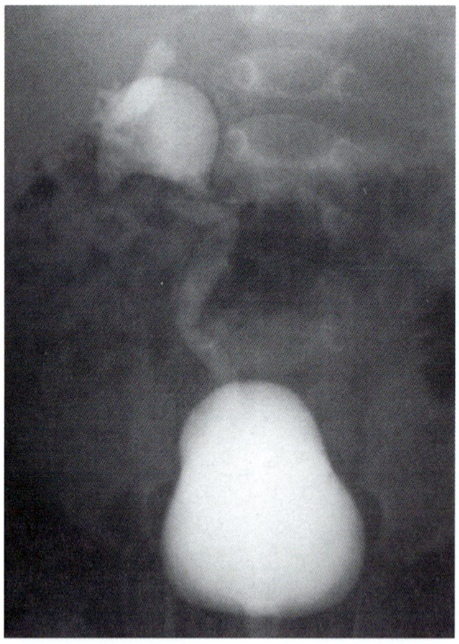

그림 2. **우측 3단계 역류가 관찰되는 MCUG, 방광과 요도는 정상소견으로 관찰됨**

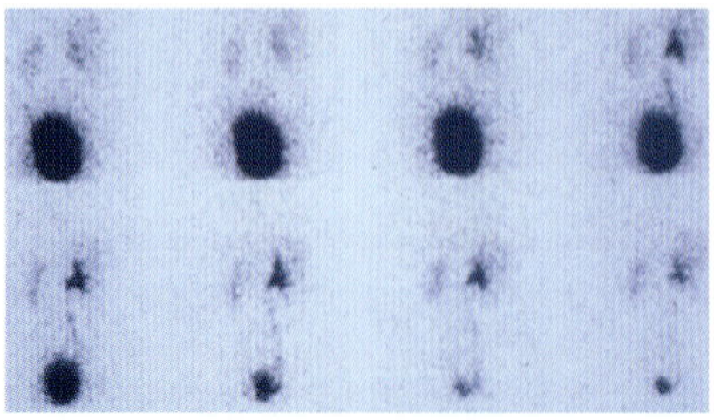

그림 3. **MAG3에서 좌상단에서 우하단으로 방사성 동위원소의 이동 사진, 배뇨시 방사성 동위원소의 역류와 잔뇨가 관찰됨**

게는 고통스럽지만 역류를 발견해내거나 남아에 있어 요도판막을 발견해내는데 사용된다(그림 2). ^{99m}Tc-dimercaptoacetyltriglycine(MAG-3) 간접 방광조영술은 도뇨관 삽입없이 역류를 발견해 낼 수 있다(그림 3).

만약 잠재적인 기형이 발견되면 즉시 치료를 시작하여야 한다. 여기에는 예방적 항생제 치료가 포함되며 이는 예방 불가능한 감염 유무의 확인을 위함이다. 반복적인 감염의 위험 요인으로 방광 기능 장애, 변비, 요로의 폐색 또는 확장결석, 방광요관역류가 있다. 부가적인 치료 방법으로는 방광 기능 장애와 변비의 치료와 함께 생균제(bio-yogurt 또는 lactobacilli) 복용이 있다.

방광요관역류

방광요관역류는 소아인구의 0.4-1.8%에서 보이지만, 요로감염이 있는 소아의 20-50%에서 관찰된다. 이는 신우신의 반흔 때문인 것으로 생각된다. 균주가 방광에서 요관을 지나 집합계로 들어가 신실질의 손상을 일으킨다. 이는 전형적으로 신장의 상극 또는 하극의 신유두에 혼재한다. 배뇨 후 방광으로 되돌아 온 역류되었던 소변은 다시 역류되기 때문에 감염이 없어지기 힘들다.

표 3. **방광 요관 역류의 정도 분류**

정도	기준	자발적 치유율
1	요관내에 국한 되고 요관 확장 소견이 없는 경우	83%
2	신우와 신우 깔때기까지 나타나고 확장 소견이 없는 경우	60%
3	요관,신우,신우 깔때기에 경도에서 중도까지의 확장이 있는 경우	46%
4	신우와 요관 깔때기에 확장이 있고 요관이 구불구불한 경우	9%
5	요관이 구불구불하고 요관,신우,요관 깔때기가 확장된 경우	0%

역류는 첫째로 방광요관 문합 부위의 판막시스템의 부전, 둘째로 증가된 방광 내압 때문에 생긴다. 후자의 경우 신경인성 방광과 후부 요도판막이 있는 경우 볼 수 있다. 일차적인 방광요관역류는 나이가 듬에 따라 판막시스템이 성숙해져 저절로 해결되는 경우가 많아 예방적 항생제로 치료를 기대할 수 있다.

방광요관역류의 진단은 배뇨방광요도조영술(MCUG)로 하며 그 등급은 요관과 집합계의 확장 정도에 따라 나뉜다(표 3). 낮은 단계의 역류(정도 1 또는 2)는 신손상을 거의 주지 않으며 유년기에 자연 소실될 기회가 많으나 높은 단계의 역류(정도 3-5)는 신손상의 위험이 높으며 자연 소실될 확률이 낮다.

수술적 치료의 적응증은 반복적인 감염, 진행되는 신손상 그리고 약물치료에 반응이 낮은 경우이다. 최근 방광요관역류 치료는 방광경하에 요관 입구에 비활성 물질을 주입하여 요관의 모양을 변화시키고 판막구조를 재생성시킴으로서 치료한다. 개복하여 요관을 재삽입하는 방법은 주입요법으로 교정되지 않는 넓은 요관 입구를 가진 높은 단계의 역류의 경우 사용한다.

많은 방광요관역류 환자는 출생 전 팽창된 신장을 보인 경우가 많다. 이러한 환아들의 치료는 위의 치료 지침을 따른다. 몇몇은 출생 시 요로감염 없이 이미 신장의 구조적 이상을 가지고 있으며, 방광요관역류는 단지 전반적인 발달 장애 또는 신장 형성 장애의 징후이다.

핵심 포인트

- 요로 감염은 유아기 남아의 2%, 여아의 8%에서 일어나며 주로 선천적 요로 기형과 연관된다.
- 주로 영아기때 의심스러운 비특이적 증세의 진단이 요구된다.
- 전형적인 소변 균 검사가 필수적이며, 균검사 결과가 나오기 전에도 항생제 치료가 시작되어야 한다.
- 모든 어린이는 요로계의 초음파 검사가 필요하다.
- 가장 흔한 문제는 방광 요관 역류이며 이것은 신장 손상의 기전이 된다.
- 역류의 치료는 예방적 항생제이며, 자발적 치유율은 높다.

비뇨생식기계 외상

신장과 요관의 손상

복부손상 환자의 10-15%는 비뇨생식기계의 손상을 동반하는데, 신장의 손상이 가장 흔하다. 영국에서는 관통상보다는 교통사고와 스포츠 상해에 의한 둔한(blunt) 손상이 가장 흔하다.

일반적 평가

상해 평가의 표준적인 ABC(Airway, Breathing, Circulation)는 모든 복합상해 환자의 첫 관리법으로 극히 중요하다. 이것이 모두 끝난 후에 비뇨기과 검사는 이차검사의 한 부분으로 시행되어야 한다. 상해의 방법과 위치로 비뇨기계 외상이 있을지에 대해 암시를 하게 된다. 즉, 허리 쪽의 외상이나 멍, 또는 하부 늑골이나 골반 손상이 있을 경우이다. 특정 비뇨기과적 평가는 외부의 멍, 골격결함, 늑골골절과 관련된 연발음(crepitus), 생식기를 덮고 있는 조직의 결손, 요도의 출혈에 대한 검사를 포함해야 한다.

신장손상

80-90%의 신장손상 환자는 둔한(blunt) 손상 때문이고 이중 40%는 복강 내 다른 손상과 연관된다. 신장손상은 대개 하부 늑골과 요추부 척추 사이에서 신장이 눌리기(crushing) 때문에 발생한다. 눌리는(crush) 상해가 없더라도 빠른 감속 역시 신장 혈관(pedicle)의 분리(avulsion)를 유발할 수 있다.

신장손상의 주요한 징후는 혈뇨이다. 가장 심한 신장손상인 신장혈관(pedicle)의 분리(avulsion)시에는 혈뇨가 없을 수도 있다. 그러나, 다른 연속적인 출혈의 징후 없이 현미경적 혈뇨만 있을 경우에는 심각한 신장손상과는 사실상 연관되지 않는다.

진단

신장외상의 환자에서 적당한 영상방법(imaging modality)은 정맥내 조영제를 사용한 CT이다. 도플러혈류를 이용한 초음파도 숙련된 경우에는 비슷한 결과를 주기도 한다. CT는 다른 손상에 대한 정보를 주고 정상인 반대쪽 신장이 있는지 확인시켜 준다(그림 1). 신장외상의 정도는 CT소견에 따라 분류한다(표 1).

표 1. 신장외상의 분류

손상의 등급	설명
I	혈뇨(육안적 또는 현미경적)와 정상CT 또는 피막하 혈종이 있고 실질조직의 열상 없음
II	팽창하지 않는 신장주위 혈종 또는 <1cm 깊은 실질조직 열상, 요누출 없음
III	>1cm 깊은 실질조직 열상 또는 요누출
IV	신수질과 집뇨계까지의 열상(그림 1) 또는 신장혈관 손상과 제한된 출혈
V	'산산히 부서진' 신장 또는 신문부 분리와 혈관 손상

치료

대부분의 신장외상 환자는 침대에 누워 요양하고 혈뇨가 멈출 때까지 주의 깊게 관찰하면서 보존적으로(conservatively) 관리한다. CT상에서 요누출이 있는 경우 예방적 전신적 항생제의 적응증이 된다. 수술적 검사는 혈역동학적(hemodynamic)으로 불안정하면서 지속적인 출혈이 있는 경우와 박동성 혹은 분출성의 신장주위 혈종이 있는 경우에만 필요하다. 신장의 회복이 목표이긴 하나, 수술적

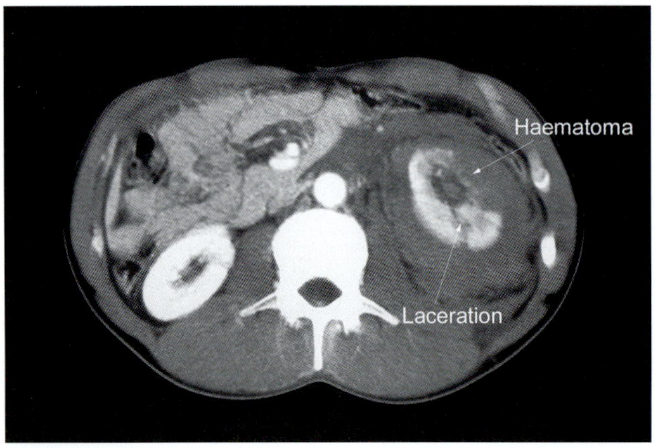

그림 1. **조영제 사용 CT는 gradeIII를 보여준다. 깊은 실질조직 열상을 동반한 왼쪽 신장손상과 신장옆 혈종이 있으나 누출은 없다.**

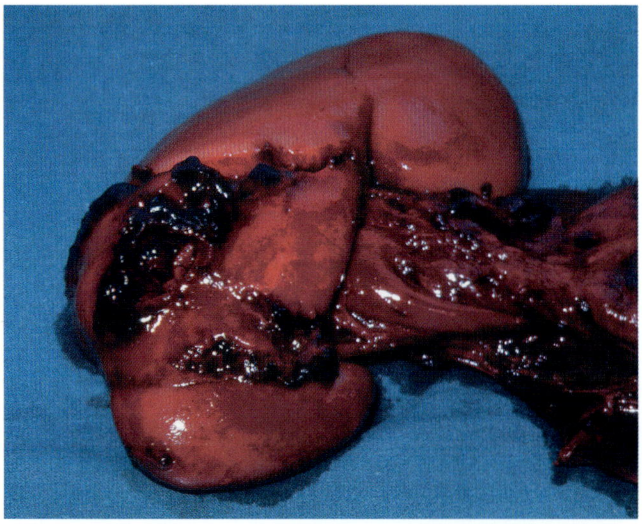

그림 2. **육안적 신장절제술 검체는 '산산히 부서진' 신장을 보여준다.**

검사를 한 50%의 환자에게는 신장절제술이 필요하다(그림 2). 신장 혈관손상이 의심될 경우는 즉각적인 혈관촬영(angiography)으로 확인해야 하고, 만약 8시간내에 동맥손상이 발견되면 수술적인 재건(avulsion의 경우)이나 혈관성형/스텐트삽입(혈관내막 손상의 경우)을 시행해야 한다.

합병증

수술은 신장주위 농양이나 지연 출혈(대개 21일 내) 때문에 좀 더 후에 요구 되기도 한다. 후기(late) 고혈압이 신장손상 환자에서 적은 수로 일어나기도 한다.

요관손상

대부분의 요관손상은 수술에 의해 일어난다(표 2).

요관손상은 수술 중 인지하고 즉시 치료하는 것이 이상적이기는 하나, 진단이 즉시 이루어지지 않으면 허리통증, 요관산통 또는 질, 수술상처, 수술상처의 drain으로 소변이 새는 것으로 암시된다. 요관손상의 진단은 정맥내 요관조영술(intravenous urography)(그림 3), 방광내시경(cystoscopy), 역행성 요로조영술(retrograde ureterography)로 가장 잘 확인된다.

관리

관통외상은 대개 다른 복강내장기와 연관이 있고 즉각적인 수술적 검사(exploration)를 시행하여 손상된 조직의 제거와 일차봉합을 해야 하고, 가능하면 직접 봉합 또는 요관을 방광에 재이식(reimplantation)시켜야 한다.

외과적 손상이 수술 시에 인지된다면 재문합 또는 재이식으로 회복시켜야 한다. 요관손상의 긴 절편은 혈류 공급이 있는 소장절편으로 대치하거나 사타구니에 신장을 자가이식 하거나 요관이 문합될 수 있는 방광의 Boari flap을 만들어서 치료할 수 있다.

만약 진단이 늦어지면, 즉각적인 경피적신루설치술과 스텐트삽입으로 신장의 배액을 시행한다. 스텐트는 대개 6-8주에 걸쳐 요관의 완전한 치유를 가능케 하고 후에 외과적 치료가 필요치 않도록 미연에 방지한다. 만약 스텐트 장기사용으로도 완전한 해결을 이루지 못하면, 재건을 위해 조직에 적절한 혈류를 공급하기 위해서 첫 손상으로부터 2-3개월 후로 확실한 수술을 미뤄야 한다.

표 2. **요관손상을 초래하는 수술**
자궁적출술(54%)
대장/직장 절제(14%)
요관내시경(10-15%)
대동맥-좌골 혈관 수술(8%)
다른 골반/요도 수술(8%)

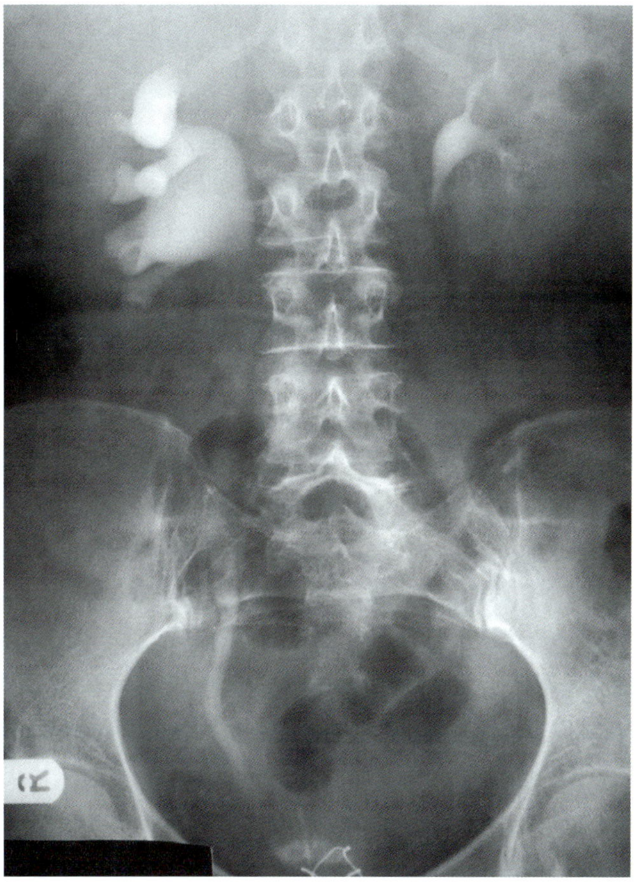

그림 3. **경정맥요로조영술(IVU)은 자궁적출술 후 우측 하부요관의 부분적 폐쇄에 의한 우측 수신증(Hydroureteronephrosis)을 보여준다.**

요관의 작은 요관내시경적인 손상(작은 구멍이나 점막 손상)은 흔한데 2-4주간의 요관 스텐트 삽입이 최선의 치료이다. 좀 더 큰 구멍이나 요관의 분리(avulsion)는 스텐트 보다는 즉각적인 수술적 재건이나 재문합으로 치료되어야 한다.

핵심 포인트

- 비뇨기과적 손상은 다발성 손상환자의 10-15%에서 일어난다. 하지만 기본적인 심폐소생의 ABC가 우선이다.
- 신장손상은 흔히 둔한 손상 때문에 일어나고 대개 혈뇨를 유발하며 정맥내 조영제를 사용하는 CT에서 가장 잘 평가된다.
- 신장손상의 대부분은 보존적으로 치료한다.
- 요관손상은 대개 골반내 혹은 요관자체의 수술 과정 중에 일어난다.
- 수술 중에 손상이 발견되면 즉각적인 복구가 시행되어야 하나, 손상이 지연되면 경피적신루설치술로 소변의 우회와 요관 스텐트가 치유를 위해 필요한 모든 것일 것이다.

방광과 요도 손상

방광의 손상

골반 깊숙히 복막 바깥에 위치하고 있기 때문에 방광은 손상으로부터 비교적 보호된다. 만약 방광이 손상되었다면, 다른 심한 손상이 종종 동반되고 사망률은 높다(22%에 이른다). 방광의 손상은 대개 높은 속도의 충돌(교통사고)의 결과이고 10-30%의 환자는 요관 손상과 동반된다. 좀더 작은 손상은 방광 수술적인 손상에 의해 일어난다(예; 산부인과적 수술, 방광내 내시경 수술).

평가

대부분의 방광손상은 단지 방광 벽의 타박상만을 유발하고 경도의 혈뇨를 유발한다. 좀 더 심한 출혈은 방광 파열을 시사한다. 하복부 관통상을 입은 후 혈뇨가 있는 환자는 모두 방광손상에 대한 평가를 주의 깊게 해야한다. 둔한(blunt) 외상후에 하복부 통증, 압통, 멍, 혈뇨, 골반골절은 방광손상이 가능함을 시사한다. 가장 좋은 검사법은 수용성 조영제를 사용한 방광조영술이다. 신장손상이나 다른 복강내 다른 장기의 손상이 함께 존재하는 것으로 의심되면 정맥내 조영제를 이용한 CT가 더 좋다.

방광조영술은 방광이 온전한지(또한 단순한 타박상인지) 파열되었는지를 보여줄 것이다. 파열은 복강내일수도 있고 복강외일수도 있다.

관리

방광타박상

방광손상 환자의 66%는 타박상만 있다. 저절로 낫고, 도뇨관삽입 없이 보수적으로 치료할 수 있다.

방광의 복강외 파열

요도손상을 시사하는 요도출혈이 없다면, 이 경우는 10-14일간의 도뇨관삽입만으로 치료된다. 요도 카테터를 제거할 때까지 모든 환자에게 예방적 항생제를 주어야 한다. 카테터는 반복적인 방광조영술로 완치를 확인했을 때 제거할 수 있다. 방광을 뚫는 뼈조각, 개방성 골반골절, 직장관통이 수술적 검사와 치료의 적응증이다.

방광의 복강내 파열

이 경우는 관통외상이나 둔한외상후 방광의 파열에 의해 발생한다. 찢어지는 곳은 대개 방광의 천장(vault)이고 복강과 직접적으로 연결된다. 찢어진 곳이 종종 방광조영술상에서 의심되는 것보다 크고 도뇨관삽입만으로는 지속적으로 소변이 샐 수 있으며, 복강내로 지속적으로 소변이 새면 사망률이 높은 복막염을 유발할 수 있기 때문에 복강내 파열은 수술적으로 회복시키는 것이 가장 좋다. 대부분의 복강내 파열은 반복적 방광조영술상 10-14일내에 치유된다. 우발적으로 또는 고의로 방광내로 삽입된 이물질은(그림 1) 때때로 방광의 천장(vault)을 뚫을 수 있고 복강내 파열을 야기한다. 이물질 제거와 방광결손의 복구가 필요하다.

요도의 손상

후부 요도 손상

후부 요도 손상은 대개 골반골절 특히 치골부위 골절에 의해 발생한다. 98%의 경우 남성에서 일어난다. 둔한 복막 외상은 때때로 전립선 바로 아래의 요도의 절단(shearing)을 유발한다.

평가

후부 요도 손상은 특징적인 세 가지 징후가 존재하면 고려할 수 있다.

- 요도 입구의 출혈(그림 2)
- 소변 통과 불가능
- 촉진 혹은 타진할 수 있는 방광

몇몇 환자들에게서는 요도 입구의 출혈이 없어서 오직 요도카테터가 삽관이 안되거나 의도치 않게 골반혈종내로 들어갈 때 진단이 된다. 직장검진(rectal examination)상 'high-riding' 전립선 소견은 신뢰할 수 없고 복합손상환자에서 유도하기 어렵다. 요도파열의 진단은 수용성 조영제를 사용하는 역행성 요도조영술로 이루어진

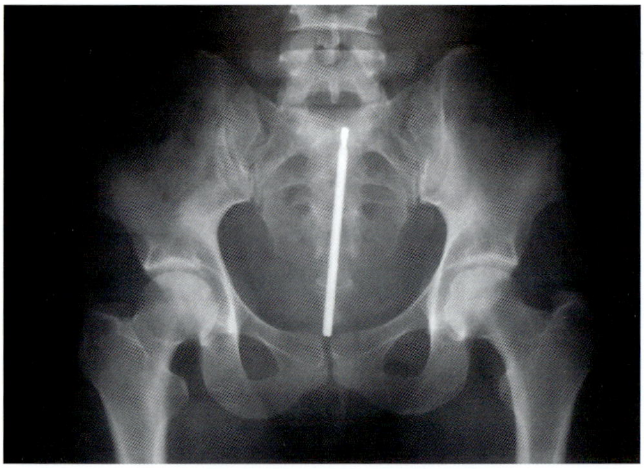

그림 1. **이물질(수은체온계)가 잘못하여 방광내로 삽입되었다.**

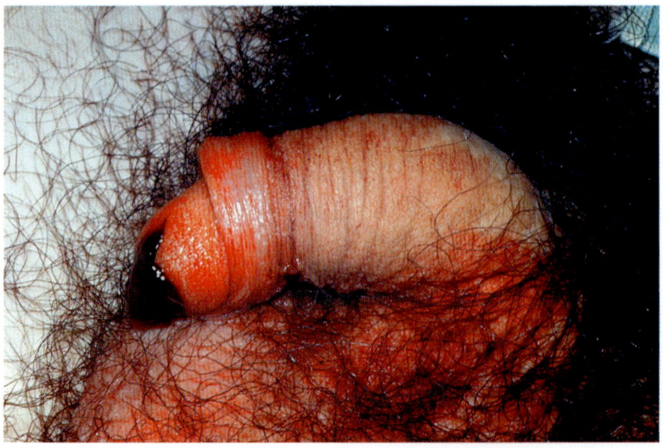

그림 2. **전립선막양부위 요도 손상후에 외부 요도 입구의 출혈**

다. 요도조영술은 대개 파열이 완전한지(조영제가 방광내에 들어가지 않을때) 아님 부분적인지(방광내로 들어간 조영제의 일부가 샐 때)를 결정한다.

관리

부분적 파열은 국소마취하에 도뇨관삽입으로 치료될 수 있다. 만약 이것이 실패하거나 완전파열의 경우 방광내시경을 시행하고 내시경하에서 도뇨관을 삽입하는 것이 더 좋다. 이 방법을 이용한 도뇨관삽관의 실패는(환자가 unstable하면) 초음파 시행하 치골상부(suprapubic) 카테터를 삽관 또는(환자의 전신상태가 허락한다면) 진단적 개복수술하여 요도카테터와 치골상부카테터를 모두 삽입하여 요도를 재정렬하는 적응증이 된다. 카테터는 최소 6주 또는 카테터 옆 그리고 아래에 요도조영술을 시행하여 완치가 확인될 때까지 그냥 둔다.

이후의 협착형성에 대한 재건은 흉터주변의 조직이 안정되도록 적어도 3개월 이후로 미뤄야 한다. 그러나 요도의 즉각적인 재정렬은 차후의 협착이 짧고 경요도적 요도절제술에 의해 내시경적으로 처리할 수 있다는 장점을 갖는다.

합병증

발기부전이 골반골절과 요도협착 후에 15-30%의 남성에서 발생한다. 방광 경부의 반흔 때문에 발생하는 사정장애는 15%의 남성에서 발생한다. 대부분의 환자는 외요도괄약근의 손상이 있지만, 요실금은 단지 2-4%의 환자에서만 발견된다. 처음에 요도재정렬을 했음에도 불구하고 15%에 이르는 환자들에서 요도협착이 발생한다.

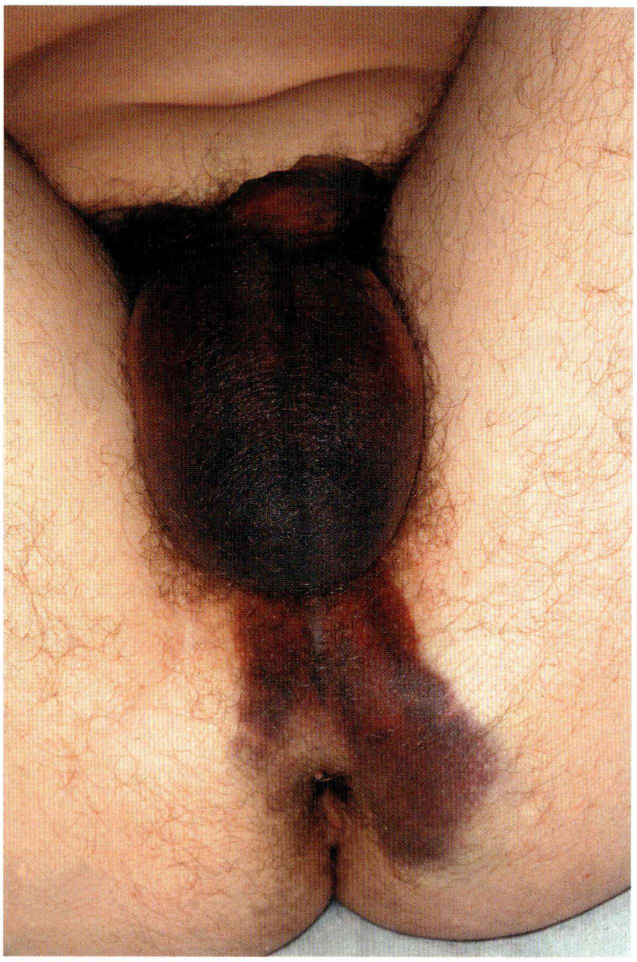

그림 3. **'걸터앉음' 손상 후의 회음부 피하 출혈**

전부(anterior) 요도 손상

하부 비뇨기계 손상환자중 단지 10%만이 전부 요도를 침범한다. 그 기전은 대개 단단한 물체에 걸터 앉은 채로 떨어져서(straddle injury) 구부 요도가 가장 많이 침범된다. 이는 종종 회음부 혈종을 동반한 심한 피하 혈종을 야기한다(그림 3). 관통 외상은 대개 저속력의 탄환(missile) 손상에 의해 유발된다. 전부 요도 손상의 진단은 역행성요도조영술로 확인한다.

관리

관통손상은 요도카테터와 상치골부 카테터를 삽입하고 괴사조직 제거와 1차 봉합하는 것이 가장 좋다. 둔한 손상은 치골상부 카테터만 삽입하고 재건(anastomotic urethroplasty)을 늦추거나 차후에 협착에 대해 경요도요도절제술을 시행한다.

합병증

straddle 손상후에는 cavernous 신경이 눌리기 때문에 발기부전이 흔하다. 둔한 외상후에는 요도성혈술로 1차 봉합을 해도 5%에 이르는 환자에서 후기 협착이 발생한다. 그러나 관통상 후에는 더욱 흔하다(12%에 이른다).

핵심 포인트

- 방광의 복강외파열은 대개 골반골절로 야기되고 방광에 뼈조각이 박히지 않았다면 단순 요도카테터로 치료된다.
- 방광의 복강내파열은 사망률이 높고 즉각적인 수술과 복구로 가장 잘 치료된다.
- 후부 요도 손상은 완전할 수도 있고 부분적일 수도 있으며 구별은 역행성요도조영술로 된다.
- 요도 손상 두 종류 모두 카테터로 즉각적인 내시경적 요도재정렬로 치료될 수 있고, 몇몇 완전 파열은 수술이 필요할 수 있다.
- 전부 요도 파열은 덜 흔하고 치골상부 카테터 삽입으로 가장 잘 치료되며 필요하다면 요도 재건은 미루는 것이 좋다.
- 요도 손상의 합병증(morbidity)은(발기부전, 사정장애, 요도협착) 중요하다.

생식기의 손상

음경 손상

음경 표피의 연부조직 손상은 대개 물리거나 바지 지퍼에 걸려서 발생한다. 지퍼에 의한 손상은 보통은 음경을 국소마취한 후에 치료할 수 있게 된다. 그러나 흉터가 발생하면 일부 환자들은 후에 포피절제가 필요하기도 하다.

짧은 음경소대가 찢어지면 소대동맥으로부터 심한 출혈이 발생한다. 출혈을 멈추게 하기 위해 동맥은 처음에 묶어야 한다. 만약 차후에 반흔이 그 이상의 소대단축을 유발한다면, 소대는 가로로 나누고 세로로 봉합하여(소대성형) 길게 연장할 수 있다.

큰 음경 피부 손상은 많은 원인(예: 동물/인간에게 물림, Fournier's gangrene, 진공청소기 노즐)에 의해 유발되고 부적절한 콘돔배액장치, 압축링 또는 진공발기보조장치에 의해서도 유발될 수 있다. 치료는 허혈된 피부와 깊은 조직을 절제하고 그 후에 주된 음경재건이 필요할 수 있다. 음경에 피부 전층의 피부이식은 가장 좋은 미용적 결과를 가져오나, 근처의 음낭피부로부터 가져온 회전 피판 또한 결손을 덮는데 이용되기도 한다. 반흔형성이 되는 경향이 있기 때문에 그물로 된 피부이식은 절대 사용하지 말아야 한다.

음경의 절단은 우발적으로도 발생할 수 있으나 대개는 자신이 초래하여 발생한다. 이는 반드시 심한 기저 정신질환과 연관되고 긴급한 정신과적 평가가 필수적이다. 이런 환자들은 음경을 절단하고자 하는 단호한 시도를 하였다는 사실에도 불구하고, 대부분은 응급상황에서 음경을 다시 붙이고자 한다. 이는 현미경적인 기술을 이용하여 조심스럽게 corpora cavernosa, 요도, 피부, 혈관, 신경을 다시 연결해 붙이는 것이 가장 좋다. 현미경적 재접착은 훌륭한 미용적 결과를 가져오나, 괴사에 의한 어느 정도의 피부결손은 드물지 않고 후에 피부이식을 필요로 한다. 만약 절단된 음경이 재접착하기에 적절치 않다면, 가능하면 지혈을 하고 개방성 창상은 봉합하며 요도의 연속성을 재건한다. 다음 단계에 새로운 음경을 형성하는 혈류가 공급 되는 피판을 만들고 음경 인공보형물을 삽입하며 새 요도를 만들어주는 복잡한 재건수술에 착수하는 것이 적절하다.

관통손상과 총상은 종종 주요한 조직 손실과 관련되고 또한 주변 조직에 손상을 야기할 수 있다. 더 빠른 속도의 손상은 심부조직 괴사를 야기할 수 있고 즉시에는 외부 시진상 명백하지 않을 수 있다. 첫 처치로 치골상부 카테터 삽입으로 소변을 우회시키고 죽은 조직을 광범위하게 절제해야 한다. 그 다음 단계에 가능하다면 혈류가 공급 되는 피부 이식과 음경 인공보형물을 사용하여 생식기를 재건에 착수할 수 있다.

tunica albuginea의 손상은 성행위중 copora cavernosa의 한쪽 혹은 양쪽의 파열에 의해 야기된다. 이는 대개 발기된 음경이 침구나 성교파트너의 치골 혹은 회음부에 의해 강제적으로 구부려져서 일어난다. 절단은 대개 격렬히 아프고 일반적으로 즉각적인 발기 감소 후에 큰 소리가 난다. 수분 내로 빠르게 멍이 발생한다(그림 1). 검사상 단순히 육안적으로 멍든 음경을 보이나 일부 환자들은 결손이 corpus cavernosum 내에서 만져질 수 있다. corpus cavernosum의 분열손상의 적절한 치료는 즉각적으로 음경의 피부를 박리하고 비흡수성 봉합사로 tunica내의 결손을 닫아주어 회복

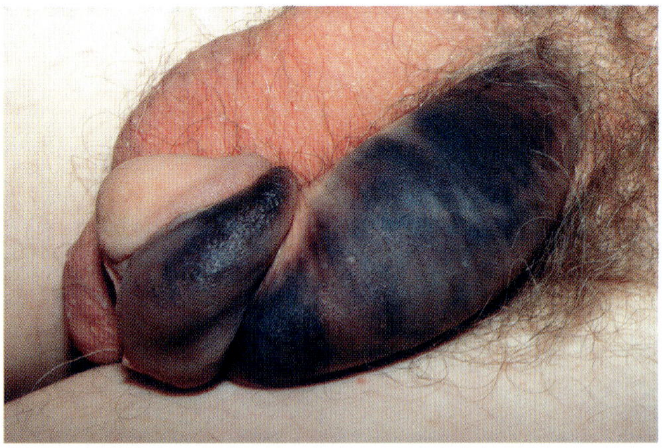

그림 1. **음경 절단에 의한 심한 음경 왜곡과 멍**

시키는 것이다. 모든 전부 요도 손상(음경절단된 남성의 30-35%에서 보임)은 회복시켜야 하고 10-14일간 요도 카테터를 삽입해야 한다. 만약 손상이 조기에 회복되지 않으면, 차후의 발기부전의 위험은 증가한다. 수술적 회복이 시행되든 안되든 간에 손상 그 자체는 Buck 's fascia 내에 반흔을 유발하고 성행위중 삽입을 방해하여 발기부전을 초래한다.

분열되지 않은 성교 손상은 좀 더 흔하고 대개 통증, 붓기, 멍을 동반하지 않는다. 이 중 가장 흔한 것은 외상성 cavernous fibrosis이다(Peyronie's 병과 구별되지 않는 임상양상을 보인다). 만약 이 결함(deformity)이 정상적인 발기나 삽입을 방해한다면 음경을 똑바르게해주지 않고서는 어떤 치료도 효과가 없다. 발기된 음경을 강제로 아래쪽으로 구부리는 것은 음경의 현수인대(suspensory ligament)의 파열을 초래한다. 이는 발기능력의 아주 적은 장애만을 초래하기 때문에 대개는 즉각적인 치료를 요하지 않는다. 만약 환자들이 음경의 정상적인 위쪽 발기가 되지 않는 것이 곤란하다는 걸 인지한다면 현수인대(suspensory ligament)를 치골의 뒤쪽에 직접 봉합하여 다시 붙여줄 수 있다.

음낭 손상

관통외상은 심각한 음낭 피부 결손을 유발할 수 있으나 음낭 피부의 신축성있는 특성은 종종 남아있는 피부를 이용하여 결손을 덮을 수 있다는 것을 의미한다. Fournier's gangrene(그림 2) 는 창상절제(debridment)후 피부 전층 피부이식을 요하는 광범위한 음낭 피부 결손을 유발한다. 음낭 화상은 다른 피부 부위의 화상과 같은 방법으로 관리하지만, 음경을 덮고 있는 얇은 피부의 화상은 전층(full thickness)이고 피부이식을 요한다.

고환 손상

고환은 그 위치상 비교적 직접적인 외상으로부터 보호된다. 게다가 cremasteric 반사(reflex)는 손상이 예측될 때 고환을 위쪽으로 당기고, 어느 정도는 직접적인 손상으로부터 고환을 보호한다. 중간 정도의 힘은 고환 내 혈종을 유발할 수 있으나 좀 더 심한 외상은 tunica albuginea를 파열시켜 음낭 내로 혈액과 괴사된 고환조직이 유출된다.(heamatocele) 고환의 관통손상은 드물고 흔히 주변 조직과 연관된다(요도, 음경, 직장).

평가

음낭이 육안적으로 부어있고 멍들어 있을때는 이학적 검사(physical examination)가 의심스러울 수 있다. 손상의 정도를 명백하게 하는 가장 유용한 진단 방법은 음낭 초음파이다. 만약 초음파가 백막의 파열(그림 3), 고환 내에 심각한 혈종 또는 큰 혈종을 보여준다면 즉각적인 수술이 적응증이 된다. 모든 음낭 파열은 복귀되고 죽은 고환조직은 절제되어야 한다. 수술후 창상배액(wound drainage)은 고환을 더욱 눌리게 하여 손상시키는 음낭혈종이 생기는 것을 막아준다.

결과

고환손상의 조기 수술과 복구가 수술이 지연되었을때 20%인 차후의 고환절제술(대개 통증과 위축 때문에 시행되는) 시행율(rate)을 6%까지 낮추어 준다. Leydig세포 기능과 호르몬 생성은 대개 고환 외상에 의해 영향을 받지 않는다. 생식(germ)세포 기능(spermatogenesis)은 드물게 손상되나 고환내 세관을 통한 정자수송(transport)은 차후의 섬유화에 의해 영향을 받을 수 있어서 생식력감소(subfertility)를 유발한다. 요즘엔 임신을 위해 고환으로부터 정자를 직접 현미경수술적으로 흡인(direct microscopic aspiration)하여 극복할 수 있다.

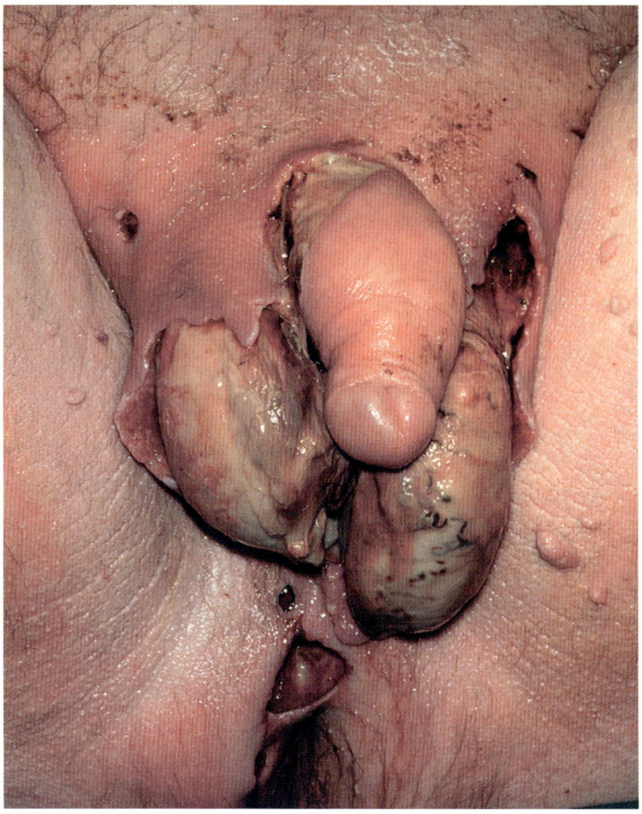

그림 2. **Fournier's gangrene 에 의한 생식기 피부 결손**

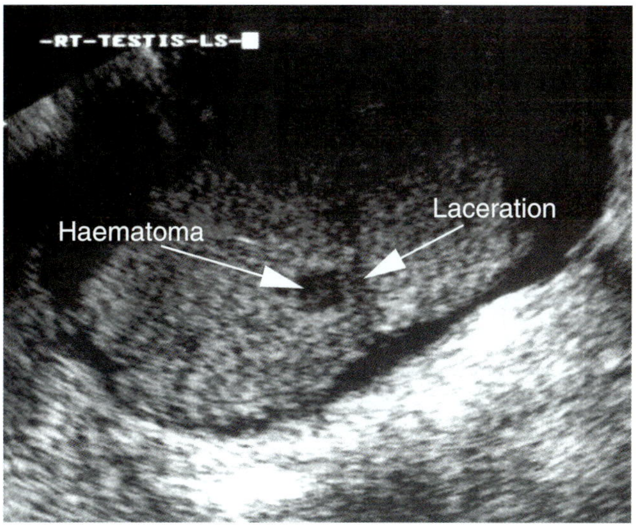

그림 3. **고환초음파는 고환내 혈종과 백막의 파열을 보여준다.**

핵심 포인트

- 음경의 심한 손상은 주로 고의적인 것이나 대개는 기저의 정신과적인 질환을 치료한 후에 광범위한 수술적 재건을 하는 것이 좋다.
- 음경의 절단(fracture)은 차후의 발기부전이나 발기이상(deformity)의 위험을 최소화하기 위하여 즉각적인 수술적 복구를 요한다. 수술적 치료 시 동반된 요도 파열의 복구도 해야한다.
- 음낭손상은 대개 죽은 조직을 절제하고 피부이식을 이용해 피부를 덮어주는 것이 필요하다.
- 고환은 직접 외상 시 드물게 손상된다.
- 고환 분열(disruption)이나 큰 고환내 혈종은 고환수술과 복구의 적응증이지만 차후의 생식력은 적절한 수술을 했어도 감소될 수 있다.

결석질환

결석질환의 병태생리학

요로결석은 기록이 존재하는 만큼 오래 인간을 침범해 왔다. 방광결석은 BC 4800년경의 이집트 미이라 유골에서도 발견되어 왔다.

유병률과 발병률

성인에서 요로결석의 유병률은 3-5% 로 해마다 발병율은 0.5%이다. 평생동안 결석 형성의 위험은 약 12%이다. 남성에서 여성보다 3배 더 많이 침범하고 연령분포는 그림 1에서 보여지고 있다. 소변 내의 칼슘의 과다가 상부관 결석의 가장 흔한 원인임에도 불구하고 병인은 대개 복잡하고 다인자적이다(표 1).

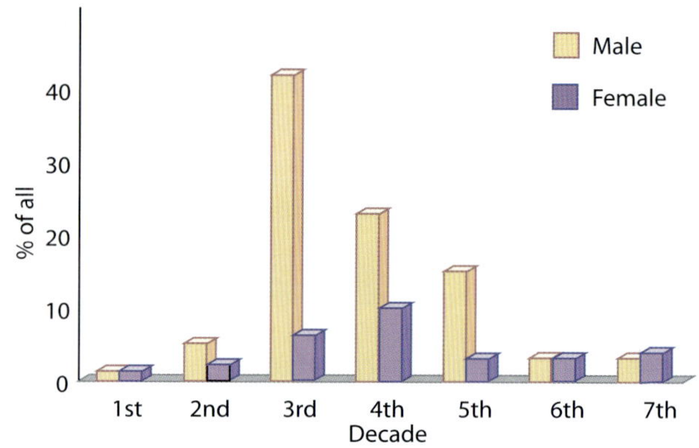

그림 1. **상부요로결석의 연령과 성별의 분포**

표 1. **상부요로 결석의 발생에 영향을 끼치는 요인들**

내재성 요인	외재성 요인
유전	*지역*
아메리카 원주민에게 드물다.	고산지대, 사막, 열대기후에서 가장 흔하다.
25%는 가족력이 있다.	
신장 세뇨관 이상	
성별과 나이	*기후*
남성은 가장 높은 발병률이 29세	더운 기후에서 가장 흔하다.
여성은 가장 높은 발병률이 50세	*물섭취*
	탈수는 위험을 증가시킨다.
	식이
	단백질, 칼슘수산염, 정제된 설탕의 과잉섭취
	직업
	앉아있는 직업에서 좀 더 흔하다.

결석의 핵화(nucleation)

결석형성의 시작요소는 알려져 있지 않지만, 나노박테리아(nanobacteria)가 원인일 것이다. 이는 97%의 결석의 중심에서 발견된다. 나노박테리아는 결석을 형성하는 환자의 신장 유두(papilla)에 형성되는 석회판(calcific plaque)(Randall's plaque)에서도 보인다. 박테리아는 아마도 결석 응집을 시작하지만, 소변량이 적거나 고농도인 경우, 결석 억제물질이 없거나 기질물질A에 의해 칼슘의 결합과 동반되는 경우에만 진행할 수 있다. 기질 점액단백질은 신장 손상의 결과로 형성되고 기질물질 A는 칼슘에 강한 친화력을 가져서 결석 핵화를 야기한다. 일단 핵화가 일어나면 그 이상의 결석 성장은 적절한 신장 기능(특히 소변 pH를 바꾸는 능력), 결석 억제물질의 상대적 결핍, 응집이 일어날 수 있는 곳의 정체된 결정덩어리를 요구한다.

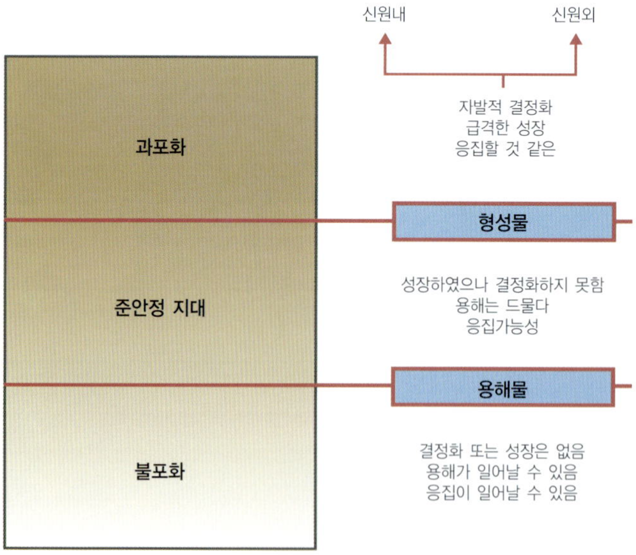

그림 2. **결석핵화, 응집, 용해에 대한 용액 농도의 효과**

결석 억제물질과 촉진물질

소변의 유기적 그리고 무기적 성분은 결석 억제 물질로 작용한다. 가장 중요한 결정화 억제 물질은 마그네슘, 시트론산(citrate), pyrophosphate, Tamm-Horsfall 단백질(Henle의 loop와 distal tubule로 부터)과 nephrocalcin(proximal tubules로 부터)이다. 여성은 남성보다 더 많은 억제물질을 갖고, 이는 남/여의 비율이 3:1임을 설명한다. 그러나 여성에서 결석 억제 물질의 수치는 폐경후에 높아지는 경향을 보이고, 이 때는 남녀 비율이 같아진다. 어떤 환경하에서는 마그네슘과 시트론산이 실제적으로 결정 complexor로 작용하고 어떤 화학적 상태에서는 Tamm-Horsfall 단백질은 결석 형성을 촉진한다.

결석 형성의 위험인자

가족력 또는 개인력

25%의 결석환자는 결석 질환의 가족력을 갖고, 이는 결석형성의 위험을 3배 증가시킨다. 상부관에 결석을 이미 가지고 있는 환자는 다음 5-7년간 더 이상의 결석이 발생할 위험을 50% 가지고 있다.

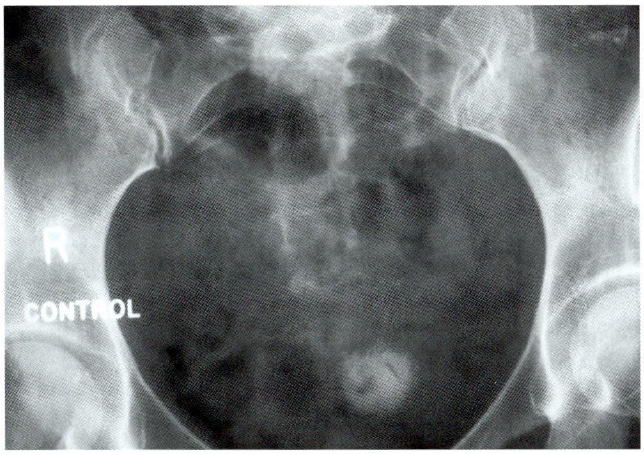

그림 3. **자궁내 중앙에 위치한 피임장치 기구에 형성된 방광 결석**

해부학적 이상

소변 정체를 유발하는 모든 해부학적 이상은 결석 형성을 초래할 가능성이 있다. 상부관 결석은 수신증(hydronephrosis), 신우요관 폐쇄, 신배 게실, 말편자신장, 요관류, medullary sponge신장(MSK) 또는 방광요관역류에 의해 형성될 수 있다. 방광결석은 대개 방광유출 차단(전립선 확대, 방광목폐쇄, 또는 요도협착에 의해), 방광내 게실, 방광의 종양 또는 이물질(그림 3)에 의해 형성된다.

용매 과포화(표 2)

낮은 소변량(<1L/24h)은 모든 소변 용매의 농도를 증가시킴으로써 결석형성의 위험을 증가시킨다.

고칼슘뇨증(>200mg/24h)은 결석형성의 40-60%를 초래한다. 기저질환은 대개 소장흡수 증가(absorptive hypercalciuria)이다. 신장 고칼슘뇨증은 결석의 2%를 차지하고 이는 세뇨관(tubular) 흡수 장애때문이다. 흡수성 고칼슘뇨증은 1차성 부갑상선항진증 때문이다(결석환자의 5%).

고요산뇨증(hyperuricosuria)은 결석형성의 25%를 초래한다. 절반은 과잉섭취 때문에 발생하고 나머지는 대개 고요산증(hyperuricaemia)과 동반되어 퓨린(purine)의 파괴와 세포 턴오버(turnover)가 증가하기 때문에 발생한다. 소변의 낮은 pH(<5.5)는 고요산혈증의 위험을 증가시킨다.

고옥살산뇨증(hyperoxaluria)(>45mg/24h)은 장질환(크론씨병, short bowel증후군)이나 섭취 증가(차, 시금치, 초콜렛, 딸기, 비타민C)의 결과로 수신염의 흡수가 증가하기 때문이다. 1차성 고옥살산뇨증은 드문데 선천적인 효소결핍으로 발생한다.

시스틴뇨증(cystinuria)은 신장 세뇨관의 결함으로 아미노산뇨를 보이는 열성유전 질환으로 시스틴(cystine)뿐만 아니라 오르니틴(ornithine), 알기닌(arginine), 라이신(lysine)이 소변으로 과다하게 배설된다. 시스틴은 비교적으로 산성 소변에서 녹지 않으나 소변양이 하루 3리터를 초과하면 용해도는 증가한다. 시스틴 결석은 정상적으로는 칼슘을 함유하지 않지만 황함유물 때문에 방사선상 불투명하게 보인다(radio-opaque).

산-염기 대사의 이상

저칼륨혈증, 고염소혈증, 소변pH>6을 특징으로 하는 1형 신장세관산증(RTA)은 신장에 79%에 이르는 결석형성을 초래한다. 1형 신장세관산증은 태국 북동쪽지역의 풍토병이다. 만성 대사성 산증은 결석형성의 소인이 될 수 있다.

결석 억제물질의 상대적 결핍

저구연산뇨증(<250mg/24h)은 10%의 결석환자에서 단독으로 나타나고, 65%의 환자에서 다른 이상과 동반되어 나타난다.

저마그네슘혈증은 대개 염증성 장질환에 의한 흡수이상의 결과이고, 종종 저구연산뇨증과 관련된다.

요로감염

Proteus는 소변의 유레아를 분해하여 암모니아 이온을 형성하는 urease라 불리는 효소를 생산한다.이는 소변 pH를 증가시키고 칼슘, 마그네슘과 복합체를 이루어 '삼중' 인산염(struvite) 결석을 형성한다. 유레아제는 Klebsiella, Serratia, Mycoplasma에 의해서도 생산될 수 있다. struvite 결석은 요로감염이 좀 더 흔한 폐경기 여성에게 가장 흔하다. 신장의 녹각석(staghorn)은 반드시 삼중 인산염으로 구성된다. 요로감염은 균의 종류와 상관없이 결정 응착을 증가시키고 결석 형성을 촉진시킨다.

기질 형성

원위 세뇨관의 손상은 기질물질 A의 유리를 초래한다. 이는 칼슘에 대해 높은 친화력을 갖고 기질(점액단백질/hexosamine/물) 형성을 시작하게 할 수 있다. 순수한 기질 결석은 때로 심각한 칼슘화 없이도 일어난다.

표 1. **결석의 생화학적 조성**

결석 조성	원인	%
칼슘수산염+-인산	70% 대사이상	60-80
	25% 특발성	
3중 인산염(struvite)	감염	10-15
요산염(+-칼슘)	50% 고요산혈증	5-10
	50% 특발성	
시스틴	신장 세뇨관 결함	1
기타(trimaterene, indinavir, xanthine)		1

핵심 포인트

- 결석 형성의 원인은 대개 다인자적이다.
- 결석형성은 대개 결석 촉진물질과 결석 억제물질의 불균형에 의한다.
- 결석형성의 가장 흔한 원인은 흡수성 고칼슘뇨증이다.
- 상위관 결석은 남성에서 3배 더 흔하나 요로감염으로 인해 폐경후 여성에서는 그 빈도가 증가한다.
- 1개의 결석을 가진 환자는 다음 5-7년내에 다른 결석이 생길 위험이 크다.

결석환자의 평가

환자평가의 첫단계는 진단하고 증상을 조절하며 결석이 없어지게 해주고, 결석 재발을 예방하게 하는 진행중인 과정의 한 부분으로 생각되어야 한다.

병력

사타구니와 음낭(남성에서) 또는 음순(여성에서)으로 방사하는 산통성의 허리 통증이 전형적이다. 2차적인 마비성 장폐색에 의해 변비와 복부팽만도 있을 수 있다. 배뇨장애, 빈뇨, 급박뇨 그리고 유통배뇨곤란(strangury)이 요관벽내(intramural)요관의 결석과 함께 있을 수 있다. 결석의 기왕력과 함께 가족력이 중요하고 약제 섭취, 장기간의 탈수, 덥고 건조한 기후인 곳에 방문한적이 있는지 자세히 알아보아야 한다.

검사

종종 신체적인 징후가 없으나, 허리와 결석이 있는 부위에 압통이 있을 수 있다. 환자는 종종 심계항진 또는 고혈압으로 불안할 수 있고, 요로 감염이 함께 있다면 열이 날 수 있다.

검사실검사

90%이상의 결석환자에서 소변검사는 혈액에 대한 것을 드러낸다. 무균성 농뇨(pyuria), 결석뇨증(cyrstallyria)(시스틴, 요산, struvite) 그리고 요로감염의 증거가 보일 수 있다. 소변의 세균검사는 감염을 배제하기 위해 시행되어야 한다. 이른 아침의 소변 pH측정은 더 이상의 결석 형성을 예방하는데 도움이 될 수 있다. 모든 환자는 간단한 스틱검사(stick test)를 이용하여 시스틴뇨증에 대한 스크리닝을 해야 한다.

혈액검사는 총혈구수, 신장기능(크레아티닌과 중탄산염을 포함하여), 뼈기능, 뇨산에 대한 검사를 포함해야 한다. 만약 혈액내 교정 칼슘치가 상승되어 있다면 부갑상선 호르몬 수치가 측정되어야 한다.

대사 스크리닝

대부분의 환자에게서 위의 검사들로 충분하다. 30세 이하, 결석의 가족력이 많고 (5년내) 재발성 결석이 있으며 다수의 결석이 있는 환자들은 좀 더 자세한 대사적 검사가 필요하다(표 1).

영상

90%의 결석은 결석내에 칼슘과 황이 존재하기 때문에 단순복부촬영에서 보인다.

가장 민감하고 결정적인 검사는 나선형(helical) CT이다. 만약 CT를 사용할 수 없다면 정맥내 urography(IVU)가 사용된다.

초음파는 뇨관결석에 대해 좋지않은 검출률을 보여서 CT를 사용할 수 없거나 환자가 조영제에 대해 알러지가 있을 때에만 사용해야 한다(표 2). 이는 하부요로 결석과 방광 유출 폐쇄의 검사를 위해 남겨놓는 것이 가장 좋다.

만약 결석이 존재하는지에 대해 불명확함이 남았다면 역행성 요관조영술 또는 요관내시경이 필요할 수 있다. CT는 임신중에 사용해서는 안된다. 결석에 의한 산통이 의심되는 임산부는 초음파(임신 첫3개월동안에)나 IVU(임신 4개월 이후에)로 검사를 해야 한다.

방사성동위원소 신장조영술은 어떤 경우에 도움이 될 수 있다. ^{99m}Tc-DMSA scintigraphy는 녹각석을 가진 환자에서 상대적 신장기능을 평가하는데 이용되고 ^{99m}TC-MAG3 scintigraphy는 요관폐쇄와 신장기능에 대한 영향을 측정함으로써 치료의 필요성을 검사하는데 도움을 준다.

표 1. 복합결석에 대한 모든 대사 스크리닝

24시간 소변(산성 용기에)을 모아 칼슘, 인산염, 수산염, 구연산양 측정
24시간 소변(산없이)을 모아 요산염, 나트륨, 크레아티닌
24시간 소변량 측정(적절한 물섭취를 하고 있는지 확인하기 위해)
자세한 결석 분석(적외선 분광기, X선 회절, 광학적 결정학)

결석 분석

화학적 결석 분석은 처음 결석이 생긴 사람에게 도움이 된다. 그러나 단순한 분석은 결석의 구성을 정확하게 반영하지 않는다. 복합결석(표 1)은 좀 더 자세한 결석 분석의 적응증이 되지만, 쇄석술의 광범위한 이용은 분석을 위한 온전한 결석이 거의 없음을 의미한다. 화학적 분석 또한 가짜의 결석을 배제하는데에 도움을 준다. 스캐닝 전자현미경(그림 1) 또는 편광현미경은 결정의 구조를 보여줄 수 있으나 일상적으로 사용되진 않는다. 결석 분석은 특히 시스틴같은 드문 결석 구성물이나 결석내에 이물질이 있는지를 찾아내는데 유용하다(그림 2).

수술적 치료의 적응증

신장결석의 치료는 대개 결석 제거와 동의어이다 그러나 요관결석에는 다른 방법이 사용된다. 급성 요관성 산통에는 경피적 신루설치술 또는 역행성 요관 스텐트가 뇨관 폐쇄, 심한 증상, 결석 근위부의 감염을 경감시키는데 종종 이용된다. 수술적 치료의 적응증이 표 3에 나와 있다.

표 2. 요관 결석을 위한 영상적 방법의 정확도

영상기술	양성예언률	음성예언률	정확도
나선형 CT	97%	100%	98%
단순방사선	90%	51%	70%
IVU	93%	31%	60%
초음파	100%	30%	46%

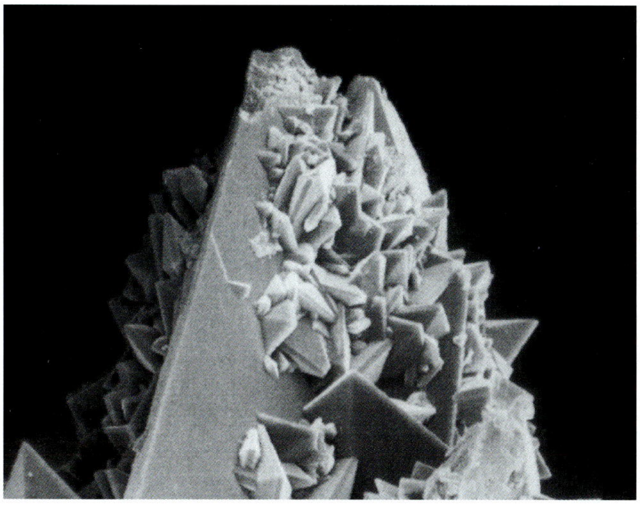

그림 1. **순수한 칼슘수산염 결석의 결정체 구조를 보여주는 스캐닝 전자현미경**

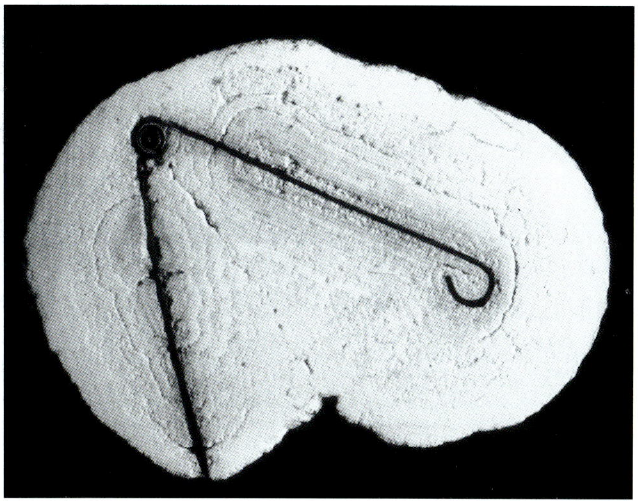

그림 2. **가운데에 헤어핀을 함유하는 방광결석**

치료선택을 결정하는 인자들

많은 인자들이 결석에 대한 치료 선택을 결정한다(표 4). 치료 결정은 여러 가지 치료방법의 가능성 뿐만 아니라 환자 각각의 요구, 결석, 임상적 상태에 따라 맞춰져야 한다.

표 3. **수술적 치료의 적응증**

증상을 감소시키는데 보존적 치료가 실패한 경우
지름이 7mm이상인 요도결석
보존적치료의 시도후에 결석이 빠져나가게 하는것에 실패한 5-7mm의 요도결석
폐쇄에 의한 신장기능 장애
결석 밀착과 폐쇄에 의한 근위부 감염
결석 재발을 예방하기 위해 교정이 필요한 결석 형성이 생기기 쉽게 하는 구조적 이상

표 4. **치료선택을 결정하는 인자들**

환자관련	결석관련	임상인자
비만(쇄석술이 덜 효과적이게 한다)	결석 부담burden(쇄석술 재치료는 좀 더 큰 결석에 더 좋다)	전신 건강(전신마취에 대한 적합성)
체형(쇄석술 때 imaging을 막을수 있다)	결석 조성(수산염과 시스틴 결석은 쇄석술에 잘 반응하지 않는다)	항응고제(침습적인 시술이나 쇄석술 전에 끊어야 한다.)
임신(쇄석술은 금기이다)	결석모양(매끄러운 표면의 결석은 쇄석술에 덜 반응한다.)	아스피린, dipyridamole, clopidogrel(시술후 출혈위험을 증가시킨다)
신장해부학(좁은 neck을 가진 신배로부터 결석이 잘 제거되지 않는 것은 요관으로의 예각을 이루는 것에 달려있다.)	밀착된 요관 결석 (절편 제거가 잘되지 않는다)	요로감염(치료는 균혈증을 유발할 수 있다.)
증상(증상이 없는 결석이 30%만이 증상이 있는 것으로 발전한다.)		

핵심 포인트

- 칼슘옥살산 인산은 요로결석 중 가장 흔한 종류이다.
- 적은 요량은 결석형성의 소인이 되는 가장 흔한 이상이고 결석 재발을 최소화시키기 위해 쉽게 역전될 수 있다.
- Spiral CT는 상부 요로 결석이 의심되는 환자를 평가하기 위한 최적의 검사이다.
- 대사이상은 확인되고 교정되어야 하나, 예방에도 불구하고 결석 재발의 위험은 5-7년내에 50%에 이르고 연간 재발률은 7%이다.
- 각각의 결석의 치료는 결석 자체 뿐만 아니라 환자의 전신상태와 환자와 관련된 인자들을 고려해야 한다.

신장 결석

치료선택

증상이 있는 신장 결석은 대개 치료를 요한다. 증상은 집뇨관내의 이동, 동반된 감염, 신배의 목부분, 신배게실 또는 신우요관 접합부와 같은 해부학적으로 좁은 부분에서 기인한다. 작은 증상이 없는 신배 결석은 치료를 요하지 않으나 특히 다수인 경우 정기적인 단순촬영으로 관찰되어야 한다. 커지거나 감염이 있거나 차후에 증상(30%에서 보임)이 발생한 경우 즉시 수술적 치료를 해야 한다. 신장 결석의 흔한 위치는 그림 1에 나타나 있다.

치료의 목적은 최소의 병적상태로 결석을 최대한 제거하는 것이다. 이용가능한 치료선택은 표 1에 나와있다.

체외충격파쇄석술(ESWL)

신장결석의 80-85%는 lithotriptor를 이용한 ESWL에 적절하다(그림 2). 이는 반복적인 방전으로 물쿠션내에 충격파를 만들어낸다. 이 충격파는 반타원체의 반사체를 이용하여 결석에 초점을 맞춘다. 환자는 물쿠션위에 눕고 충격파는 피부를 통과해 결석에 충돌한다. 실시간 초음파 스캐닝 또는 fluoroscopy는 정확한 타게팅을 제공한다. 각각의 충격파는 적은 결석 절편을 생성하고 3500에 이르는 충격파가 결석을 붕괴시키는데 필요하다. 환자들은 진정진통제가 필요할 수 있고 균혈증을 막기위해 항생제가 일상적으로 투여되야 한다. 그러나 ESWL은 대개 하루에 시행된다. 결석 절편들은 그후에 3-4개월에 걸쳐서 저절로 빠져나간다.

지름 2cm 이상의 결석은 10%에서 결석 절편에 의한 요관 폐쇄(steinstrasse)의 위험이 있지만, 이는 ESWL 전에 요관 스텐트를 삽입함으로써 예방될 수 있다. 경피적 결석제거술(PCNL)은 좀 더 큰 결석에서 선호된다. 신배결석, 비만인 환자, 게실내 결석, 시스틴 결석, 순수한 칼슘옥살산 결석에서는 ESWL에 좋지 않은 반응을 보인다. 이런 환자들은 PCNL이 종종 선호된다. 녹각석(그림 3)은 ESWL 단독치료에 잘 반응하지 않아 낮은(50%이하) 결석제거율을 보인다. 수술후 절편이 남은 경우 PCNL이 ESWL보다 선호된다(85%의 결석제거율).

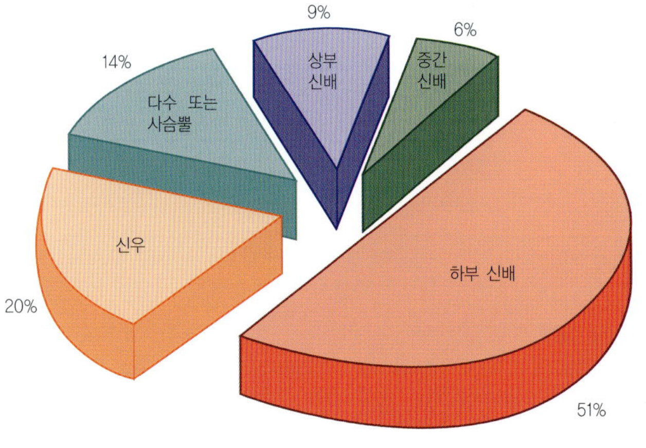

그림 1. **신장내 결석의 위치**

재치료는 1cm보다 작은 결석의 20%에서 필요하고 좀 더 큰 결석에서는 좀 더 자주 필요하다.(2cm이상에서 45%에 이른다) 혈뇨(12-24시간동안 지속되는), 요관 산통(20%에 이름), 피부손상(충격파의 출입에 의함), 췌장염, 폐손상이 모두 ESWL 후에 있을 수 있다. 장기적으로 보면 영구적인 기능손상, 결석재발률 상승, ESWL에 의한 미세혈관손상으로 인한 고혈압이 있을 수 있다.

경피적 결석제거술(PCNL)

PCNL은 ESWL이나 역행성 요관내시경(URS)에 반응하지 않는 녹각석과 2cm이상의 큰 결석에 가장 좋은 치료이다. 이는 신배 게실내 결석에도 가장 좋은 선택이다. 집뇨관은 조영제로 불투명하게 보이고 경피적으로 구멍을 낸다. 그런 다음 가이드와이어를 신장 내로 넣은 후에 tract를 점차 확장하여 집뇨관 안으로 넓혀서 단단한 신장내시경이 들어갈 수 있도록 한다. 큰 결석은 레이저, ballistic, 전기수력 혹은 초음파 쇄석술로 파괴시키고, 모든 작은 절편은 꺼낸

표 1. **신장결석을 위한 치료선택**

최소침습	체외충격파쇄석술(ESWL) 경피적 nephrolithotomy(PCNL) 역행성 ureterorenoscopy(URS) 복강경적 결석 제거
개복수술	pyelolithotomy(신우내의 결석) nephrolithotomy(신배내의 결석) peylonephrolithotomy(사슴뿔결석) 신장절제술
결석 용해	식염수, 헤파린 또는 구연산 용액으로 씻어냄
내과적치료	비특이적: 식사와 음료섭취에 대한 조언 특이적: 대사이상에 대한 치료

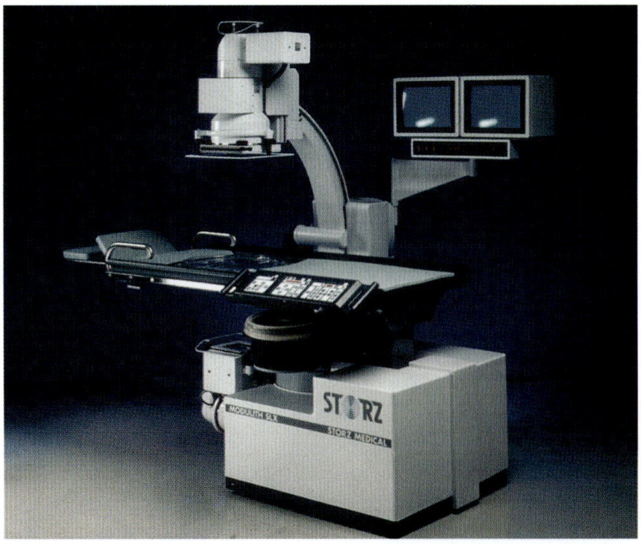

그림 2. **3세대 쇄석기**

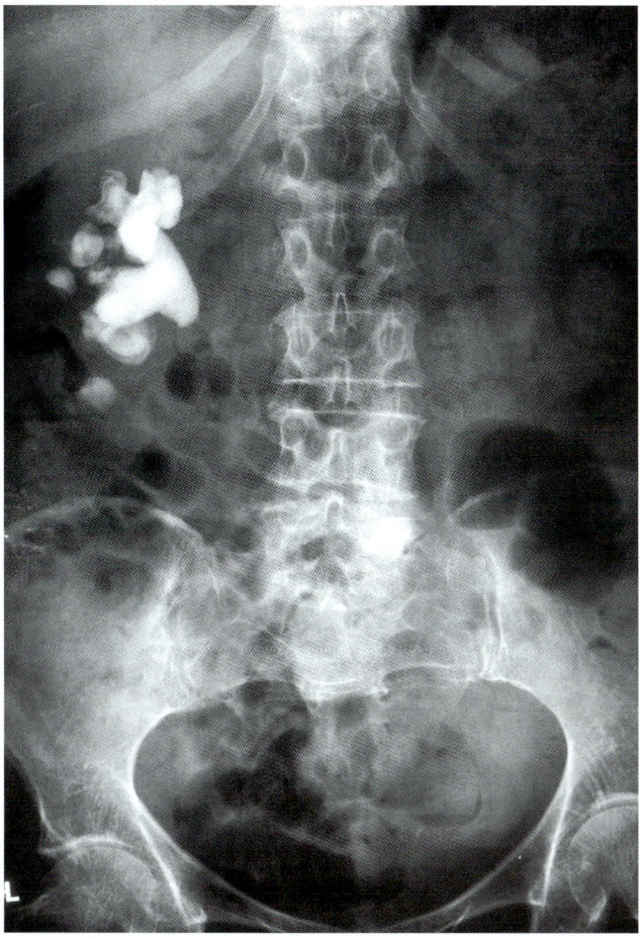

그림 3. **단순복부촬영은 우측 신장내에 사슴뿔결석을 보여준다**

다. 신루관은 수술후 24-48시간동안 삽입된다. 모든 남은 결석은 반복적인 PCNL, 물로 씻어내기(irrigation), 또는 ESWL로 치료될 수 있다.

역행성 요관내시경(URS)

신장결석을 위한 URS의 역할은 ESWL이 실패했거나 결석이 PCNL로 접근할 수 없을때 신배 혹은 신배게실내의 지름 3cm미만의 결석에 제한된다. 또한 이는 ESWL이나 PCNL이 성공하지 못할 것 같은 위치의 비만환자에서도 이용된다. 형광투시적(fluoroscopic) screening하에서 flexible ureteroscope를 이용하여 신장내 결석은 신우내로, 결석 바스켓(basket)을 이용하여 상부신배내로 이동시킬 수 있고 홀뮴 레이저 쇄석술을 이용하여 파괴시킬 수 있다.

복강경 결석제거

복강경 결석제거는 신장결석에는 드물게 적응증이 되나 복강경 신우성형술할 때 신장으로부터 결석을 꺼내는데 이용될 수 있다.

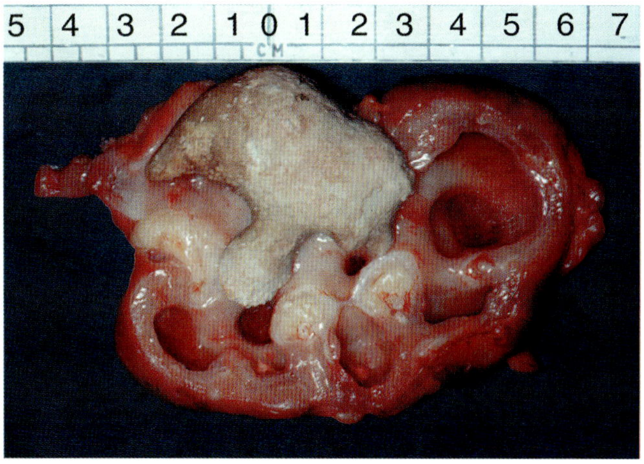

그림 4. **신장절제술 검체는 기능을 하지 않는 감염된 수신증이 있는 신장내에 있는 녹각석을 보여준다.**

개복 결석 수술

일반적으로 신장결석에서는 최소침습방법이 더 선호된다. 신장기능이 매우 좋지 않은(10%이하) 녹각석에서 개복 신장절제가 최선의 치료이다(그림 4). 결석과 국소적인 침습성 신장염 감염의 조합으로 신장이 파괴되는 황색육아종성 신우신염은 대개 개복신장절제를 요구한다.

결석 용해

결석용해는 ESWL 이나 PCNL 후에 더 이상의 치료가 효과가 없을 것 같은 다수의 결석이 남아있는 환자들을 위하여 남겨둔다. 수일에 걸쳐 신루관이나 요관 카테터를 통하여 식염수, 헤파린 혹은 구연산 용액으로 씻어내면 결석이 용해될 수 있다. 모든 요로감염은 씻어내기 전에 강력하게 치료되어야 한다.

내과적 치료

요도결석편 참고(61p).

핵심 포인트

- ESWL은 80-85%의 신장결석에서 가장 좋은 치료이다.
- PCNL은 녹각석과 ESWL을 받을 수 없는 큰 결석(2cm이상)에 이용된다.
- 개복수술은 결석이 들어있는 기능을 하지 않는 신장을 절제하는데 1차적으로 적용된다.
- 내과적 치료는 결석의 작은 부분을 용해시킬 수 있으나 주로 결석 재발을 예방하기 위하여 수술에 부가적으로 한다.

요관결석

치료선택

요관결석은 대개 수술적 치료 없이 저절로 빠져나간다. 이는 주로 결석의 크기와 관련된다. 결석이 자연적으로 통과되는 비율은 4mm이하, 4-6mm, 6mm이상일때 각각 80%, 60%, 20% 이다. 상부 요관내의 결석은 자연적으로 잘 빠져나가지 않는(45%) 반면, 원위 결석의 70%는 빠져나간다. 만약 요관 결석이 부딪힌다면 그것은 대개 신우요관 이행부, 골반골과 만나는 부위 또는 요관방광 이행부에서다.

폐쇄와 기능손실 또한 치료의 필요를 결정한다. 기능손실은 첫 2주 내에는 드물지만 6주 후에는 가능하다. 폐쇄가 제거된 후 회복은 3개월까지도 걸린다.

결석의 크기와 상관없이 4주 이상 폐쇄된 신장의 1/3은 비가역적인 신장손상을 입게 된다. 결석의 자연적인 통과는 폐쇄를 경감시키고 감염을 배액시키며 요관내에서 연동운동을 회복시키는 경피적 신루를 삽입함으로써 증대된다.

치료옵션은 체외충격파쇄석술(ESWL), ureteroscopy(요관내시경), 개복수술, 복강경수술을 포함한다. 경피적 결석제거술(PCNL)은 상부 요관내의 결석에 적절한 유일한 치료이다. 실제적으로 관리는 결석이 골반골 위에 있는지 아래에 있는지에 달려있다.

pelvic brim 위의 결석(30%)

ESWL은 근위부 요관에 가장 좋은 치료이고 분쇄에 실패하면 rigid ureteroscopy를 사용한다. 결석의 지름이 1cm 이하일때 최상의 결과가 얻어진다. ESWL은 본래의 위치에서 시행되거나 역행성 flushing(push-bang technique)으로 결석을 신장내로 이동시킬 수 있다. ESWL에 앞서 요관 스텐트를 일상적으로 사용하는 것은 분쇄율이 더 낫지 않고 encrustation의 위험 때문에(그림 1) 상부 요관 결석에 더 이상 추천되지 않는다. 이러한 조정 후에 결석제거율은 표 1에 나와있으나 충격을 받은 결석은 상대적으로 ESWL에 저항한다.

요관내시경의 결과는 flexible ureteroscopy와 레이저 lithotripsy의 사용으로 극적으로 개선되어 병적상태가 거의 없이 95%의 결석제거율을 보인다. flexible ureteroscopy 는 레이저 lithotripsy와 함께 시스틴 결석, 충격을 받은 결석, 비만한 환자, 응고질환환자, 1cm 이상의 결석에서 가장 좋은 치료이다. 결석 절편은 대개 본래 위치에 남아 2-4주간 삽입된 요관스텐트에 나란하게 빠져나간다. 만약 요관내시경적(ureteroscopic) 분해가 실패한다면 결석을 근위부 요관으로부터 직접 제거하거나 다음의 신장으로의 제거(push-pull technique)로 PCNL이 고려될 수 있다.

복강경적 결석 제거와 개복술은 모든 다른 방법이 실패했을 때 오직 구조 절차로써 적응증이 된다.

Pelvic brim 아래쪽의 결석(70%)

원위부 요관 결석의 결석 제거율은 표 2에 나와있다. 원위부 요관 결석에 있어 ESWL과 rigid ureteroscopy는 대동소이하다. ureteroscopy(그림 2)상에서 4mm 이하의 결석은 결석 basket을 사용하여 분해하지 않고 꺼낼 수 있다. 4mm이상의 결석은 대개 ballistic, electrohydraulic, 초음파, 레이저 lithotripsy를 이용하여 분해해야 하고, 그 후 절편을 꺼내야 한다. 만약 분해후 결석이 2mm이하이거나 시술중에 요관 손상의 증가가 있다면 ureteroscopy

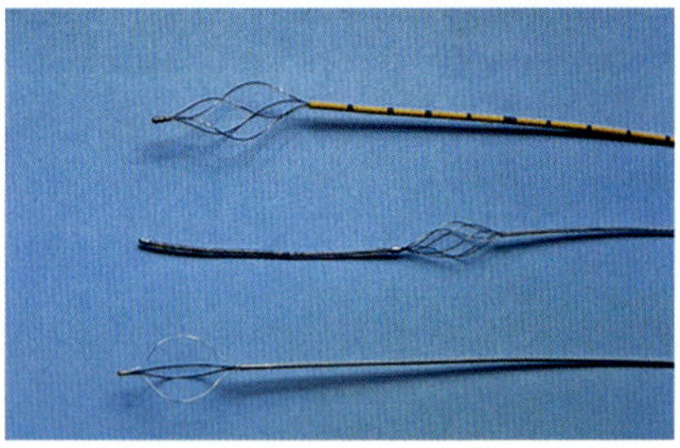

그림 2. **결석을 제거하는(stone retrieval) basket의 여러 종류**

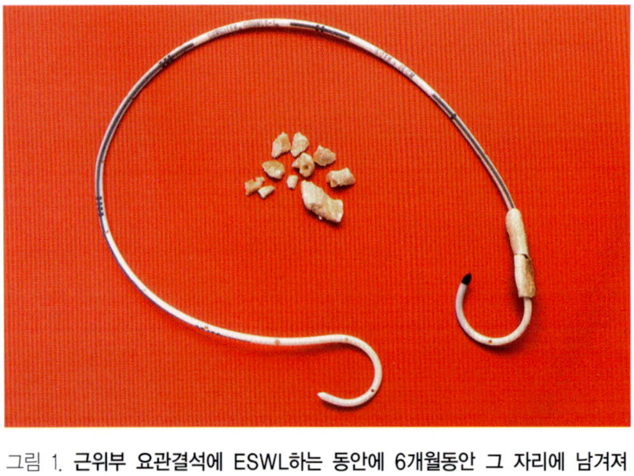

그림 1. **근위부 요관결석에 ESWL하는 동안에 6개월동안 그 자리에 남겨져 있던 껍질이 덮힌 요관 스텐트**

표 1. **골반 가장자리 위쪽의 요관 결석에 치료에 대한 결석제거율**

결석의 크기	치료방법	결석제거율
<1cm	체외충격파쇄석술	84%
	요관내시경	56%
>1cm	ESWL	72%
	요관내시경	44%

표 2. **pelvic brim 아래쪽의 요관 결석의 치료에 대한 결석제거율**

결석의 크기	치료방법	결석제거율
<1cm	ESWL	85%
	ureteroscopy	89%
>1cm	ESWL	74%
	ureteroscopy	73%

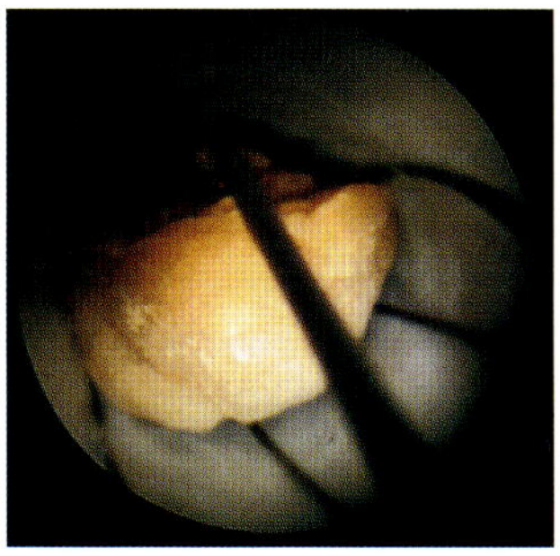

그림 3. **요관 결석을 요관내시경하에서 basket을 이용하여 제거하는 모습**

표 3. **결석 재발 방지를 위한 음식과 음료 섭취에 대한 조언**

내용물	조언
음료	증가된 음료섭취는 무색의 뇨를 유지한다(3L/24h)
단백질	요산(urate) 배출, 칼슘(calcium) 배출, 및 수산염(oxalate) 배출을 제한하기 위하여 52g/24h 이하로 섭취를 제한한다
소금(Salt)	하부요로 칼슘배출을 위해 50mmol/24h로 섭취를 제한한다
수산염(oxalate)	딸기, 대황, 시금치, 초콜릿, 땅콩으로부터 수산염 섭취를 줄인다 Oxalate 배출을 증가시키는 비타민 C 보충제를 피한다
칼슘	30mmol/24h 이상으로 정상 칼슘 섭취를 유지한다 (낮은 칼슘 식이는 소변내 수산염 농도를 높인다)
식이섬유	증가된 식이섬유 섭취는 장으로부터 칼슘 흡수를 낮춘다
크랜베리 주스	크랜베리 주스를 매일 섭취하는 경우 소변내 수산염과 인산염을 낮추고 구연산염을 증가시킨다

후에 요관 스텐트는 대개 본래 위치에 두어야 한다.

flexible ureteroscopy와 레이저 lithotripsy의 사용으로 urteroscopy의 합병률은 1%이하로 낮아졌다. 천공, 협착, 요관분리(avulsion), 결석의 요관외 손실이 일어날 수 있다.

PCNL은 원위부 요관 결석에는 적응증이 되지 않는다. 복강경적 수술(transperit oneal 또는 retroperitoneal)은 ESWL에 반응하지 않고 ureteroscopy로 접근할 수 없는 결석에 사용될 수 있다. 개복술은 모든 다른 방법이 실패할 때 구조절차로만 적응증이 된다.

Ureteric steinstrasse

지름 2cm 이상의 신장 결석에 ESWL을 한 후에 다수의 절편들이 요관을 막을 수 있다(steinstrasse). 70%는 하부 요관에서 일어난다. 이렇게 될 위험은 ESWL전에 예방적 요관 스텐트로 예방될 수 있다. 80-90%는 자연적으로 해결이 되고 경피적 신루관을 삽입하는 것이 도움이 된다. 3-4주 후에 해결되지 않는 steinstrasse는 ureteroscopic(요관내시경적)으로 꺼내거나 ESWL로 결석 분쇄를 유도하는 것이 가장 좋은 치료이다.

내과적 치료

식사와 물섭취에 대한 비특이적인 조언(표 3)이 모든 결석 환자들에게 주어져야 하고 고칼슘뇨증이 없는 80%의 환자에서 재발성 결석을 감소시킨다.

결석에 대한 특이적인 내과적 치료는 수술에 대해 보조적으로 더 이상의 결석 형성을 예방하기 위해 시행된다. Thiazide 이뇨제는 고칼슘뇨증환자에서 소변의 칼슘배설을 감소시켜서 재발성 결석의 위험을 감소시킨다. 단백질제한, allopurinol, 소변의 알칼리화(소변pH를 6.2-6.5로 유지하기 위해)는 고요산뇨증을 감소시키는데 도움을 준다. 장 고수산염뇨증(oxaluria)은 대개 수산염제한이나 이것이 실패하면 경구적 피리독신(pyridoxine)(하루 100mg)에 반응한다. 저구연산뇨증은 경구적 칼륨이나 구연산나트륨 보충제로 조절된다. 시스틴 결석은 때때로 뇨배출양을 3L/24h로 증가시키고 소변을 알칼리화(pH>7.5)시킴으로써 용해될 수 있다. D-pinicillamine이나 alpha-mercaptopropionylglycine(MCG)와 같은 킬레이트약제도 사용될 수 있으나 부작용(예;신독성)은 사용을 제한하게 한다. 유레아제억제제는 독성 때문에 더 이상 struvite(감염) 결석에 사용되지 않는다.

핵심 포인트

- 요관결석의 대부분은 자연적으로 통과되어 수술을 필요치 않는다.
- 경피적 신루는 충격을 받은 요관결석의 자연적 통과를 촉진시킨다.
- 근위 요관내의 결석은 ESWL로 가장 잘 치료되고 치료실패 때 요관내시경적 분쇄를 이용한다.
- 원위 요관내의 결석은 ESWL이나 요관내시경적 분쇄로 치료될 수 있는데, 각 장비의 사용가능성에 달려있다.
- 상부 요로 결석을 가진 모든 환자는 더 이상의 결석 형성을 예방하는데 대한 특이적인 그리고 비특이적인 조언을 받아야 한다.

방광, 요도, 그 밖의 결석

방광결석은 모든 요로결석의 약 5%를 구성하고, 요도결석은 1% 이하를 구성한다.

방광결석

후진국에서는 방광결석이 어린이들에게 흔하고 만성 탈수와 동반된 부실한 식사가 원인이 되며 대개는 암모니아요산으로 구성되어 있다(그림 1). 선진국에서는 방광결석은 대개 struvite(감염성)이다. 종종 이는 칼슘수산염(oxalate)으로 이루어져 있고 'jackstones'의 모양을 보인다(그림 2).

임상양상

대개 50세 이상의 남성에서 나타나고 종종 방광유출폐쇄의 증상과 연관되어 있다. 결석은 또한 신경인성 방광에서 방광내에 이물질로 그리고 방광게실 내에 나타날 수 있다. 상부요로에서 빠져나온 결석은 아주 드물게 남고 방광에서 커진다.

폐쇄성 또는 자극성 하부요로증상(LUTS)의 존재와 배뇨통, 혈뇨, 치골상부통증, 또는 소변줄기의 갑작스런 중단은 방광결석의 존재를 시사한다. 검사상 특이적인 소견은 드물다.

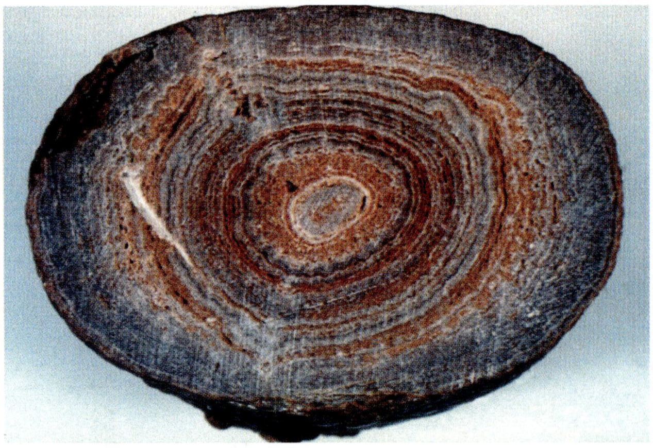

그림 1. **소아의 방광에서 나온 큰 얇은 판이 겹쳐서 된 암모니아요산염 결석**

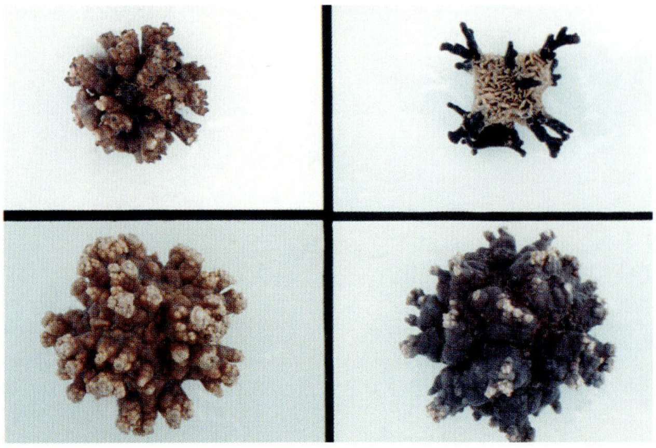

그림 2. **칼슘수산염 'jackstone'**

검사

대사성 검사는 대개 필요치 않으나 중간(midstream)소변은 감염 여부를 검사해보아야 한다. 진단은 단순 복부촬영(그림 3), 복부초음파 혹은 CT로 한다. cystoscopy와 LUTS의 특이적인 평가는 전체 평가를 위해 필요할 수 있다.

치료

결석용해는 성공적이지 않은 경우가 많아서 보존적 치료는 적응증이 도지 않는다. optical lithotrite를 이용하여 방광내시경적 결석의 파괴는 전립선이나 방광 경부를 절제하는 것과 함께 할 수 있으나 합병증이 생길 확률이 25%에 이른다. 합병증은 대개 방광 천공과 관련된다. 결석이 매우 크고 optical lithotrite의 jaw내로 잡을수 없다면 방광내 결석분쇄제거는 불가능하다. electrohydrauilic 초음파, ballistic 또는 레이저 분쇄를 이용한 방광내시경적 결석분쇄제거는 좀 더 안전하지만 결석이 매우 단단할 경우에는 효과가 없다. 매우 크고 단단한 결석에는 cystolithotomy 또는 경피적 extraction을 통한 개복수술적 제거가 필요할 수 있다. ESWL는 효과가 없고 종종 방광내에 절편을 남기며 대개 수회의 치료를 요한다.

재발성 방광결석의 예방은 감염의 제거와 전립선비대에 의한 방광유출폐쇄와 같은 기저질환의 치료를 요한다.

장분절로 증대된 방광내의 결석

고립된 장분절을 이용한 방광확대술을 받은 환자의 20%는 방광결석이 발생한다. 가장 흔한 원인은 요로감염, 과도한 점액 생산, 저구연산뇨증, 방광내의 이물질 또는 봉합사이다. 이들은 방광내시경적으로 치료할 수 있으나 종종 개복수술적 제거가 필요하다.

남성의 요도결석

결석은 요도 협착의 근위부나 요도 게실내를 제외하고는 처음부터 요도에 생기는 것은 드물다. 대부분은 상부요로나 방광에서 발생하여 요도로 방출된다.

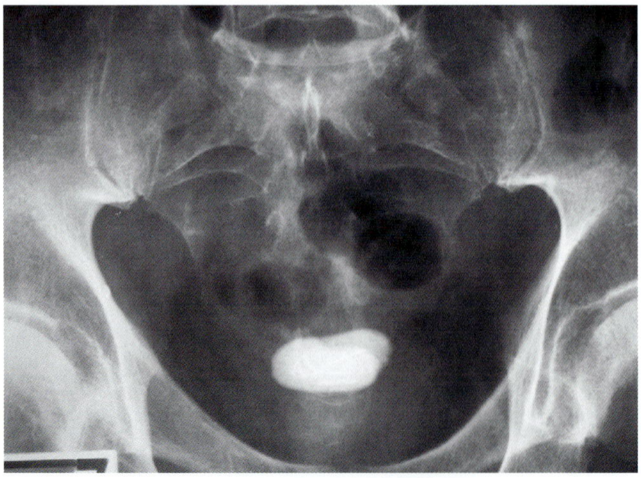

그림 3. **단순 복부 방사선사진은 큰 방광 결석을 보여준다.**

임상양상

대개는 배뇨시에 소변이 갑작스럽게 정지되고 뚝뚝 떨어지면서 요도내에 통증이 있다. 결석은 음경이나 구부 요도에서 만져질수 있고 요도 입구에 가까이 있는 경우 보일수 있다. 진단은 단순 복부촬영, 요도초음파 또는 방광내시경으로 확진한다.

치료

앞쪽의 결석은 포셉이나 결석 바스켓으로 직접 보면서 제거할 수 있다. 요도쪽으로 직접 절개를 넣는 것이 음경 요도내의 결석에는 필요할 수 있다. 좀 더 근위부 요도내의 결석은 종종 방광내로 이동시켜 방광결석에 준하여 치료할 수 있다.

전립선 결석

전립선 결석은 50세 이상 남성에서 흔하다. 대개 증상이 없고 양성 전립성 비대증이나 전립선 암과 연관되어 군집되어 발생한다. 관의 폐쇄와 전립선액의 정체의 결과로 형성되고, 전립선의 central adenoma와 전립선 capsule 사이에 끼어있는 석회화된(칼슘화된) corpora amylacea를 나타낸다. 전립선 결석은 흔히 복부촬영, 복부초음파, CT 또는 경직장 전립선 초음파상 우연히 보인다(그림 4).

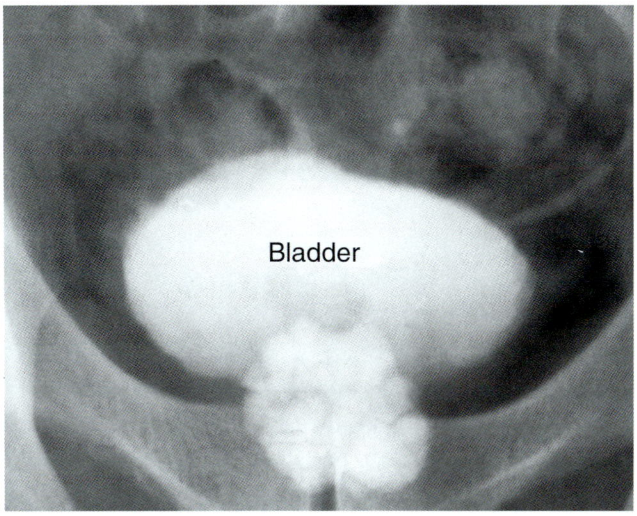

그림 4. **IVU할 때 찍은 방광사진은 과엄위한 전립선 석회화를 보여준다.**

치료

특이적인 치료가 필요치 않으나 전립선 결석은 대개 일단 prostatic capsule에 닿으면 전립선을 경요도적 절제하는 동안 해소된다.

여성에서 요도결석

정상 여성 요도내의 결석은 매우 드물다. 때로는 요도 게실(그림 5)내에서 소변정체와 감염의 결과로 발생할 수 있다.

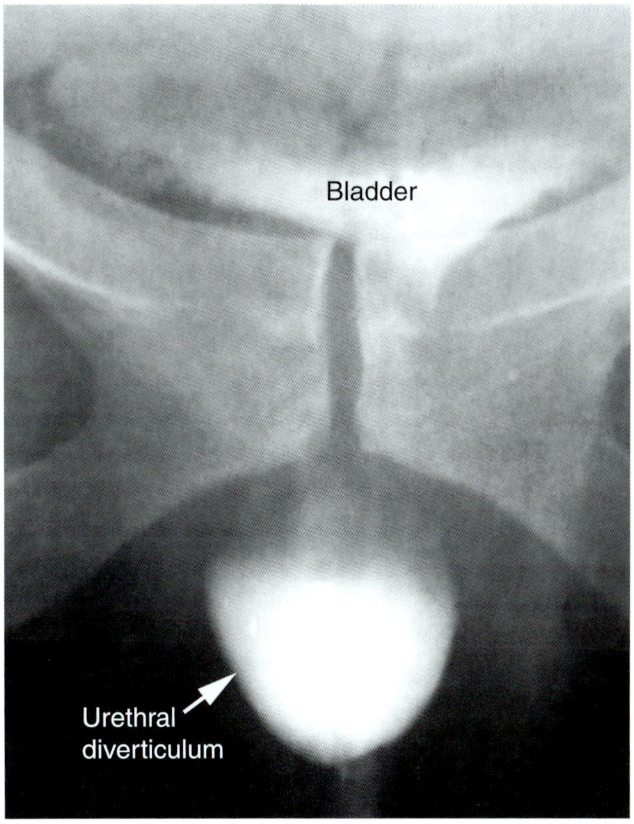

그림 5. **방광조영술은 여성에서 큰 요도 게실을 보여준다.**

임상양상

증상은 대개 요로감염 때문이나 요누출과 동반된 성교통과 화농성 introital 분비물이 진단에 특징적이다. 대개 앞쪽 질벽에 만져지는 종괴가 있고 고름 또는 소변은 종괴의 압력에 의해 요도로부터 유출된다. 진단은 방광내시경 또는 경질 요도초음파로 한다.

치료

결정적인 치료는 앞쪽 질벽을 절개하고 온전한 결석을 직접 제거함으로써 게실을 부분절제하는 것을 포함한다.

핵심 포인트

- 방광결석은 대개 전립선비대의 결과로 처음부터 방광내에 형성된다.
- litholapaxy나 cystolithotripsy에 의한 수술적치료는 가장 효율적인 치료이나 대개 기저의 방광유출폐쇄를 위한 치료와 함께 해야 할 필요가 있다.
- 요도결석은 드물고 여성에서 요도게실내에서 형성되는 경우를 제외하고는 정상적으로 방광이나 상부요로에서 형성된다.

상부요로폐색

원인과 병리

임상적양상

상부요로폐색의 증상은 다양한 요소에 의한다(표 1). 급성폐색은 옆구리 통증, 오심, 구토와 발열를 유발하는 반면 만성폐색은 증상이 없거나 단지 이뇨가 있는 동안만 통증을 유발한다. 양측 폐색은 급성 또는 만성 신부전을 유발할 수 있다. 완전폐색은 부분폐색보다 좀더 심한 증상을 유발한다.

표 1. 요관폐색에서 일차적증상을 결정하는 요소
폐색이 급성인지 또는 만성인지?
폐색이 한쪽인지 또는 양쪽인지?
폐색의 원인이 무엇인지?
폐색이 완전폐색인지 부분폐색인지?

병리

요관의 폐색은 부분폐색이나 완전폐색 여부에 상관없이 집뇨계의 압력을 증가시킨다. 이 압력이 집뇨계를 통해 정상 여과를 역행해서 사구체로 전달이 되지만(그림 1), 보상 기전이 압력을 감소시키고 여과을 보상한다.

신혈관 변화

상부요로 폐색의 초기에는 감소된 여과를 보상하기 위해 신혈류가 증가한다.(전사구체 혈관확장) 이것이 혈관을 확장시키는 프로스타글란딘(PGE2)과 레닌-안지오텐신 시스템에 의해 매개된다. 폐색이 지속되면서 신혈류가 thromboxane A2(TXA2)와 같은 혈관수축제에 의해 감소하기 시작한다(후사구체 혈관수축). 이 상태가 만성이 되면 여과가 안정적으로 감소된 레벨이 된다. 집뇨계의 증가된 압력은 먼저 원위 신원에 영향을 미쳐 농축과 산성화에 이상이 발생한다.

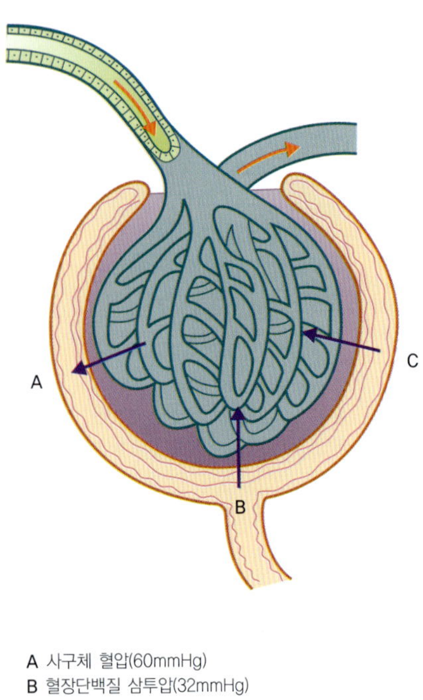

A 사구체 혈압(60mmHg)
B 혈장단백질 삼투압(32mmHg)
C 보우만 피막압(18mmHg)
최종 여과압 = A−(B+C)
= 10mmHg

그림 1. **사구체에서 여과압**

유두폐쇄와 분출

요관압력이 80mmHg를 넘어서면 집뇨관으로 부터의 배출이 차단된다(papillary shutdown). 이것은 임상적으로 명백하지만, 급성 완전폐색이 발생할 동안 일어날 수 있다. 증가된 압력은 소변의 누출을 일으키는 원개부 파열을 일으킬 수 있다. 이 파열이 실제로 집뇨관의 압력을 감소시키고 배출을 복구시킨다.

요배출의 다른 경로

폐색의 초기에 여과차이의 복원은 소변이 림프관으로 방향을 바꾸는 것을 포함한다(pyelolmphatic backflow). 나중에 곧은 혈관으로의 역확산이 신정맥으로의 소변의 회귀와 확장된 집뇨관으로 역류가 발생하는 것이 관찰된다(pyelotubular backflow).

요관확장

만성상부요로폐색은 점진적인 요관과 집뇨계의 확장을 유발한다. 이것은 상부요로의 저장능력을 증가시키고 어떤 압력의 증가를 없앤다. 이것의 효용성은 상부요로의 유연성에 따라 다르다. 작고, 팽팽한 상부요로는 압력은 잘 흩뜨리지 못하는 반면 크고 늘어진 것은 흩뜨린다.

원인

양측 상부요로폐색은 주로 방광하부이상에 의한다. 요관 폐색은 extrinsic, intramural 또는 intraluminal이 될 수 있다.

외인성 폐색

요관은 어느 레벨에서나 눌려질 수 있다. 외인성 폐색의 가장 흔한 원인은 후복막강 경화이다. 1/3정도는 후복막 지방 침윤(pelvic lipomatosis), 후복막 악성종양, 이전의 방사선 조사력, methysegide, practolol 같은 약물에 의해 발생하지만 나머지는 특발성이다. 특발성후복막경화는 대동맥이나 장골동맥에서 동맥경화판으로부터 세로이드 단백질이 누출된 것에 대한 염증반응으로 발생한다. 이것은 특발성 후복막강경화의 혈관주위지역에 대한 편애를 설명하고(그림 2), 선호되는 용어는 만성 동맥주위염이다. 이 상태는 요관을 내측으로 보내 골반정맥이나 대정맥을 막을수 있다. 대동맥류는 요관을 직접 눌러 폐색을 유발할 수 있다.

요관의 상부 1/3은 대정맥의 뒤로 돌아 폐색이 유발될 수 있다(retrocaval ureter, 그림 3). 여성골반에서 요관은 3도 자궁탈출, 자궁내막증, 부인과 악성종양에 의해 눌릴 수 있다. 이런 상태를 수술하면 요관은 또한 혈종, 허혈, 잘못된 결찰에 의해 폐색이 될 수 있다. 임신된 자궁은 거의 폐색을 유발하지 않지만 임신 중 요관 확장은 흔하고 이것은 호르몬에 의해 유발되는 저긴장에 의한다. 이식된 요관은 골반에서의 신이식 후 골반 림프류에 의해 폐색이 유발될 수 있다.

벽내의 폐쇄

요관신우이행부 폐쇄(그림 4)는 주로 선

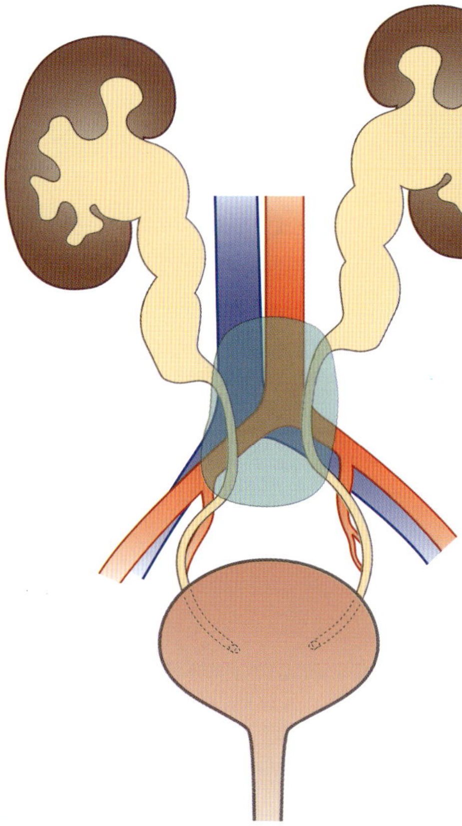

그림 2. **특발성 후복막경화증에서 경화부위**

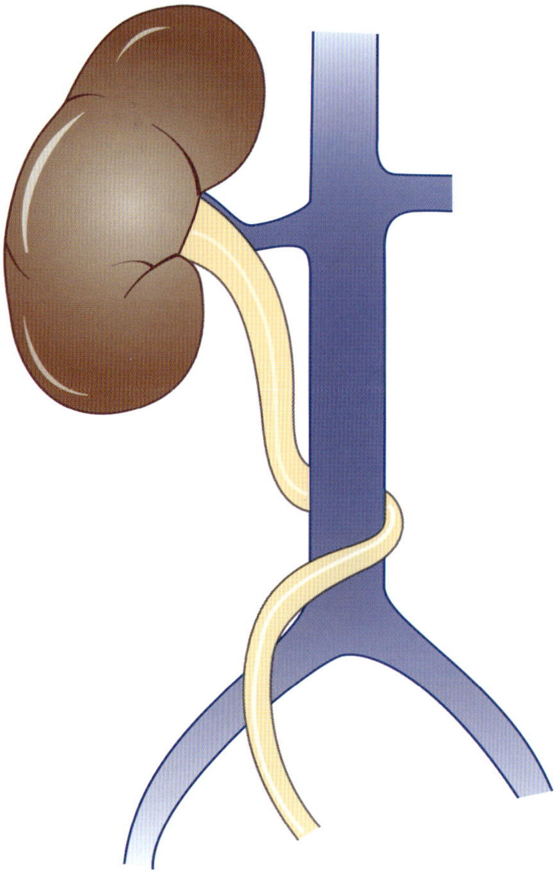

그림 3. **하대정맥후뇨관**

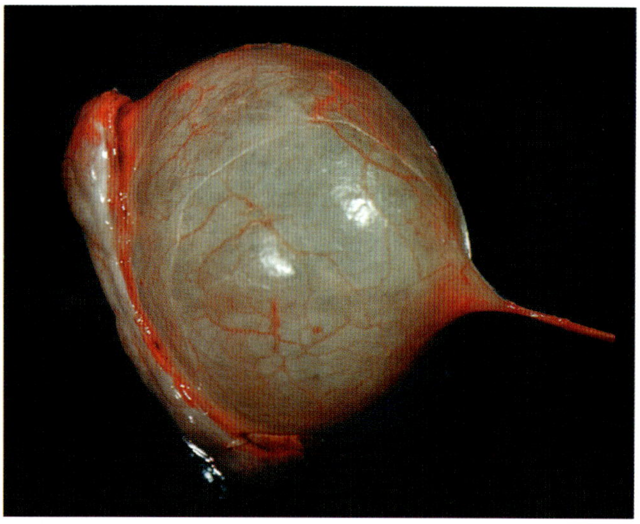

그림 4. **특발성 후복막경화증에서 경화부위**

천성이다. 폐색은 요관신우이행부를 넓게하거나 둥근덩어리 전달 실패로 기인한다. 일반적으로 남자에서 흔하고, 5%에서 양측성이다. 아이들에서 요관신우이행부 폐색은 요관 접힘에 의해 유발되거나 방광요관역류에 의해 유발될 수 있다(reflux induced PUJ obstruction). 정위성 또는 이소성 요관류와 같은 다른 선천성 기형은 좀 더 낮은 레벨의 요관에서 폐색이 올 수 있다. 요관의 일차성 폐색은 거의 드물지만, 결핵, 주혈흡충증, 방사선조사와 비뇨기과 수술 등으로 이차성 폐색이 발생할 수 있다. 요관벽의 종양은 124p, 125p에서 다루도록 하겠다.

내강내 폐쇄

이것은 요관 결석으로 가장 흔하게 발생한다. 의미있는 폐쇄는 직경이 5mm가 넘는 결석에서 좀 더 잘 발생한다. 신유두괴사는 덜 흔하다. phenacetin이나 아스피린으로 유발되는 신증, 당뇨, 겸상적혈구병 신괴사등은 곧은혈관에 혈관손상을 유발할 수 있고, 괴사된 신유두는 그 후 벗겨져 요관에 폐색을 일으킬 수 있다.

핵심 포인트

- 요관폐색은 신우신배계 내에 압력을 상승시켜 사구체여과를 감소시킨다.
- 일련의 생리적 과정들이 상승된 압력을 최소화시키고, 신기능을 유지하기 위해 잇달아 일어난다.
- 증상들은 폐색의 만성, 심한 정도, 양측성 및 성상에 따라 다르다.
- 폐색은 요관에서 외인성, 벽내 또는 내강내 이상에 따라 다르다.
- 요관폐색의 가장 흔한 원인인 크기 5mm 이상의 결석이다.

검사와 치료

통증과 폐색의 정도는 폐색을 감소시키기 위해 당장의 시술이 필요하다는 것을 의미한다. 만약 신우신염이나 패혈증이 발생하면, 폐색은 응급으로 당장 해결이 필요하다. 폐색과 감염이 동반되면 빠르게 신원을 파괴시켜 정상 요관 연동운동을 완전히 멈추게 한다.

진단

초음파는 비록 몇몇 례에서 상부요로폐색을 놓치거나 폐색, 역류, 무긴장성 확장등으로 발생하는 확장을 구분할 수 없어도 폐색(그림 1)을 진단하는데 있어 가장 흔하게 사용되는 영상기법이다. 초음파 단독으로는 결석이 중부요관에서 좋지 않은 영상을 제공하므로 내강내 폐색을 진단하는데 신뢰가 가지 않는다. 신장, 요관, 방광(KUB)의 일반 촬영을 동반해서 시행해야 한다. 전산화단층촬영은 최근 요관결석이 의심되면 좀 더 선호되는 영상기법이다. 신혈류의 도플러 검사는 수축기와 이완기의 속도를 측정하면 저항계수를 계산할 수 있다. 값이 0.7이상이면 폐색을 강력히 의심할 수 있다.

정맥성요로조영술는 요즘 거의 사용되지 않지만 환자가 갑자기 통증이 있을 때 간헐적인 폐색에는 도움이 된다. 통증 사이의 정맥성요로조영술은 정상일 수 있다. 늦은 촬영을 하거나, 엎드려 촬영하거나 이뇨제의 사용은 기존의 정맥성요로조영술과 비슷한 결과를 보일 때 상부요로폐색을 나타내는데 도움을 준다.

신촬영은 폐색의 존재를 확진하고 두 신장의 상대적인 기능을 평가하는데 사용된다. 신촬영 동안 이뇨제의 사용은 상부요로폐색의 진단 정확성을 향상시킨다. 완전폐색은 기능부전과 함께 흡수커브를 지속적으로 상승시키는 반면, 부분폐색은 이뇨에 반응하는 동위원소의 배출로 알 수 있다. 폐색이 없는 무긴장성 확장은 이뇨후에 동위원소의 빠른 세척이 일어난다. 상부요로폐색에 대해 영상이 가능한 선호되는 동위원소는 Tc-mercaptoacetyltriglycine(MAG3)이다.

컴퓨터전산화단층촬영과 자기공명영상은 특히 외인성 폐색이나 요관결석이 의심될 때 상부요로폐색의 기저원인을 평가하는데 널리 사용되고 있다(그림 3). 전산화단층촬영은 신통을 평가하는데 있어서 정맥성 요로조영술보다 좋고, 이 상황에서 현재 가장 좋은 검사법이다. 전산화단층촬영을 찍는 동안 조영제의 주입은 요관과 주위 구조물을 평가하는데 도움이 되고, 또한 간문맥기의 흡수를 컴퓨터 분석을 통해 신기능을 간접적으로 평가할 수 있다.

역행성 검사 또는 요관경은 때때로 결석에 의해 유발되지 않은 내

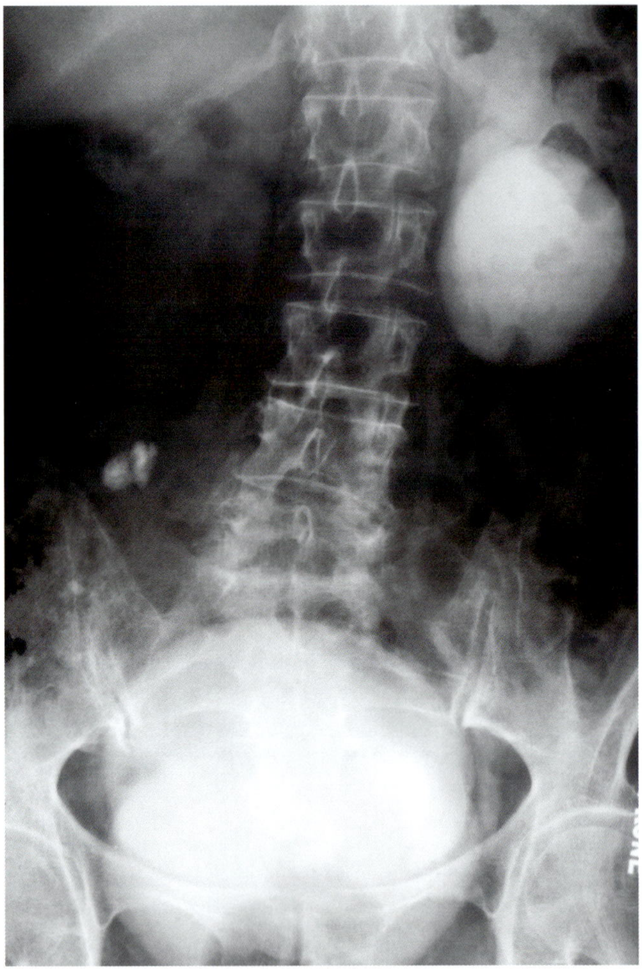

그림 2. **이뇨 정맥성요로조영술은 우신의 정화와 좌신 신우요관이행부의 폐색을 보여준다.**

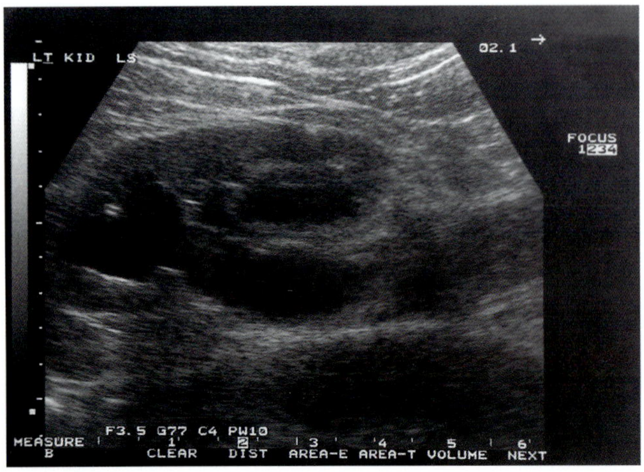

그림 1. **초음파는 폐색으로 기인한 신장의 확장을 보여준다.**

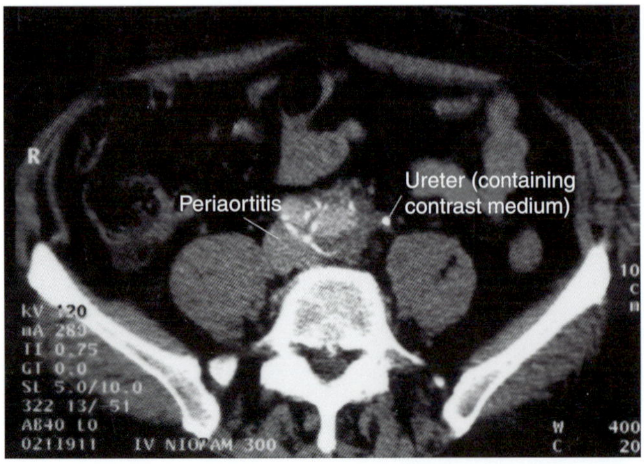

그림 3. **축 전산화단층촬영은 대동맥 죽종으로 기인한 대동맥주위염을 보여준다.**

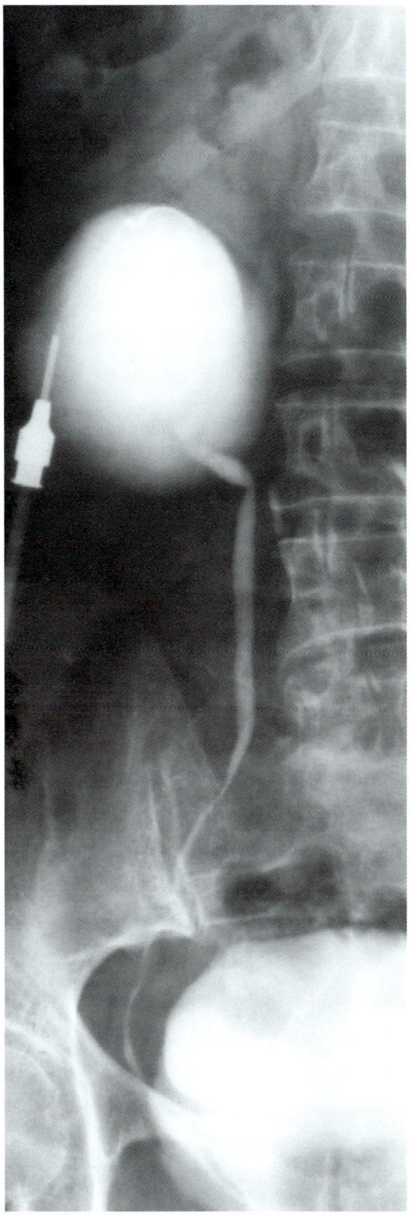

그림 4. **인상의 압력 유속 검사를 위한 경피적 천자와 선행성 신우조영술(Whitaker test)**

강내 폐색의 원인을 명확히 하는데 필요하다. 요관경 검사도 상부요로종양이 의심될 때 요세포검사를 위해 소변 채취 및 조직검사가 가능해 직접 사용이 가능하다. 어디든 만성 또는 간헐적인 폐색이 의심되는 부분이 있으면 선행성 관류 검사(whitaker test)를 시행할 수 있다(그림 4). 신장을 국소마취하에 작은 바늘로 찔러 작은 바늘로 일정한 비율로 식염수를 주입한다. 신장과 방광사이에 평형이 된 압력 차이는 이 압력 변환기를 이용하여 측정할 수 있다. 높은 압력차(〉22cm of water)는 의미있는 폐색을 나타내는 반면 낮은 압력차이(〈15cm of water)는 폐색을 배제할 수 있다.

폐색의 제거

심한 증상이나 상부요로감염이 동반되어 빠른 폐색의 제거가 필요할 때는 경피적신루형성술이나 요관의 스텐트를 역행성으로 삽입할 수 있다.

경피적신루형성술은 국소마취하에 폐색을 빠르게 제거하면서 염증도 제거할 수 있다. 나중에는 선행성 신우조영술을 시행해 폐색의 성상이나 레벨을 평가할 수 있다. 염증이 의심될 때는 경피적신우형성술 시행 전에 항생제를 정주해야 한다. 나중에 신루관 카테터는 요관으로 내려가는 인도철사를 통과시키는데 사용하고, 폐색 부위를 지나 선행성으로 요관에 스텐트를 넣을 수 있다. 산부인과 수술등의 수술 후 폐색은 선행성 스텐트 유치를 6-12주 시행하는 것이 다른 제거 수술없이 요관을 치유시키는 충분한 방법이다. 요관결석에 의한 내강내 폐색에서, 경피적신루형성술은 연동운동을 가능하게 하여 결석의 자연적인 배출을 돕는다.

역행성 요관 스텐트 삽입은 전신마취가 필요하고, 이전에 염증이 없던 상부요로에 염증이 발생할 위험이 있는 단점이 있다. 요관 스텐트의 삽입으로 심한 자극증상을 경험하는 사람들의 2/3에서 스텐트의 조기 제거가 필요하다.

기저질환의 치료

급성폐색/감염이 제거된 후, 진단되는 폐색의 원인과 치료는 기저질환에 따라 다르다. 경피적신루형성술은 폐색된 신장에서 기능을 평가하기 위해 배출되는 소변의 정성적인 분석이 가능하고, 폐색이 제거된 후 신촬영는 이환된 신장에서 기능적인 회복을 알아볼 수 있다. 만약 상대적으로 이환된 신장의 기능이 전체 기능의 10%이하로 나타나면, 다시 회복되는 경우가 거의 없어 신절제술이 고려되어야 한다. 기능이 좋게 나타나거나 배출 후 회복이 되면 기저 질환은 분명히 치료가 되어야 한다.

핵심 포인트

- 감염을 동반한 심한 폐색은 비가역적인 기능적 이상을 막기위해 즉시 폐색을 경감하는 적응증이다
- 폐색의 응급 경감은 경피적신루형성술과 필요시 선행적 스텐트 설치가 가장 좋은 방법이다.
- 영상 기술로 주로 폐색의 정도와 원인을 알 수 있다.
- 기능의 복원이 가능하면 기저원인의 분명한 치료가 필요하며, 기능이 나쁘면 신절제술을 고려해야 한다.

신장 질환

신부전

급성 신부전

급성 신부전은 갑작스럽게 신기능이 저하되는 상태로 전해질과 수분의 항상성유지에 있어 기능을 상실한 상태를 특징으로 한다. 혈중 크레아티닌 농도가 정상일 때보다 50%이상 증가하거나 크레아티닌 청소율이 50%이상 감소하면서 핍뇨(〈400mL/24시간)나 무뇨를 동반하는 상태를 의미한다. 급성 신부전은 신전성, 신성 또는 신후성 인자들에 의해 유발된다(그림 1).

임상 양상

진단은 보통 병력, 핍뇨나 무뇨의 존재, 혈장 생화학적 소견들(uremia, 산증, 고칼륨혈증, 그리고 증가된 혈중 크레아티닌)을 통해서 이루어 진다; 요검사는 신부전의 종류를 결정하는데 도움을 줄 수 있다(표 1). 단순 복부 촬영을 통해서 결석을 배제할 수 있으며, 초음파 검사는 폐쇄성 요로병증이나 신낭종증을 감별할 수 있다. 컴퓨터 단층촬영, 역핵성 요로조영술 또는 선행성 요로조영술은 요로폐쇄의 위치를 확인할 때 반드시 필요할 수 있다. 핵의학 신장 스캔 검사는 신장의 동맥혈류를 측정하는데 도움이 된다.

신전성 신부전

이는 신장의 저혈류에 기인하는데, 노르아드레날린과 안지오텐신의 분비, 신장의 혈관수축 및 사구체 여과율(GFR)의 감소를 유발한다. 주감별진단은 요폐(초음파나 요도 카테터에 의해 배제될 수 있다)나 저수분증(정맥을 통한 수분 공급에 반응함)이 있다.

신성 신부전

주된 원인인 사구체 신염, 간질성 신염 또는 급선 세뇨관 괴사(ATN)이다. 사구체 신염은 단백뇨, 혈뇨 그리고 요내 적혈구 casts를 초래한다. 간질성 신염은 무균성 농뇨, 백혈구 cast 그리고 호산구 요증을 유발하며, 신독성 약물에 의해서 발생할 수 있다. 급선 세뇨관 과사는 신성 급성신부전의 심각한 형태로 치사율이 30-80%에 달하며, 신장에서 심한 혈류 감소, 특히 수질외층에서의 감소를 동반한 신장 ATP의 감소에 의해 유발된다. 핍뇨 단계는 저혈류 손상이 발생한지 24시간 내에 시작되어 4일까지 지속된다. 신기능이 회복됨에 따라 이뇨 단계가 시작되는데 이때 다량의 전해질 및 수분의 손실이 발생할 수 있으며, 이는 급성세뇨관괴사로 인한 사망의 25%를 차지한다. 최종적으로 회복기가 있는데, 이 시기 동안 신장 기능이 안정화 될 때까지 3-12개월이 소요된다.

표 1. 급성신부전의 요검사 소견

형태	요중 나트륨	요중 삼투압 농도	요/혈장 크레아티닌 비율
신전성	〈 20	〉 500	〉 20
신성	〉 40	〈 300	〈 20
신후성			
급성	〈 20	〉 500	〉 20
만성	〈 40	〉 350	〈 20

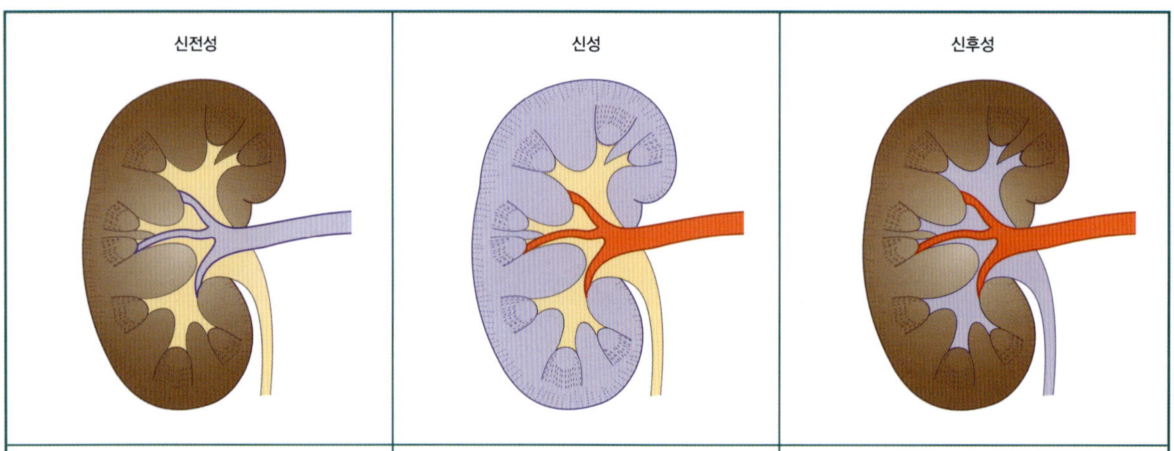

신전성	신성	신후성
• **체액 감소** 출혈 위장관 유실 삼차 공간으로의 유실 화상 • **순환계 질환** 신부전 저혈압/쇼크 간신성 증후군 패혈증 • **신장 허혈** 신동맥 협착 신정맥 혈전 사이클로스포린/타크롤 리무스	• **급선 세뇨관 괴사** • **요산 신증** • **혈관염** • **용혈성 요독 증후군** • **급성 사구체 신염** • **급성 간질성 신염** • **약물** 아미노글라이코사이드 조영제 비스테로이드성 항염증제	• **요산성 신증** • **양측성 신결석** • **양측성 요관 폐쇄** • **방광 출구 폐색**

그림 1. **급성신부전의 분류 및 원인**

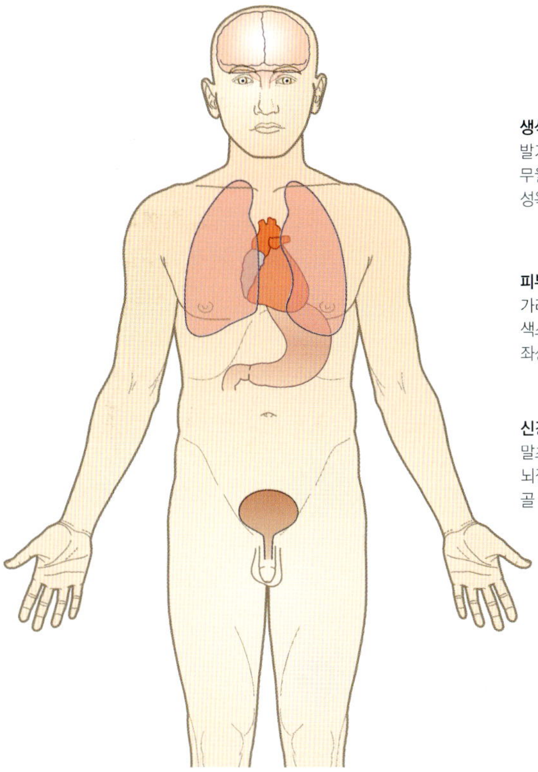

그림 2. **만성신부전의 증후 및 증상**

표 2. 급성신부전에서 투석의 적응증

적응증	징후
불응성 체액 과다	폐 부종
산증	혈청중탄산염 <12mmol/L or 동맥혈 pH<7.15
고칼륨혈증	혈청칼륨>7mmol/L
요독성 심막염	심막의 청진상 마찰음을 동반한 심부전
요독 증상	하루 16mmol/L이상, 혹은 35mmol/L이상의 혈청요소 증가

표 3. 만성신부전 및 말기신질환의 원인(%)

당뇨	34
고혈압성 신경화증	29
만선 사구체 신염	13
불확실	10
기타	6
간질성 사구체신염	
만성 신우신염	
폐쇄성 신증	5
유전성 낭종성 질환	3

신후성 신부전

주로 양측성 요로 폐쇄에 기인하나, 기존에 반대측 신장기능이상이 있는 경우 일측성 폐쇄로도 발생할 수 있다. 종종 혈뇨를 동반한 통증의 경력이나 이전에 복강내 수술, 결석, 암 또는 방사선 치료의 과거력이 있는 경우가 있다.

급성신부전의 치료

치료는 원인에 따라 다르다. 급성세뇨관 괴사의 경우, 이뇨제, mannitol 그리고 도파민 정주를 통해 핍뇨기에서 이뇨기로의 전환을 촉진시킴으로서 신손상을 줄일 수 있다. 목적은 수분 배출량에 대한 유입량의 균형을 맞춤으로서 수분량의 상태를 적절하게 유지하는 것이다. 적절한 탄수화물의 공급을 통한 영양의 보조가 필요하며, 단백질의 공급은 줄여야 한다. 이차적인 감염은 신부전의 치사율을 높이며, 미란성 위염은 H2-수용체 길항제(cimetidine, ranitidine)을 사용하여 예방하여야 한다. 고칼륨혈증은 임상적으로 주의해야 하는 부분이다. 이는 당-인슐린 주입, 이온교환수지(ion-exchange resin)을 통해 조절될 수 있으나, 때때로 혈액투석 또는 복막 투석이 필요할 수도 있다(표 2).

만성신부전

만성신부전은 3개월 이상 신장의 손상 또는 60이하의 사구체 여과율이 지속되는 경우로 정의한다. 당뇨가 만성신부전의 가장 흔한 원인이다(표 3). 임상적인 양상은 다양하게 나타나며 여러 가지 신체의 구성 체계에 영향을 준다(그림 2).

치료

내과적 치료는 말기 신질환(endstage renal disease; ESRD)로의 진행을 예방하거나 지연시키는 것을 목적으로 하며 신장 내과의사의 지휘감독하에 진행되어야 한다. 당뇨의 조절이 적절하게 이루어져야 한다. 빈혈(normochromic normocytic)은 recombinant human erythropoietin으로 가장 잘 치료가 된다. 수혈은 항원에 대한 감작의 위험을 가져오는데, 이는 향후 신장 이식을 할 때 신장의 생존을 위협하게 될 수 있다. 고혈압은 신장 기능의 소실을 가속화하므로 안지오텐신-전환 효소(ACE) 억제제(ramipril)로 적절하게 조절되어야 한다. 단백질 섭취(하루 0.6g/kg 이하), 염분 및 수분 섭취의 제한이 도움이 된다. 산증은 경구 bicarbonate로 치료할 필요가 있으며, 신골이혈성증은 고인산혈증과 저칼슘혈증을 수정함으로써 치료될 수 있다. 혈소판 기능 저하를 동반한 혈액응고장애는 신선 냉동 혈장과 desmopressin(DDAVP)에 반응을 한다.

말기 신질환(ESRD)으로의 진행은 대부분 고령이나 신혈관 질환이 있는 환자 당뇨 환자 그리고 영양상태가 불량한 환자에서 발생한다.

말기 신질환(ESRD)

말기 신질환의 발생시점을 정의하기는 어려우나, 대부분의 신장내과의들은 단순한 대증적 치료가 더 이상 효과적이지 않은 단계인 사구체 여과율이 15이하로 감소될 때를 말기 신질환의 기준점으로 받아들이고 있다.

핵심 포인트

- 급성신부전은 신전성, 신성, 신후성이 원인이 된다.
- 치료는 보통 대증적으로 하며 투석은 전해질 및 수분의 항상성을 유지하는 치료에 실패하는 특별한 경우에만 시행한다.
- 급성 세뇨관 괴사는 특히 불량한 예후를 가지며 치사율이 높다.
- 만성 신부전의 가장 흔한 원인은 당뇨이며 말기신질환으로의 진행을 막기 위해 내과적 수단들로 치료 받아야 한다.
- 말기신질환으로 진행이 된 경우 투석이 필요하다. 그러나 궁극적으로는 신장 이식이 필요하다.

투석 및 이식

혈액투석

투석은 순환계로의 진입경로가 필요한데, 이를 위해서 이중내관 정맥 케눌라, 동맥과 정맥 사이에 말초혈관 이식 또는 잘 사용하지 않는 팔에 동정맥누공(Cimino fistula)을 이용한다. 정맥 케눌라는 즉각적인 혈액투석을 가능하게 하는 반면, 말초누공의 경우는 혈관 진입로로 사용할 수 있을 정도로 정착되기까지 4주에서 6주가 걸린다. 혈액투석의 과정은 투석 기계의 사용을 필요로 하는데(그림 1), 순환계로부터 동맥혈은 반투과막을 통과하면서 여과된 후 다시 정맥계로 들어간다. 혈액투석은 보통 일주일에 세 번 시행하며, 하루 약 4시간 가량 시행한다.

집에서는 도구가 필요치 않으며, 이는 환자를 위해 도움을 주지만, 주기적으로 병원을 방문하여 매 치료 때마다 영구적 혈관 진입과 needle puncture가 필요하다. 혈관진입로로 인해서 불균형(urea의 제거에 따른 탈수 효과에 기인한), 저혈압(치료의 50% 이상에서), 근육통 및 부정맥이 발생할 수 있는 것이 문제이다. 신낭종성 질환은 3년 이상 혈액투석을 시행 받는 환자들 중 60-80%에서 발생한다.

혈액투석은 짧은 시간 내에 더 많은 양을 여과할 수 있어 수분과 전해질 균형을 향상시키는데 더욱 빠른 수단을 제공한다. 혈액투석은 종종 급성신부전으로 인한 응급 상황에서 주로 사용되나, 드물게 말기신부전 환자에서 정규적으로 사용되기도 한다.

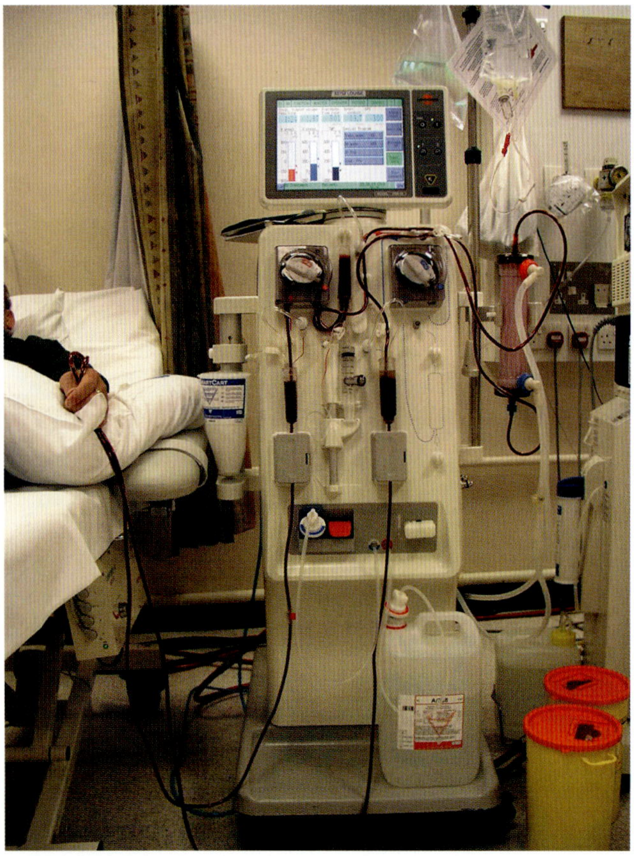

그림 1. **투석 기계**

복막투석

복막투석은 혈액투석보다 안전하며 적은 합병증을 가지고 있으나, 복막섬유화, 장루, 복벽탈장, 비만, 인공심장판막 및 유전성 낭종 질환을 가지고 있는 환자들에서는 금기이다. 장기간 카테터(Tenckhoff catheter)가 복강경 또는 개복 수술을 통해 복벽을 통해 삽입이 되어 복강으로의 진입로를 제공한다. 투석액이 복강 내로 주입되었다가 다시 밖으로 나올 때 복벽의 넓은 표면적을 통해서 체내의 노폐물들이 여과된다(그림 2).

Continuous ambulatory peritoneal dialysis(CAPD)는 1.5-3L를 이용하여 하루 종일 시행한다. 투석액은 하루에 네번 교환하며 수작업으로 새로운 투석액으로 교환한다. Automated peritoneal dianlysis(APD)는 야간에 기계에 의해서 시행되며 10시간 이상 8-12L를 사용하며, 1-2L는 낮 시간을 위해 복강 내에 남겨 둔다.

CAPD와 APD는 모두 병원 방문의 횟수 및 정맥주사 횟수가 적으며 식이의 제한이 거의 없다. 기계적인 문제들(통증, 누출, 불량한 흐름 및 고환 부종)은 드물다. 복막투석의 주된 단점은 복막염의 위험이다. 대부분의 복막 감염은 포도상 구균이나, 곰팡이나 마이코박테리아 감염도 또한 관찰된다. 치료는 투석액의 빠른 세척, 복강내 항생제 및 경구 광범위 항생제의 투여이다. 녹농균이나 곰팡이에 의한 감염은 투석용 카테터 제거의 적응증이 된다.

신장 이식

모든 환자는 신장 이식 전에 자세한 이학적 검사와 심리 평가가 이루어 져야 한다. ABO 혈액형 타입과 조직 타입뿐만 아니라 자세한 생화학적 스크리닝이 이루어 져야 한다. 하부요로 증상을 가진 환자에서는 비뇨기과적 평가(방광조영술, 방광경 및 요역동학 검사)가 필수적이다. 패혈증, 후천성 면역결핍 증후군(AIDS), 급성 간염, 정신이상, 결핵 및 암은 신장 이식의 금기이다. 암의 과거력이 있는 환자의 경우 3년에서 5년 동안 재발하지 않은 경우에 신장 이식을 받을 수 있다. 다낭성신, 조절되지 않는 고혈압 폐쇄성 요로병증 또는 신결석이 있는 환자에서는 기존의 신장을 신장 이식에 앞서서 먼저 제거할 수 있다.

신장 이식의 주된 경로는 사체 신공여(Cadevaric donation)이다. 공여자 또한 자세한 혈장 검사, 혈액형 타입 및 조직 적합성을 검사해야 한다. 공여 신장은 보통 en bloc(동맥, 정맥 및 요관을 주의 깊게 보존하면서)으로 제거되며 수송을 위해서 얼음 안에 저장되기 전에 냉장 관류로 처치된다. 생존 신공여자는 신장 적출에 앞서 신장의 혈관에 대해서 자세한 평가가 이루어져야 하며, 신공여를 위한 수술은 이환율을 최소화하기 위해 현재는 많은 경우 복강경으로 시행한다.

조직적합성은 ABO 혈액형 그룹과 human leucocyte antigen(HLAs)에 의해 결정된다. Major histocompatibility complex(MHC)는 6번 염색체 단완에 있는 일련의 유전자들이다. 세포 표면 인식자들은 A,B 및 DR에 존재하는 HLAs 항원으로 조직

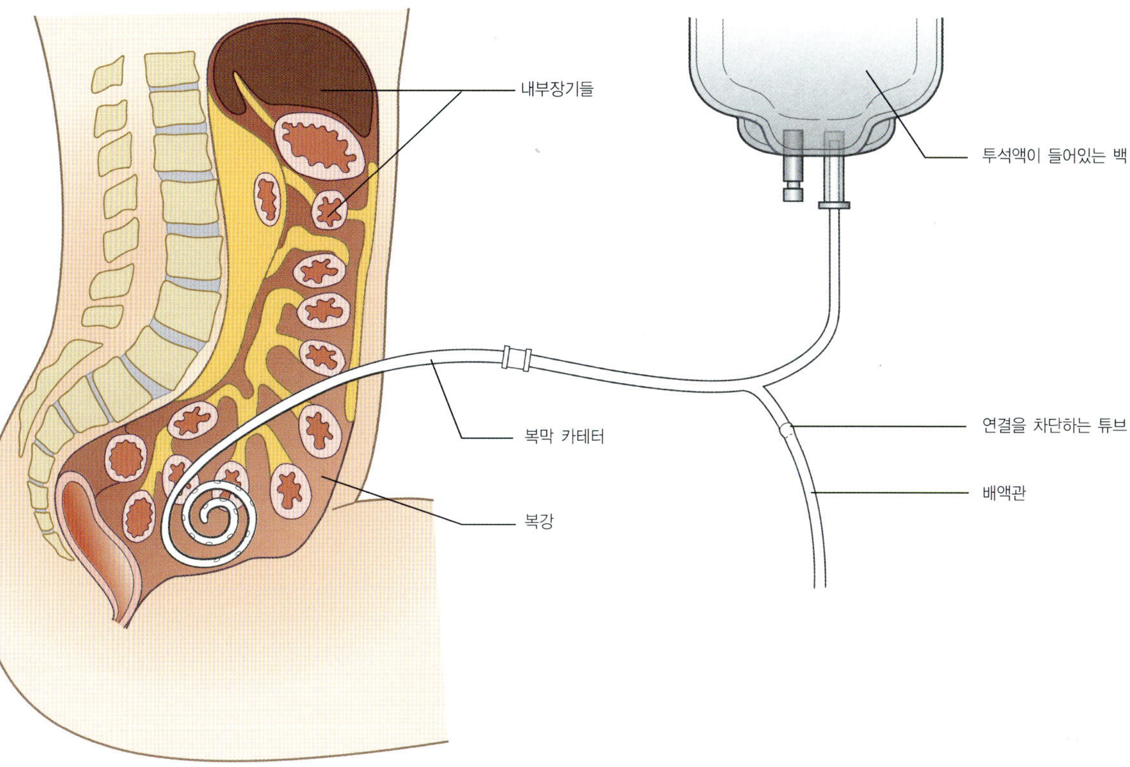

그림 2. **복막투석**

표 1. **신장 이식 후 면역억제**
Polyclonal/monoclonal antibodies
Muromanab-CD3(OKT3)
Calcineurin inhibitors
Ciclosporin A
Tacrolimus
Purine synthesis inhibitors
Azathioprine, cyclophosphamid
Methotrexate, mycophenolate
Steroids

적합성에 있어서 가장 중요하다. 즉, 항원이 서로 잘 맞을수록, 이식 생존율은 높아진다.

신장 이식은 복강외 부위에서 시행되며 신장 혈관들은 환자의 내골반동맥(internal iliac artery)과 외골반정맥(external iliac vein)으로 각각 문합된다. 한편, 요관은 내부에 요관 스텐트를 유치한 상태로 직접 방광과 문합된다. 술후 수액 치료는 매우 중요하며, 정맥 혈전을 예방하기 위해서 술후 저용량의 항혈전제를 투여해야 한다(표 1). 대부분의 환자들은 초기에 calcineurin 억제제(tacrolimus or ciclosporin), azathioprine 및 스테로이드를 병용 투여받는다. 술후 조기에 이식신을 평가하는 방법으로 도플러 초음파나 ^{99m}Tc-mercaptoacetyltriglycerine(MAG3) 스캔이 사용된다.

신장이식의 주요 합병증은 표 2와 같다. 성공적인 신장 이식은 투석이 필요 없는 삶을 유지함으로써 삶의 질을 향상시킬 수 있다. 남성의 경우 가임 능력을 회복할 수 있으며, 여성의 경우 종종 월경을 다시 시작하면서 임신 능력이 회복되기도 한다.

표 2. **신장 이식의 합병증**	
혈관성	6-30%의 환자들에서 관찰됨
	신장 동맥 협착은 의인성이거나 동맥경화에 기인할 수 있다. (수술적 확인이나 풍선확장술을 필요로 할 수 있다.)
	신장 정맥 혈전증(1%이내)은 이식 실패를 유발한다.
비뇨기	문합부 누출(3-10%) 또는 폐쇄는 배액관이나 스탠트삽입으로 치료될 수 있다.
	림프수종은 후기 폐쇄를 유발할 수 있다.(1-18%)
	방광 누출은 장기간 카테터 유치로 치료될 수 있다.
감염	기회감염은 수술 후 1-6개월 후 발생한다.
	바이러스성 사마귀가 환자의 50%에서 발생한다.
	진균 감염
거부	초급성
	급성
	만성
고혈압	80%이상 관찰된다.
	12%에서 신장 동맥 협착증을 보인다.
암	림프종(1-2%), 보통 non-Hodgkin's B-cell lymphoma
	피부암의 위험은 정상인의 20배

핵심 포인트

- 혈액투석은 훌륭한 신대체요법이나 고정된 스케줄과 빈번한 병원 방문의 불편함을 겪어야 한다.
- 복막투석은 환자들이 병원 방문으로부터 좀 더 자유로울 수 있게 하며 일반적으로 잘 견딘다.
- 신장 이식은 삶의 질을 높일 수 있으며, 새로운 면역 억제제에 대한 연구를 통해서 보다 향상된 결과를 제공할 수 있을 것이다.

신성 및 부신성 고혈압

고혈압은 수축기 혈압 160mmHg 이상, 이완기 혈압 95mmHg 이상 또는 두 가지 모두에 해당되는 경우로 정의한다. 대부분의 고혈압 환자들은 특별한 기저 원인이 없으나(본태성 고혈압, essential hypertension), 일부에서는 신장 또는 내분비적 원인이 있는 이차성 고혈압인 경우가 있다.

표 1과 같은 특정한 형태의 고혈압이 발생하는 경우에는 이차성 원인을 의심해 보아야 한다. 비뇨기과 의사는 신실질성 고혈압, 쿠싱 증후군, Conn 증후군, 크롬친화성세포종(pheochromocytoma) 및 신혈관성 고혈압의 치료에 있어서 도움을 줄 수 있다.

신실질성 고혈압

이는 만성신우신염, 수신증, 신장저형성(Ask-Upmark kidney) 및 일반적으로 단측 방광요관 역류에서 관찰된다. 신척출에 의한 고혈압의 조절은 효과적일 수 있으나 대측 신장이 기존에 불가역적인 고혈압에 의한 변화를 겪지 않은 경우에 한해 시행해야 한다. 신장에 발생하는 일부 종양(예, adenocarcinoma, nephroblastoma 및 juxtaglomerular tumours)이 이차성 고혈압의 원인일 수 있으며, 이런 경우는 신장이 적출되어야 한다.

쿠싱 증후군

쿠싱 증후군은 보통 스테로이드에 의해 유발된다. 스테로이드를 투여 받지 않은 환자들의 경우 80%는 뇌하수체 종양으로 인한 쿠싱 증후군이며 20%는 부신 종양이나 이소성 부신피질호르몬 생산으로 인한 부적절한 부신피질호르몬(ACTH) 분비가 원인이다.

임상 진단(그림 1)

혈장 코티졸 수치가 정상적인 일중분비리듬의 소실과 함께 감소하며, 유리 코티졸, 17-oxygenic steroids 및 17-oxosteroids가 요중으로 분비된다. 혈장 ACTH 수치가 증가할 수 있으며, 인슐린 유발 저혈당에 대한 정상 혈장 코티졸의 반응이 소실된다. 구개골 일반촬영 사진에서 뇌하수체와(pituitary fossa)가 확장되어 있는 것을 확인할 수 있으며, 부신 종양의 위치 확인은 131I-iodocholesterol 스캔, 컴퓨터 단층촬영 또는 자기공명영상을 통해 확인할 수 있다.

표 1. 이차성 고혈압의 진단을 시사하는 소견들
30세 이하 또는 55세 이상에서 발생
고혈압에 대한 강한 가족력
갑작스런 발생 및 짧은 이환 기간
고혈압의 악화
약물로 조절이 되지 않는 고혈압
상복부 잡음(수축시와 이완시)
고혈압성 망막증(2등급 이상)

치료

양측성 부신절제술은 뇌하수체 종양을 확인할 수 없는 경우에 한해 적응증이 되며, 보통 복강경으로 시행된다. 수술 후 스테로이드 대체 요법이 반드시 필요하며, 환자의 10-20%에서는 순차적으로 뇌하수체 종양이 발생한다(넬슨 증후군). 기능성 부신 선종 또한 복강경을 통해 제거되어야 하나, 인구의 10-15%를 차지하는 우연히 발견된, 비기능성 부신 선종의 경우는 쿠싱 증후군을 일으키지 않는다. 악성 부신 종양의 예후는 불량하다.

Conn 증후군과 부신 고알도스테론혈증

원발성 고알도스테론혈증 환자의 70%에서는 부신의 zona glomerulosa에서 기원하는 알도스테론-분비 종양이 존재한다(Conn 증후군). 나머지는 특발성, 양측성 부신 과형성을 가지고 있다.

임상진단

Conn 증후군은 젊은 여성들에서 근육약화, 경련, 야간뇨 및 변비를 동반한 심한 고혈압의 증상으로 나타난다. 부신 정맥조영술을 통한 정맥 알도스테론 수치의 측정을 통해 진단이 가능하며, 방사선

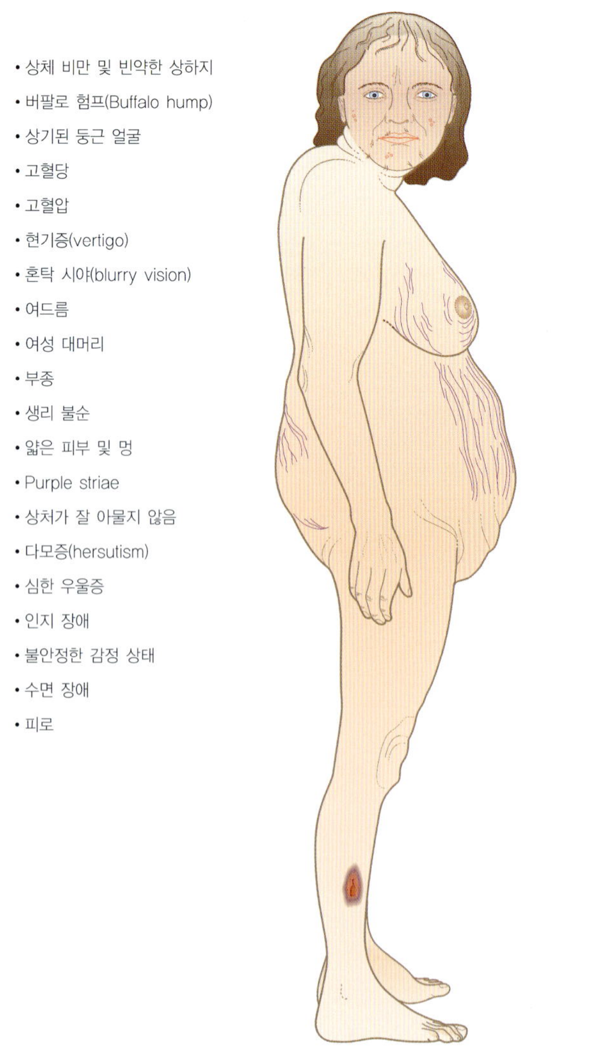

그림 1. **쿠싱 증후군의 임상 양상**

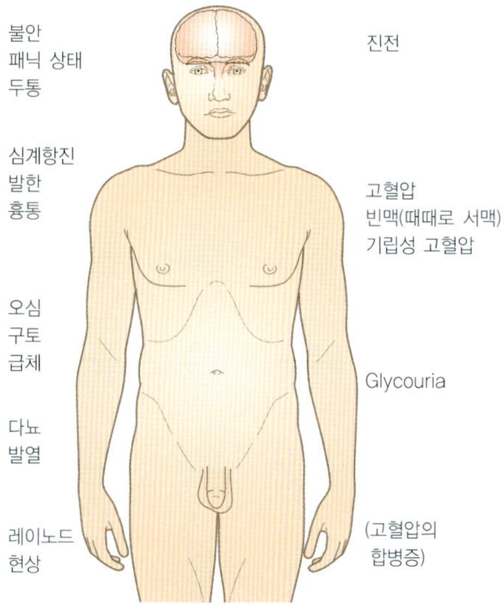

그림 2. **크롬친화성세포종의 임상 양상**

131I-iodocholesterol 방사성 동위원소를 이용한 스캔은 작은 종양의 위치를 확인하는데 도움이 된다. 부신 선종 및 과형성은 몸의 위치 변화에 대한 혈장 알도스테론의 반응을 통해서 감별할 수 있는데, 선 자세에서 부신 선종의 경우 알도스테론 수치가 감소하나 부신 과형성에서는 반대로 증가한다.

치료

Conn 증후군의 치료는 부신 선종 또는 과형성의 수술적 제거이다. 수술에 따른 이환률 및 치사율이 낮은 복강경을 통한 제거가 개복 수술보다 선호된다. 부신 선종 환자의 60%는 수술을 통해 고혈압이 완치될 수 있다. 양측성 부신 과형성의 경우 단지 30%에서만 수술을 통해 고혈압을 완치할 수 있다. 수술적인 치료가 실패하는 경우에는 spironolactone(100-400mg/day) 또는 amiloride(10-40mg/day)의 장기 치료를 시행한다.

과크롬친화세포종

이 질환은 카테콜아민(아드레날린 및 노아드레날린)을 분비하는 부신 수질의 종양이다. 고혈압은 간헐적으로 정상 혈압의 기간을 가지는 환자들의 33%에서 일시적이다. 과크롬친화세포종의 10%에서 악성이며, 10%는 양측성, 그리고 10%는 이소성으로 존재한다. 반면 일부 경우 다발성 내분비 선종증(multiple endocrime adenomatosis)과 관계된다.

임상 진단(그림 2)

진단은 혈중 카테콜아민 수치 증가 및 그 대사 산물(vanillylmandelic acid, VMA)의 요중 수치 증가를 확인함으로써 이루어진다. 131I-iodobenzylguanidine 스캔은 이소성 종양의 위치를 확인하는데 도움이 될 수 있으나, CT 및 MRI가 보다 적절한 검사 방법이다.

치료

수술적 제거(개복하 또는 복강경하)를 통해 대부분 완치가 가능하나 수술 과정에서 종양을 손으로 촉지하는 과정에서 다량의 카테콜아민이 분비되면서 급성 고혈압이 발생할 수 있다. 이러한 경우를 예방하기 위해서는 수술 중에 알파 차단제, 베타 차단제 및 혈관확장제를 투여해야 한다.

신혈관성 고혈압

신혈관성 고혈압의 가장 흔한 원인은 신동맥의 동맥경화로(표 2) 청진 시 상복부에 잡음(bruit)이 들린다면 의심해 보아야 한다.

임상 진단

정맥요로조영술(IVU)을 통해서 이환된 신장의 지연된 신우조영, 부수 혈관(collateral vessels)에 의한 금이 간 듯한 집뇨계의 모양, 그리고 신장간에 1.5cm 이상 크기의 차이를 관찰할 수 있다. 각각의 신장 정맥에서 레닌 수치를 확인하는 것은 상대적으로 임상적으로 용이하지 않다. Captopril을 투여한 후 시행한 신장 스캔 검사(99mTc-mercaptoacetyltriglycerine MAG3)에서 동위원소의 지연성 집적, 비대칭적 peaking, 피질 체류 및 사구체 여과율 감소가 관찰되는 경우 90%의 민감도로 신동맥 협착증을 진단할 수 있다. 방사선 조영제를 이용한 혈관조영술, CT 또는 MRI는 확실한 평가방법이다.

표 2. **신혈관성 고혈압의 원인들**
동맥경화
특발성
혈관내막 섬유증식
섬유근육 증식
내막 섬유증식
외막 섬유증식
다른 이상들
신동맥파리증
동정맥 누공

치료

수술적 재건, 혈관성형술 또는 신장의 자가이식술을 시행하며, 동맥경화성 신혈관성 고혈압의 50-60%에서 완치될 수 있다. 동맥경화로 인한 폐쇄에 대한 혈관성형술은 10-35%의 경우 재협착이 발생한다. 특발성 신동맥 협착증의 경우 혈관성형술이나 혈관내 스탠트 삽입을 통해서 90% 이상 완치될 수 있다. 신장 동맥류 또는 동정맥 누공의 경우 수술적 교정이나 색전술이 필요하다.

핵심 포인트

- 이차성 고혈압은 드물지만 젊은 사람이면서 고혈압이 심하며 조절이 잘 되지 않는 경우 혹은 가족력이 있거나 이학적 검사에서 상복부 잡음이 들리는 경우에 의심해 보아야 한다.
- 신실질성 고혈압은 대측 신장이 고혈압에 의한 변화에 영향을 받지 않은 경우에 한해서 수술적으로 제거를 시행한다.
- 내분비적 고혈압은 보통 경구 피임약을 복용하는 경우에 발생하나, 부신 또는 뇌하수체 종양이 있는 경우에도 발생할 수 있으며 수술적 치료에 잘 반응한다.
- 신혈관성 고혈압은 보통 동맥경화에 기인하는데 수술적 재건술을 시행 받아도 재발하거나 진행하는 경향이 있다.
- 경피적 혈관성형술은 비 동맥경화성 신동맥 협착증에 대해 가장 좋은 치료 결과를 가지고 있다.

하부 요로 폐쇄

병태생리와 평가

방광출구폐색(Bladder outlet obstruction, BOO)는 요도 협착과 같은 방광하부 이상에 의해서 발생할 수 있으나, 고령의 남성에서는 보통 전립선의 비대가 주된 원인이 된다. 원인이 무엇이든 간에, 증상은 통상적으로 비슷하게 나타난다.

임상 양상

방광출구폐색과 관계된 증상은 표 1에 나타난 바와 같은데, 하부요로계 증상(lower urinary tract symptoms, LUTS)라는 기술적 용어로서 알려져 있다.

양성전립선비대(Benign prostatic hyperplasia, BPH)는 고령의 남성에서는 매우 흔하게 존재하는데 50세 이상에서부터 명백해진다. BPH는 요도가 통과하는 부위인 전립선의 이행대에서 주로 발생한다. 전립선 간질 및 방광경부에 존재하는 평활근의 긴장이 또한 발생하여, 저항을 증가시키고 결과적으로 BOO를 초래하게 된다. LUTS, BPH 및 BOO 이 세가지 상태는 독립적으로 존재하는 동시에 서로 공존하면서 존재함으로써, 결과적으로 최종적 임상적인 상황을 결정하게 된다(그림 1).

BOO는 동적인 부분과 정적인 부분 가지고 있다. 동적인 부분은 전립선 간질, 요도주위 및 방광경부 부근에 존재하는(알파 교감 신경의 통제하에 있는) 평활근의 과긴장 상태에 기인한다. 정적인 부분은 전립선의 비대로 인한 물리적인 요도 압박이다. 이러한 인자들의 영향은 환자들간에 다양하며, 한 환자에서도 시간에 따라 다양하게 나타난다.

환자와 전립선특이항원(PSA) 검사의 한계점과 이상 소견에 따른 추후 방침에 대한 상의 후 생화학적 검사인 혈청 전해질, 크레아티닌 및 전립선 특이항원 검사를 시행할 수 있다.

BOO는 생리적인 이상으로, 요역동학 검사에서 방광내 압력이 60cmH_2O 이상이면서 요속이 감소하는 경우 진단될 수 있다(그림 2). 컴퓨터에 의해 생성되는 노모그램을 통해 환자들을 각각 폐쇄성, 모호 및 비폐쇄성 그룹으로 분류할 수 있다.

폐쇄 과정에 대한 반응으로, 방광 내에 있는 근육이 물리적인 특징과 기능에 있어서 변화를 겪게 되며(방광근 비후), 신경 분포의 변화는 denervation supersensitivity을 유발한다. 이로 인해 이차적으로 방광근 불안정성(Detrusor instability, DI)이 유발되며 표 1에서 보여지듯이 저장기 증상들에 대한 원인이 된다. 폐쇄가 없는 원발성 DI 또한 LUTS를 유발할 수 있으나, 치료의 방향이 다른 이차성 DI와는 감별이 되어야 한다. 방광벽의 나이에 따른 변화는 BOO에 따른 영향을 혼란스럽게 하거나 왜곡시킬 수가 있는데, 방광근의 섬유화가 진행됨으로써 방광의 순응도가 감소하고 수축력이 감소될 수 있다.

평가

치료가 시작되기 전에, BOO가 의심되는 LUTS 환자들은 폐쇄가 실제로 존재하는지에 대한 평가가 이루어져야 한다. 기저 질환으로서 양성 전립선 비후, 전립선암 또는 요도 협착이 있는지 살펴 보아야 한다. 주의 깊은 병력 청취와 국제 전립선 증상 점수(International Prostate Symptom Score, I-PSS, 151p 참조) 평가가 이루어 지는데, 이 점수 평가에서 LUTS는 삶의 질 점수와 함께 점수가 매겨진다. 요실금, 요폐, 요로감염, 만성신부전 및 혈뇨가 있는지에 대해 개별적으로 평가가 이루어 져야 하며, 만약 존재한다면 BOO의 치료에 영향을 미칠 수 있다.

복부 평가(팽창된 방광 확인), 생식기 확인 및 직장수지검사(digital rectal examination, DRE)가 이루어 져야 한다. 직장수지검사에서는 전립선의 모양, 크기 및 견실성(consistency)에 대해 살펴보아야 하며, 동시에 항문주위 감각 및 항문 조임근 기능에 대한 평가도 이루어 져야 한다. 요검사는 요로감염이나 혈뇨에 대한 증후가 있을 때 검사해 보아야 한다. 환자 본인에 의해서 빈도-용적 차트(appendix 149p 참조)를 기재하도록 하는데 이를 통해서 기능적 방광 용적을 평가할 수 있으며, 보통 야간 다뇨의 정도를 확인할 수 있다. 야간 다뇨의 경우 신장의 노화현상과 관련되어 야간에 수분 조절 능력 약화로 인해 보통 발생 하는데 BOO에 대한 표준적 치료에 잘 반응하지 않는다.

생화학적 검사로서 혈청 전해질, 크레아티닌 및 전립선 특이 항원(prostate-specific antigen, PSA) 검사를 하는데 PSA는 전립선 크기의 중간 표식자로서 또한 유용할 수 있으며, 1.4ng/mL 이상인 경우 증상이 진행할 위험이 높아진다.

단순 요류 검사를 시행해야 하며 그 후 초음파 검사를 통해 배뇨 후 잔뇨를 측정해야 한다. 이러한 검사들을 통해 추가 검사 없이 대부분의 BOO 환자들을 진단할 수 있다. 최고 요속이 10mL/s 이하인 경우 BOO가 있을 확률은 90%이며, 10-15mL/s인 경우 50%, 15mL/s 이상인 경우 30%이다. 다만, 검사 과정에서 최소한 150mL

표 1. **하부요로 증상(LUTS)**

배뇨(폐쇄) 증상	배뇨 시 주저
약한 요류	배뇨 끝에 소변이 조금씩 떨어짐
불완전하게 방광을 비움	배뇨시 배에 힘을 줌
저장(자극) 증상	빈뇨
야간뇨	급박뇨
급박성 요실금	

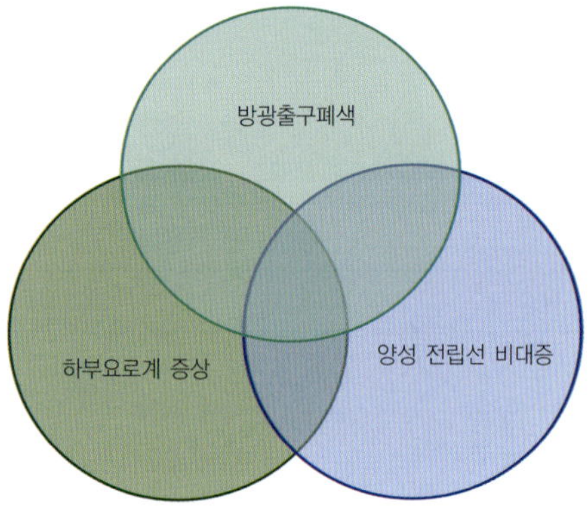

그림 1. **증상(LUTS), 조직병리(BPH) 그리고 병태생리(BOO) 사이의 중첩 정도를 보여주는 벤다이어 그램**

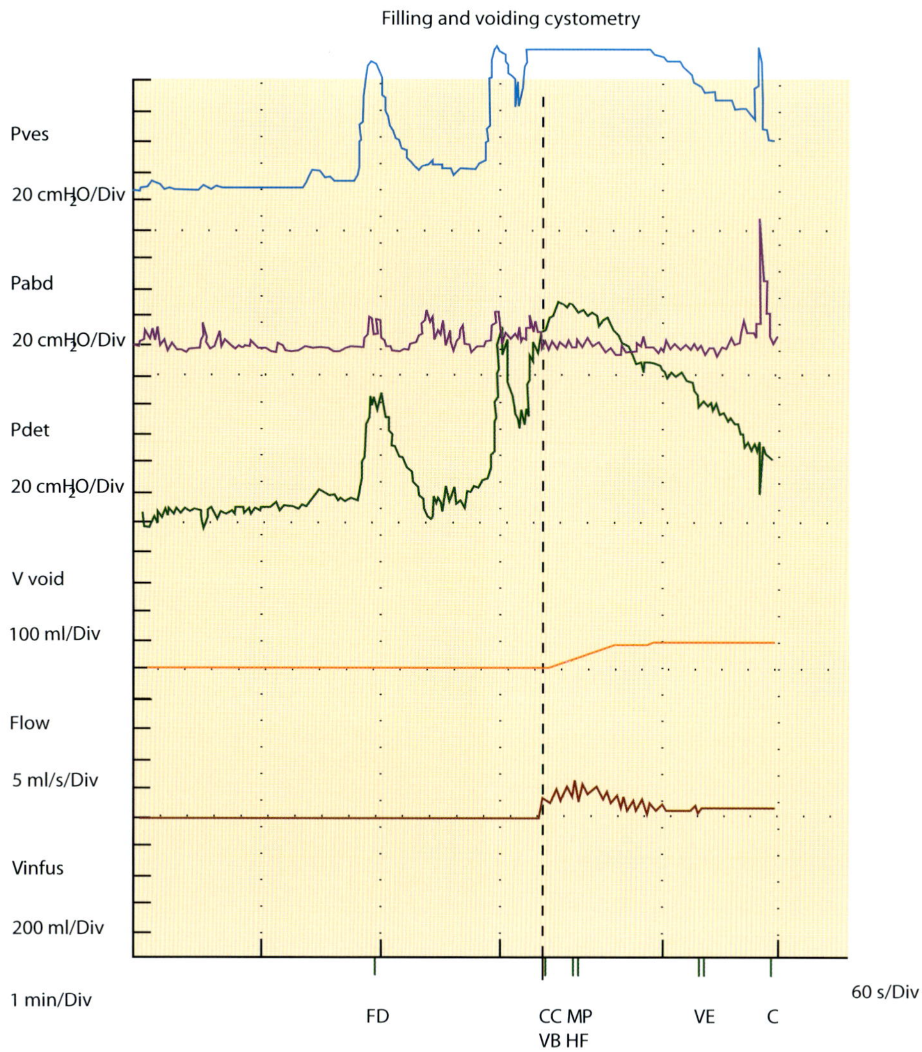

Results (voiding phase)

Max flow rate	6.5 ml/s	Pves at opening	146 cmH_2O
Average flow rate	2.6 ml/s	Pves at max flow	164 cmH_2O
Voided volume	168 ml	Pdet at max flow	147 cmH_2O
Voiding time	79 s	Max Pdet	149 cmH_2O
Flow time	65 s		
Time to max flow	8 s		

그림 2. **방광출구폐색의 소견인 증가된 방광근 압력과 감소된 요속을 보여주는 요역동학 검사 소견**

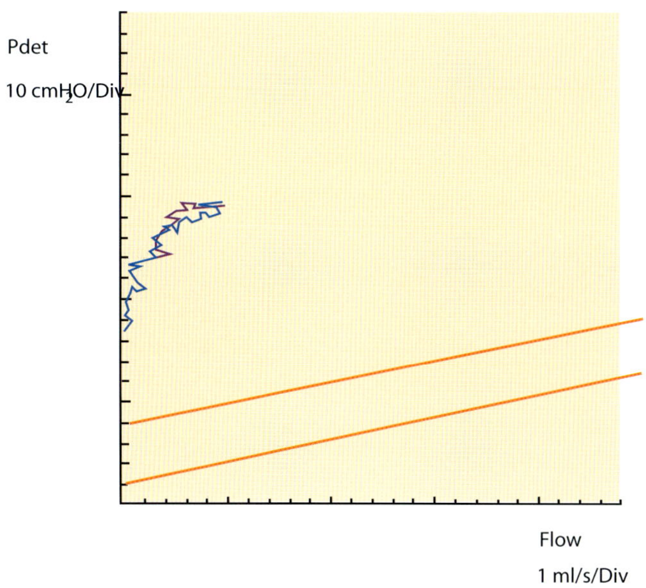

그림 3. **방광출구폐색에 해당되는 동일한 환자의 Abrams-Griffiths 노모그램**

이상의 소변이 방출되어야 하는 점을 전제로 한다. BOO의 진단이 확실하지 않거나 저장기 증상이 주를 이루는 경우는 공식적인 요역동학 검사의 적응증이 된다.

핵심 포인트

- 방광출구폐색은 요역동학적으로 증가된 방광출구저항에 대한 증가된 방광근 압력(60cmH_2O)으로 정의할 수 있다.
- 고령의 남성에서 가장 흔한 원인은 양성 전립선 비대(BPH)이나, 방광경부 또는 방광하부 요로의 구경을 좁힐 수 있는 어떠한 상황이라도 원인이 될 수 있다.
- 하부요로증상(LUTS)이라는 용어는 기술적인 용어이며 LUTS는 BOO와 동의어가 아니다.
- LUTS, BPH 및 BOO는 각각 독립적으로 존재할 수도 있고 동시에 존재할 수도 있다.
- 임상적인 평가는 증상의 정량화와 요속 및 잔뇨 측정을 통해 이루어진다.

양성 전립선 비대증

양성 전립선 비대(BPH)라는 용어는 간질 및 상피의 증식에 대한 조직병리적 이상을 말하는데, 부검 연구들에 따르면 고령에서 더욱 흔하게 나타난다. 전립선 비대증은 보통 직장수지검사를 통해 발견된다. 그러나, BPH의 병리적 진단은 조직의 분석을 통해서만 확인될 수 있다(그림 1). BPH는 30세 이하의 남성에서는 나타나지 않으나, BPH에 기인한 전립선의 성장은 30대에서 명백해지기 시작한다. 이러한 과정은 광범위한 증식으로 시작하여, 이후에 결절을 형성하면서 진행되는데(그림 2), 40대에 명백해진다. 85세까지 90%의 남성에서 현미경적으로 명백한 BPH의 증거를 확인할 수 있다. 전립선 성장율은 55세에서 75세 사이의 남성의 경우 해마다 2%씩 용적이 증가한다; 인종과 환경의 문제들이 성장율에 영향을 미칠 수 있다.

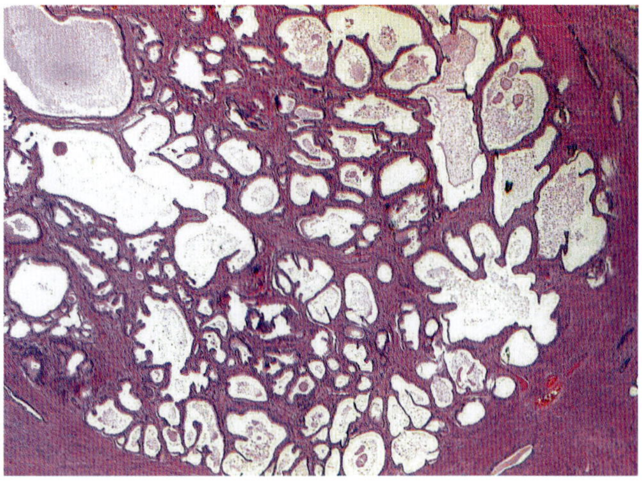

그림 1. **양성전립선비대증의 현미경적 양상**

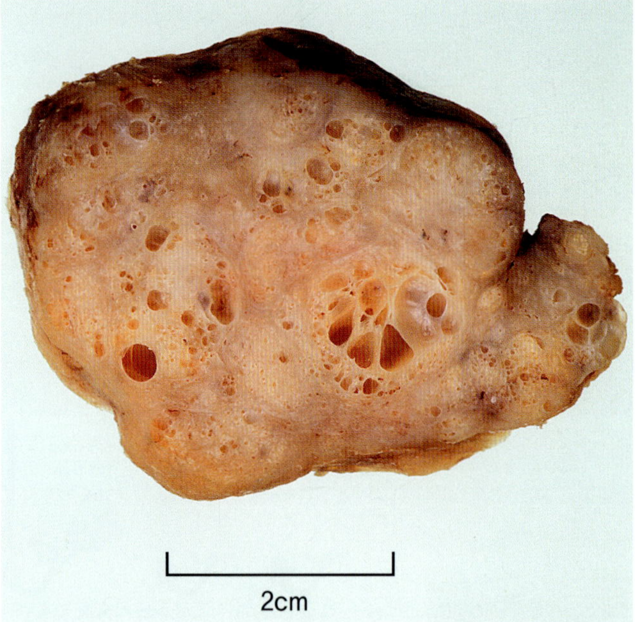

그림 2. **양성전립선비대에서 결절 형성을 보여주는 육안적 병리 소견**

전립선의 구역 해부학

전립선의 구역 해부학은 8p와 9p에 기술되어 있다. 이행대는 요도를 감싸고 있으며 그 이행대는 다시 중심대에 의해 둘러싸여 있다. 중심대를 사정관이 관통하고 있는데, 이 사정관은 정낭과 정관에서 기원하여 정구의 위치에 있는 요도의 바닥부분에서 끝나면서 열린다. 말초대는 이행대와 중심대를 둘러싸고 있는데, 직장수지검사에서 만져지는 전립선의 부분이 바로 말초대이다.

젊은 남성에서는, 말초대의 면적이 가장 넓으나, 양성 전립선 비대가 거의 항상 이행대에서 발생을 하기 때문에, 고령의 남성에서는 이행대가 가장 넓은 부분이 된다.

양성전립선 비대의 원인

양성전립선비대가 발생하는데 반드시 필요한 잘 알려진 인자는 고령 및 기능성 고환의 존재이다. 고환에서 합성되는 테스토스테론은 전립선내에서 세포의 핵막에 존재하는 효소(5알파-환원효소)에 의해 활성화된다. 결과적으로 dihydrotestosterone(DHT)이 생산되는데, DHT는 안드로겐 수용체에 결합한 다음, 복합체를 형성하게 되고 유전자와 연관을 가지게 된다. 이러한 과정은 안드로겐과 에스트로겐뿐만 아니라 성장을 촉진하거나 억제하는 성장 인자들의 작용에 영향을 받는다. 전립선의 성장은 이러한 호르몬 환경의 섬세한 변화들에 의해 영향을 받는다.

전립선의 성장에 대한 내부 조절

전립선은 상피 및 간질 부분을 가지고 있는 것으로 생각할 수 있다. 이 두 부분은 기저막(basement membrane)에 의해서 구분되는데, 기저막에서 기저 세포들(basal cells)과 luminal cell들이 서로 맞닿아 있다. 이러한 구성 세포들 사이 사이에 신경내분비 세포들이 흩어져 분포한다. 전립선의 간질은 세포외 기질에 의해 둘러 쌓여

표 1. **전립선의 성장을 조절하는 인자들**

외인성	내인성
고환	상피
안드로겐	Luminal cells
에스트로겐	기저세포
비안드로겐성 인자들	신경내분비 세포
환경	간질
식이	섬유세포
미세 유기체들(micro-organisms)	평활근 세포
	세포외기질
요도	유전
요	유전성 상태
정낭액	Homeobox genes
	기타
	내분비 장기
	신경전달물질
	면역 인자

있는 여러 가지 다른 종류의 세포들의 복합체라고 할 수 있다. 간질은 전립선 성장의 유도와 조절에 있어 중요한 역할을 담당하고 있다. 전립선의 성장은 많은 인자들 사이에 존재하는 균형에 의존하고 있다(표 1).

전립선 내에서 생산되는 성장인자들은 autocrine, paracrine Ehsms intracrine 효과를 통해서 세포에 영향을 미치는 단백질들이다. 많은 성장 인자들이 있으나, epidermal growth factor(EGF), fibroblast growth factor(FGF2) 그리고 insulin-like growth factor 들이 효과를 나타낸다. 안드로겐과 함께 이러한 인자들은 정상적인 전립선의 성장을 유지시키는 일을 하고 있다. 주요 성장 억제 인자로는 transforming growth factor(TGF-b)가 있다. 이 성장 인자는 상피와 간질에 대해 서로 다른 작용을 하지만, 주된 역할은 증식과 사멸(계획된 세포 사망) 사이에 균형을 맞추는 일 보다는 평활근의 분화를 조절하는 일을 맡고 있다.

외인성 인자들

가장 영향력 있는 외인성 인자는 바로 고환인데, 고환은 안드로겐, 에스트로겐 및 비안드로겐성 고환 인자들을 생산한다. 가장 중요한 안드로겐인 테스토스테론은 5알파-환원효소에 의해 매우 강력한 dihydrotestosterone(DHT)으로 전환되며, DHT는 궁극적으로 안드로겐의 활동을 조절하는 내인성 성장인자의 합성과 관계된 핵의 신호전달을 유발한다. 에스트로겐은 간질 세포를 증식시키며 전립선 상피는 억제시킨다. 나이가 증가함에 따라, 전립선 내에서의 에스트로겐과 DHT의 비율이 순환계에서 보다 많이 증가하게 된다. 특히 프로락틴과 같은 많은 고환외 호르몬들은 전립선 내에서 상피세포와 간질 세포 사이의 신호전달 과정을 조정하는 능력을 가지고 있으며, 신경전달물질 및 neuroprophin 역시 이러한 간질-상피 상호작용에 영향을 미친다.

전립선염증 및 식이와 같은 많은 환경적인 인자들이 전립성의 성장에 대해 억제하는 영향을 미친다. 식물 에스트로겐(phytoestrogen)의 섭취는 아시아 및 동양 남성에서 작은 전립선 및 적은 양성전립선비대의 유병율에 있어서 중요한 역할을 담당하고 있다.

양성전립선 비대의 유전적 요소들은 확실하지 않으나, 일부 가족에서 젊은 나이에 큰 전립선이 생기는 경우, 정확한 원인이 되는 기전은 밝혀져 있지 않으나, 유전적인 영향을 고려해 볼 수 있다.

핵심 포인트

- 양성전립선비대는 삼십대에서부터 명백하게 시작이 되며 85세의 남성 중 95%에서 존재한다.
- 양성 전립선 비대는 이행대에서 발생하는데, 이행대는 연령이 증가함에 따라 전립선에서 가장 큰 부분을 차지하게 된다.
- 고령 및 기능하는 고환이 BPH의 전제조건이다.
- 전립선의 성장은 내인성 및 외인성 인자들 사이의 균형에 의존한다.
- 내인성 인자들은 전립선내에 있는 간질과 상피 부분 사이의 상호작용을 조절한다.

급성 요폐

급성 요폐는 방광출구 폐색의 합병증이다. 강한 요의에도 불구하고 요배출 능력이 상실되며, 급성하복부 또는 요도 통증을 느끼며 복부검진상 급작스러운 방광의 압통이 발생한다.

임상 양상

급성 요폐는 수분 과량 섭취, 배뇨지연으로 인한 방광의 과팽창 및 방광근육의 과신장으로 인한 수축력 저하가 원인이 될 수 있다. 급성 요폐로 인해 발생한 상부 요로의 폐쇄는 방광의 감압을 통해서 빠르게 완화된다.

급성 요폐 발생에 대한 위험 인자는 표 1에 나타나 있다. 전립선 용적에 대한 간접적 표식자로서, 전립선 특이 항원의 상승은 큰 전립선 용적을 나타내며 이는 급성 요폐의 위험이 증가함을 나타낸다(그림 1). 60세 남성이 80세가 될 때까지 급성 요폐가 발생할 확률은 약 23% 이내이다.

술후 급성 요폐는 침상에 제한된 활동, 정맥주사로 인한 증가된 수분 섭취, 방광근 수축에 영향을 미치는 약물 사용, 술 후 통증 및 변비 등 일련의 종합적인 술후 상황으로부터 발생할 수 있다. 여러 연구들은 전신 마취와 척추 마취 또한 요폐와 연관지어 왔다.

치료

급성 요폐는 무척 고통스럽고 즉각적인 카테터 삽입을 요한다. 보통은 요도를 통해 카테터를 삽입하는데, 만약 요도 카테터 삽입에 어려움이 있는 경우에는, 치골 상부 카테터 삽입이 증상 완화를 위해 시행될 수 있다.

환자가 기존에 하부 요로 폐쇄가 없는 요로감염, 변비, 원인이 되는 약물 복용 또는 500ml이하의 잔뇨량이 있는 경우 카테터 삽입을 하지 않는 치료 시도(trial without catheter; TWOC)가 적절할 수 있다. 이러한 상황들 모두는 성공적인 TWOC의 가능성이 높은 상태라고 할 수 있으며, 카테터 삽입 후에 7일까지 TWOC를 지연시킴으로써 성공률을 44%에서 62%까지 증가시킨다(그림 2).

그러나 대부분의 환자들에서 급성 요폐는 방광출구폐색(BOO)의 합병증이며 따라서 출구 패색의 수술적 치료에 의해 가장 잘 치료가 된다. 수술은 경요도 전립선 절제술(TURP), 경요도 전립선 절개술(TUIP), 홀뮴 레이저 전립선 제거술(HOLEP) 또는 매우 큰 전립선의 경우에는 개복하 전립선 절제술이 시행될 수 있다. 급성 요폐 이후의 수술은 특히 출혈의 이환율이 높은데, 일반적인 전립선 절제술보다 3배

표 1. AUR 발생의 위험 인자

위험 인자	급성 요폐의 위험 증가
70세 이상의 고령	8배
전립선 증상 점수 (IPSS)7/35)	3배
전립선 크기 〉30	3배
자유 요류 속도 〈12	4배
PSA 〉1.4	9배

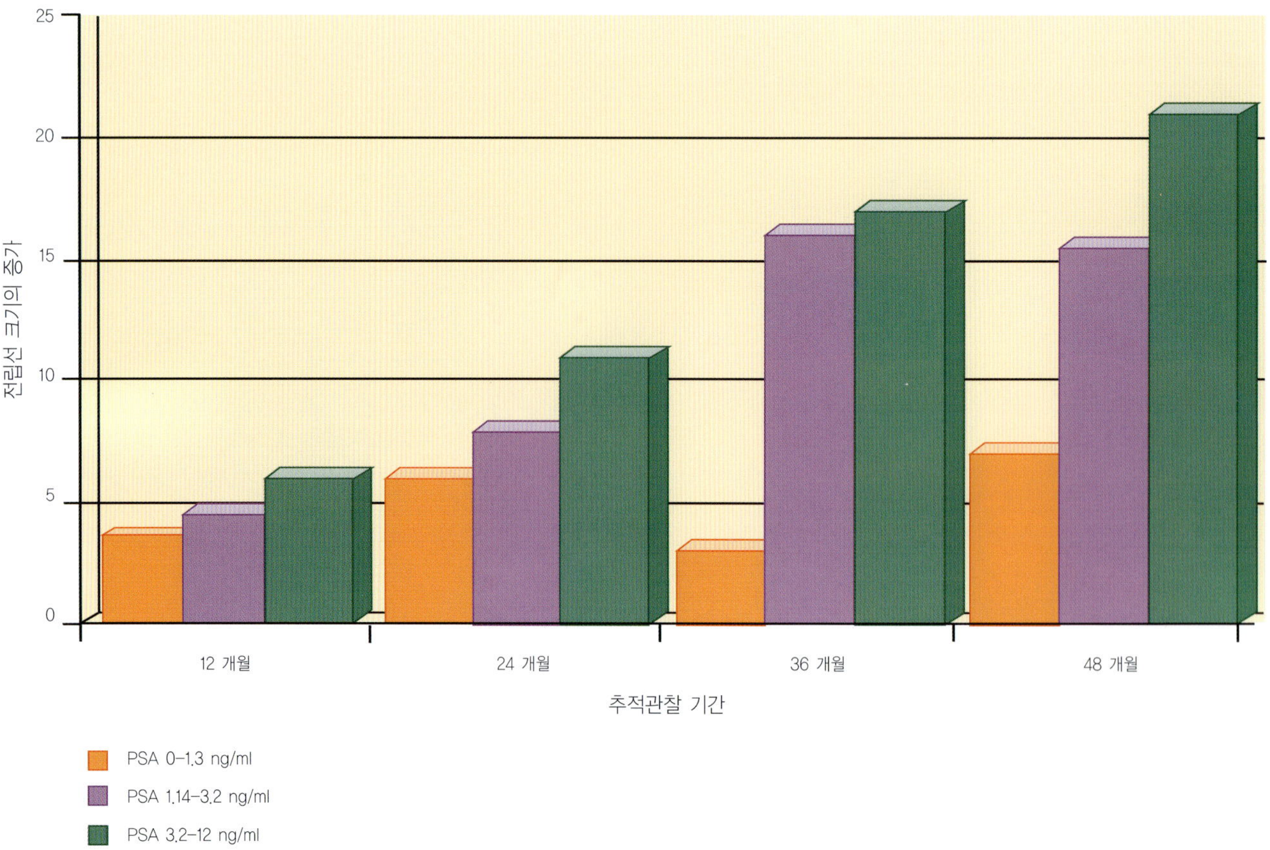

그림 1. **혈중 PSA 수치에 근거한 시간에 따른 전립선 용적의 변화**

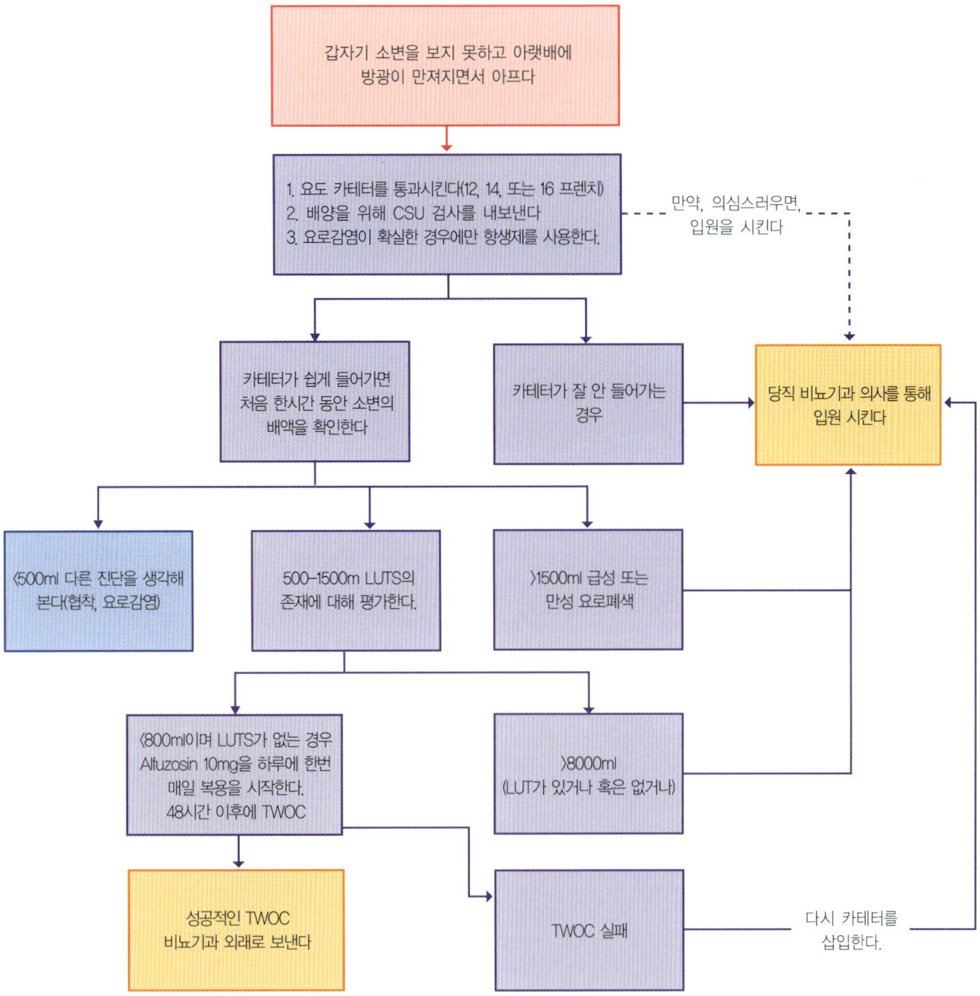

그림 2. **급성 요폐의 치료 알고리즘. UTI 요로감염; TWOC, 카테터 없는 연구; LUTS, 하부요로 증상**

높은 치사율(1-2%)을 보인다. 그러나, 레이저 전립선 절제술은 출혈의 위험을 감소시킬 수 있다.

술후 급성 요폐 환자의 거의 20%의 환자들이 방광출구폐색을 가지고 있다. 이전에 증상이 없었던 이들의 경우에는, 자가 배뇨 및 간헐적 도뇨 치료가 즉각적인 수술보다 더 선호된다.

약물 치료

급성 요폐는 환자들이 원치 않는 경험이다. 다수의 연구들에서 5a-환원 효소 억제제는 치료 6개월후 전립선 용적을 20%를 감소시키며, 급성 요폐를 예방할 수 있음이 밝혀졌다. 5년간 요폐의 위험은 5a-환원 효소 억제제를 투여 받은 환자들에서 68%까지 감소하였다. 전립선과 방광경부의 평활근 긴장을 감소시키는 알파 차단제와의 병용 투여를 통해 급성 요폐의 위험이 그 이상으로(81%) 감소되었다.

급성 요폐의 치료

처음으로 급성 요폐가 발생했던 환자들에서 알파 차단제의 사용이 연구되어 왔다. 증상이 없고, 전립선이 작으며, PSA가 낮은 환자들에서 알파 차단체를 복용한 경우, 카테터 제거 후에 배뇨 성공률은 29%에서 55%까지 증가하였다. 그러나, 이후의 연구들에서 이러한 환자들은 향후 5년간 75%이상에서 치료를 요하는 급성 요폐가 다시 발생한다는 점을 보여 주었다.

핵심 포인트

- 급성 요폐는 방광출구폐색의 합병증이다.
- 술후 급성 요폐의 경우 약 20%에서는 방광출구폐색이 원인이다.
- 급성 요폐의 위험은 5알파-환원효소 억제제 또는 5알파-환원효소 억제제 및 알파 차단제의 병용투여를 통해 감소될 수 있다.
- 방광출구폐색에 의한 급성 요폐는 수술이 가장 좋은 치료 방법이다.
- 수술의 합병증은 급성 요폐 환자에서 더 많다.

만성 요폐

급성 요폐와는 달리, 특별한 통증이 없으면서 300ml 이상의 잔뇨가 남는 상태를 말한다. 만성 요폐는 배뇨말기에 방광이 받는 압력에 따라, 고압성 만성 요폐와 저압성 만성 요폐로 나뉜다.

고압성 만성 요폐(HPCR)

고압 요폐에서, 방광의 compliance가 좋지 않으며 방광내압은 배뇨말기에 25cmH_2O 이상이 된다. 방광내압은 지속적으로 높은 상태에 있으며, 이는 기능적인 상부 요로의 폐쇄를 유발하여 결과적으로 만성 신부전을 초래할 수 있다(그림 1).

임상 양상

고압 만성 요폐 환자는 증상이 없는 경우가 많다. 그러나, 야간뇨는 흔하게 있으며, 50세 이상의 남성에서 이러한 증상이 갑자기 생기는 경우에는 고압성 만성 요폐를 의심해 보아야 한다. 신장 신우로부터 방광까지 요의 이동은 요관 내에서의 peristalsis와 신장과 방광 사이의 수압차이에 의해서 발생한다. 고압성 만성 요폐에서 상부요로의 배액은 기립 자세에서만 발생할 수 있다(중력으로 인해). 고압성 만성 요폐에서 신장으로 가는 반대 압력의 효과는 표 1에 나타나 있다.

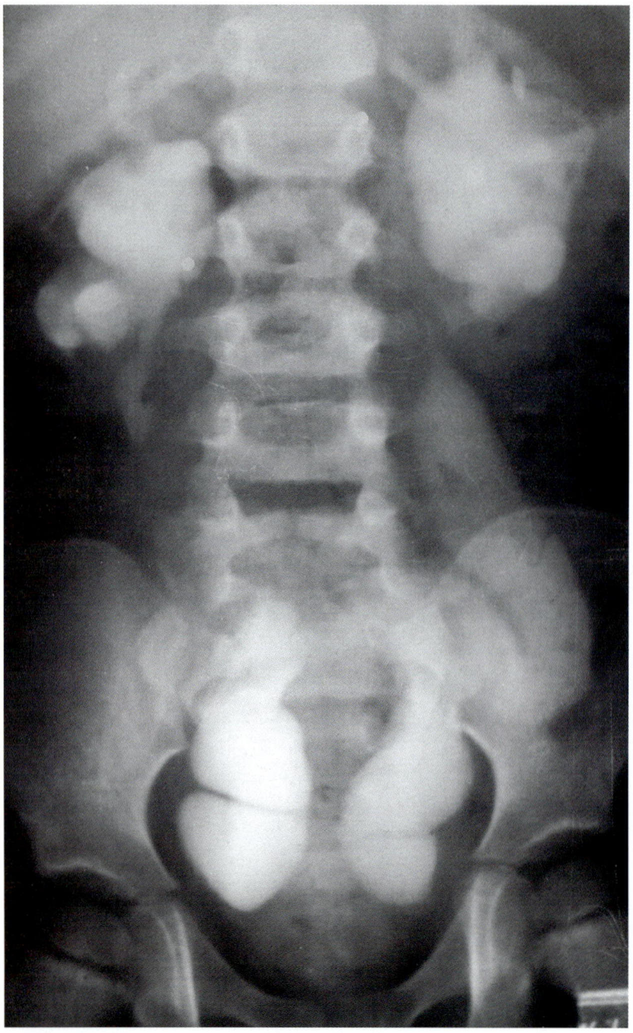

그림 1. 소아에서 고압성 만성 요폐(다량의 잔뇨로 인해 조영제가 희석되어 방광이 보이지 않는다.)

표 1. 고압성 만성 요폐의 임상 효과
상부요로 확장(수신증)
신기능 저하
50%에서 고혈압 발생
울혈성 심부전 및 20%에서 말초 부종 발생

치료

고압성 만성 요폐는 증상을 완화시키고 상부 요로의 압력을 줄이기 위해서 요로의 즉각적인 압력완화가 필요하다. 요도 카테터를 통한 압력 완화가 가장 좋은 방법이나, 그 후에 종종 높은 urea 수치에 기인한 삼투압효과, 피질 수질 농도차이의 소실, 염분 소실로 인한 폐쇄 후에 이뇨가 발생할 수 있으며 또한 폐쇄 후에 혈뇨를 유발할 수 있다. 카테터 삽입을 통해서 혈압의 정상화 및 말초 부종의 완화를 가져올 수 있다.

압력 완화 이후에는 폐쇄 후 이뇨가 발생하는지 여부를 알기 위해서 시간당 요량이 측정되어야 한다. 기립시/누운 상태에서의 혈압 및 체중은 순환계 용적과 수분 균형의 좋은 지표가 된다. 대부분의 환자들은 단순히 경구 섭취에 의해서 수분 균형을 조절할 수 있으나, 10%에서는 정맥 주사를 통한 보충이 필요하다. 매일 전해질 및 크레아티닌의 모니터링이 특히 나트륨과 칼륨에 주의하면서 이루어져야 하며, 완치를 위한 치료를 시작하기에 앞서서 신장 기능이 회복될 때까지 기다리는 것이 좋다.

고압성 만성 요폐 환자들은 전립선절제술이 가장 좋은 치료이며, 방광근 기능이 보존되어 있어 술후 배뇨가 효율적이 되기 때문에 치료 결과는 좋다. 그러나 일부의 환자들은 특별한 증상이 없는 상태에서 폐쇄가 재발하여 신부전으로 진행하는 경우가 있기 때문에 수술 후에 잔뇨와 신장 기능의 모니터링이 필수적이다. 만약 수술 후에 잔뇨가 다량으로 남는다면, 요역동학 검사를 시행하여 방광출구 폐색이 완전히 해결되었는지 검사해 보아야 한다. 만약, 해결되었다면, 잔뇨량을 줄이고 상부 요로를 보호하기 위해 간헐적 자가 도뇨가 필요하다.

저압성 만성 요폐

저압성 만성 요폐에서 방광의 compliance는 좋은 상태이며 방광이 차는 동안 압력은 낮게 유지된다. 완전한 방광근 기능부전은 많은 잔뇨량을 초래하며, 환자는 단순히 increasing girth를 notice할 수 있다. 하부 요로 증상은 종종 경하거나 없으며, 고압성 만성 요폐에서 보이는 상부요로기능 이상이나 관련된 심혈관계 이상은 보이지 않는다(그림 2).

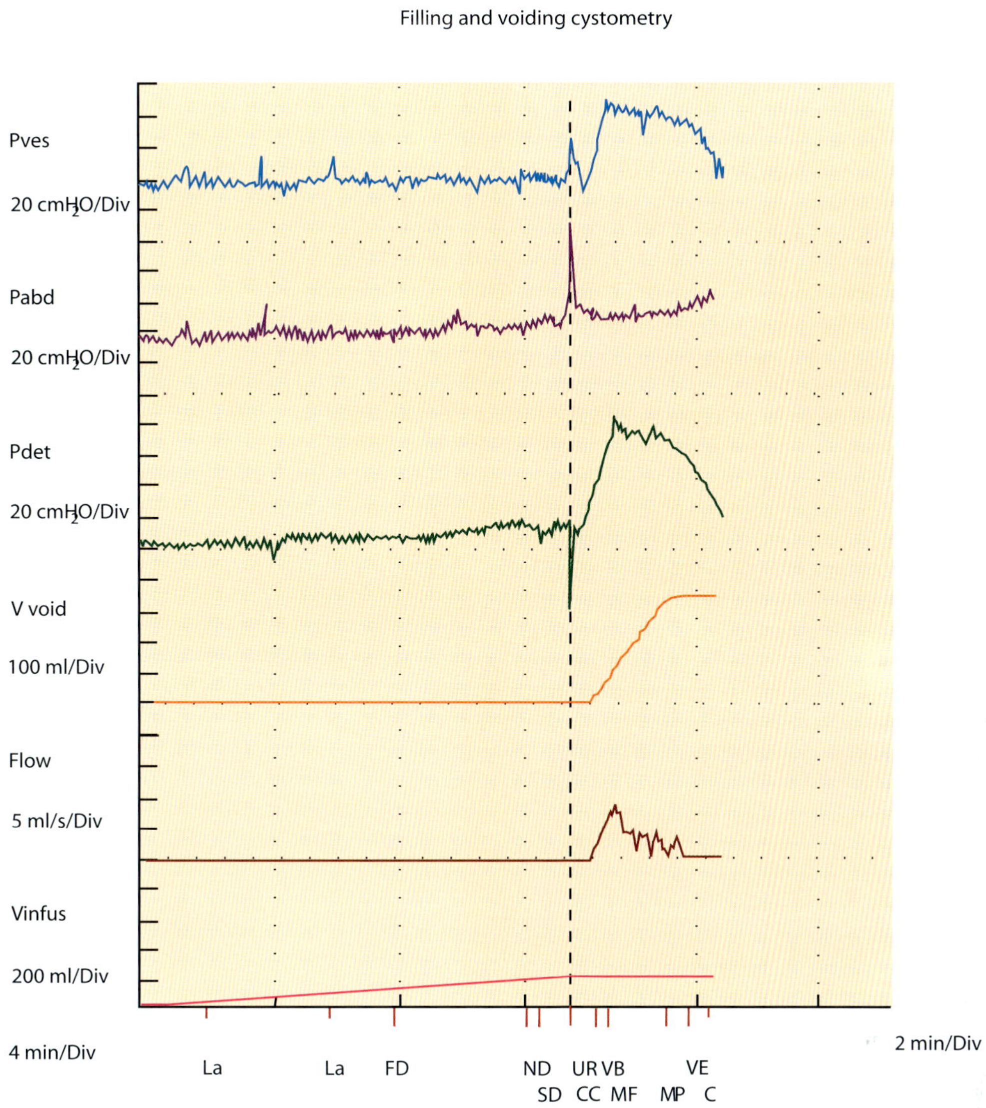

그림 2. **방광근 부전 환자에서 요역동학 검사 소견 배뇨시 불량한 최고 요속과 함께 낮은 장광근 압력 소견을 보인다.**

대부분의 저압성 만성 요폐 환자들에서는 많은 경우 방광근 부전을 가지고 있기 때문에 치료 결정을 하기에 앞서 요역동학 검사가 필요하다. 저압성 만성 요폐 환자들은 전립선절제술을 통해 도움을 받을 수는 있으나 다량의 잔뇨는 수술 후에도 지속될 수 있으며 완전히 방광을 비우기 위해서는 간헐적 도뇨가 필요할 수 있다. 간헐적 자가 도뇨는 완전 방광근 부전에 대한 단독 치료로 종종 사용되며 이를 통해 수술의 합병증을 피할 수 있다. 증상이 경하고, 잔뇨가 500ml이하이며, 정상 신장 기능을 가지고 있는 환자의 경우 고압성 만성요폐로 거의 진행하지 않기 때문에 대증적으로 치료할 수 있다. 그러나 이러한 환자들은 초음파 및 주기적인 신기능 측정을 통해 주의 깊게 모니터해야 한다.

핵심 포인트

- 만성요폐는 방광출구폐색의 합병증이다.
- 만성 요폐는 배뇨말기에 방광압력에 따라 고압성과 저압성으로 분류될 수 있다.
- 고압성 만성 요폐는 상부요로의 확장과 신기능저하와 관계된다.
- 고압성 만성 요폐는 방광출구 수술이 가장 좋은 치료이다.
- 저압성 만성 요폐는 방광근 기능이 충분히 있는 경우에는 요역동학검사 후 방광출구 수술로 치료될 수 있으며 방광근 기능이 불량한 경우에는 간헐적 자가 도뇨를 통해 치료될 수 있다.

경요도전립선 절제술(TURP)

TURP는 약물 치료에 반응하지 않는 환자, 일차 치료로서 수술을 선택한 환자, 방광출구폐색의 합병증이 발생한 환자에서 적응증이 된다(BOO; 표 1). 백인 남성은 평생 TURP를 필요로 할 위험인 25-30%인 반면, 아시아 혹은 동양계 남성의 경우는 10-12%에 불과하다.

방광출구폐색에 대해 수술을 필요로 하는 대다수의 환자들은 TURP를 시행 받는데 작은 크기의 전립선(<30ml)에 대해서는 경요도 전립선 절개술(TUIP; 간혹 방광목 절개로 불림)을 시행 받기도 한다. 매우 큰 전립선(>100-150ml)을 가지고 있는 환자의 경우, 레이져 전립선 절제술이 점점 많이 사용되고 있긴 하지만, 여전히 개복하(후복막식 또는 경방광식) 전립선 절제술이 이러한 환자들에게 적응증이 된다. 그러나 TURP는 BOO에 대한 표준적 치료로 자리를 잡고 있으며, 다른 치료들은 비교되어야 한다. TURP의 시술은 40년이 넘는 세월 동안 확립되어 왔고, 장기간 추적 관찰 결과가 좋은 것으로 알려져 있다.

실제 임상에서 고려되어야 할 점

TURP는 척추 마취 또는 전신 마취 하에서 시행되며, 26Fr의 연속 세척형 절제경을 사용한다(그림 1). 정상 요도보다 상대적으로 큰 구경을 사용하기 때문에 수술 후 요도 협착의 위험을 방지하기 위해서는 때때로 요도확장이나 요도절개가 필요할 수도 있다. 치료의 목적은 방광경부를 개방시키고, 방광목과 정구 사이에 있는 전립선 요도 내에 barrel-shape의 공간을 확보하는 것이다(그림 2). 정구의 구조는 괄약근의 원위부에 대한 수술적 표식이 된다. 닫혀 있는 전립선 조직들은 전기소작 루프를 사용하여 조금씩 제거되는데, 제거된 조각들은 세척액에 의해서 방광 내로 들어갔다가 이후에 밖으로 배설된다. 섬세한 지혈이 이루어 지고, 세척용(3 way) 요도 카테터가 삽입된다. 카테터는 혈뇨가 안정화되는 시점(보통 시술후 36-48시간 후)에 제거되어, 평균 입원 기간은 4일 정도이다.

표 1. 방광출구폐색(BOO)의 합병증
급성 요폐
고압성 만성 요폐(HPCR)
일부 저압선 만성 요폐(LPCR)
신기능 저하(만성 요폐로 인한)
반복성 요로감염 그리고/또는 반복성 부고환염
방광 결석
반복성 혈뇨(전립선에서 기원하는)

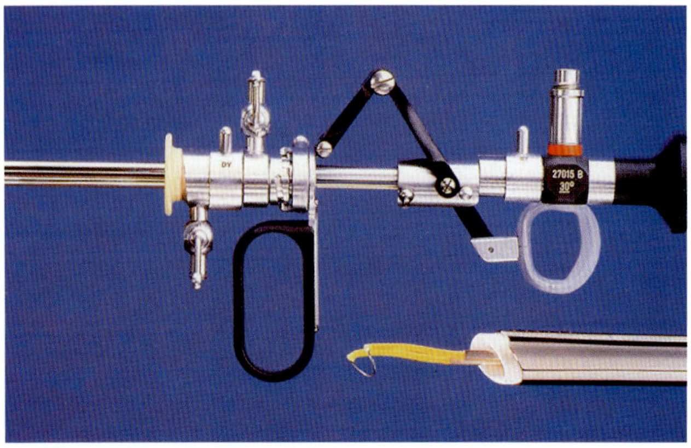
그림 1. TURP에서 사용되는 절제경

TURP의 결과

TURP를 시행 받은 환자들의 최소한 85%는 증상의 완화를 경험하며, 수술 후 1년 후의 결과에 만족한다. 증상의 완화는 지속적이

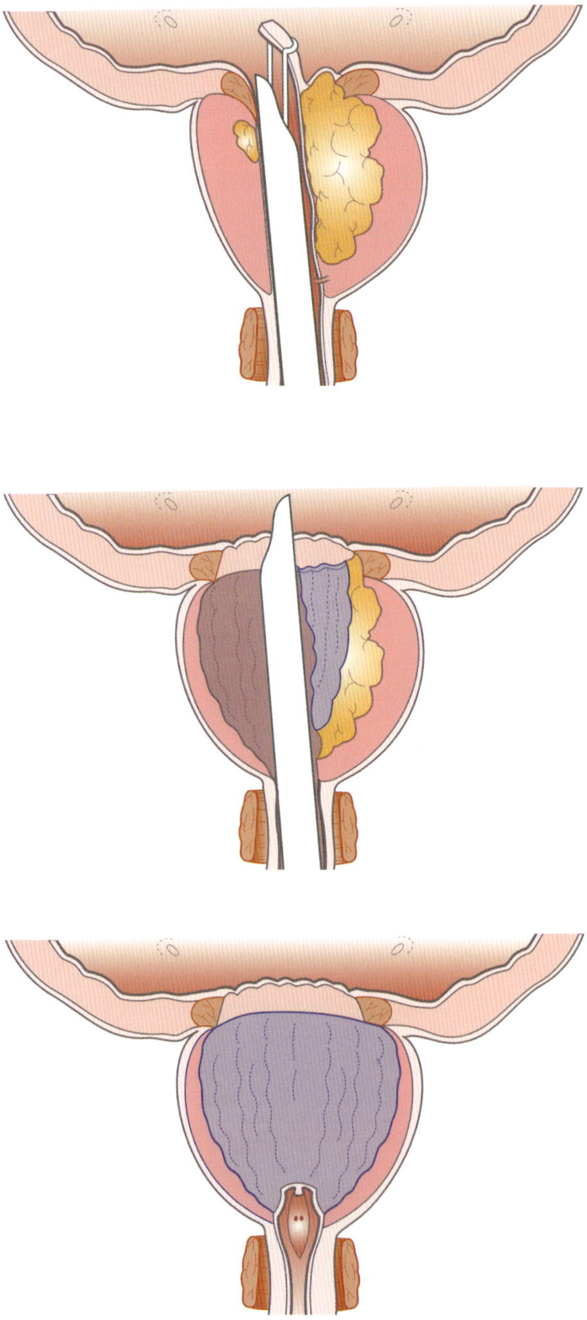
그림 2. TURP의 도식적 그림

며, 환자들 75%에서는 수술 후 3년 후에도 결과에 만족을 한다. 시술이 주로 배뇨(폐쇄) 증상보다 저장(자극) 증상을 해결하고자 시행되었을 때 결과가 불량하다.

합병증

TURP의 전체 이환율은 3%에서 18%이나, 치사율은 1% 이내이다. 단, 급성 요폐의 치료를 위해 이 시술을 시행 받는 경우, 치사율은 2-3%로 높을 수 있다. 주 합병증은 요로 감염(특히 환자가 수술 전 요도 카테터를 가지고 있었던 경우), 수혈을 요하는 출혈, 요도 협착, 방광경부 협착, 발기 부전이다(표 2). 모든 환자들, 특히 성적으로 활동적인 남성들에게 수술 전에 역행성 사정의 가능성에 대해 반드시 경고해야 한다.

TUR 증후군은 다량의 세척액이 흡수되어 발생하는 희석성 저나트륨혈증으로, 드물지만 심각한 합병증이다. 전립선의 피막이 절제 중에 침범된 경우, 시술 중 전립선주변 정맥들이 개방되게 되어 다량의 세척액이 순환계로 유입될 수 있는데, 결과적으로 착란, 고혈압, 오심, 구토, 착시 및 심혈관계의 변화를 가져오게 된다. 시술이 지연될 때, 전립선 피막이 천공되었을 때, 그리고 수술 중 시야 확보를 위해 세척 속도를 매우 높여야 할 정도의 심한 출혈이 있을 때 이 증후군의 위험이 증가한다. 이러한 상태는 수분을 제한하고, 방광세척 속도를 늦추며, 필요할 경우 정맥내 이뇨제를 투여하여 치료될 수 있다. 고장성 식염수는 저나트륨혈증을 교정하는데 사용할 필요는 없는데, 이는 저나트륨혈증이 혈관 내 염분 수치의 부족 때문이 아니라 수분 과다 때문에 발생한 것이기 때문이다.

표 2. **경요도 전립선 절제술의 합병증**

합병증	유병율
역행성 사정	90%
발기 부전	4-40%
요로 감염	방광염 10-15%
	부고환염 1%
수혈이 필요한 출혈	5-10%
요도 협착	5%
방광경부 구축	3%
요실금	복압성 2%
	요급성 2%
	진성 1%

경요도 전립선 절개술(TUIP) 또는 방광경부 절개(BNI)

TUIP의 장기간 효과와 안정성은 TURP에 뒤떨어지지 않는다. 시술이 더 짧고, TURP보다 출혈이 적으며, TUR 증후군도 극히 드물다. TUIP는 방광경부의 비대만 있는 환자 또는 전립선이 작은(〈30ml) 환자의 경우에 적응증이 된다. 이 시술은 단순한 'spike'(Colling's knife)를 사용하여 시행되며, 조직이 절제되지 않고 단순히 방광경부에서부터 정구까지 절개가 행해진다.

TUIP의 결과 및 이환율은 TURP와 비슷하나, 역행성 사정의 위험은 20%까지 낮아질 수 있으며 발기부전은 10% 이내로 낮아지고, 수혈을 필요로 하는 경우도 매우 드물다. 작은 전립선을 가지고 있는 환자에게 TURP를 시행할 경우 이후에 방광경부 구축의 위험이 증가하기 때문에 금기에 해당한다.

핵심 포인트

- TURP는 방광출구폐색을 해결하는 표준적 시술로 자리잡고 있다.
- TURP는 방광출구폐색의 합병증이 발생한 환자에서 일차 치료 방법이다.
- 전체 합병증 발생율은 3%~10%이다.
- 가장 흔한 부작용은 요로감염, 수혈을 요하는 출혈, 요도 협착, 성기능 장애 및 요실금이다.
- 작은 크기의 전립선(〈30ml)의 경우 TUIP가 TURP와 성적이 비슷하다.

전립선 절제술의 대체 요법

최근에, 방광경부폐색(BOO)으로 인한 하부요로증상(LUTS)을 호소하는 환자들에 대해서 경요도전립선절제술(TURP)을 대체할 만한 치료들이 많이 개발되어 왔다. 가장 널리 사용되는 치료들은 표 1과 같다. 이들 기술의 대부분은 TURP의 이환율을 낮추고 병원 입원기간을 단축시키기 위해 개발된 것들이다.

약물치료

LUTS에 대한 초기치료로서 약물치료의 폭넓은 사용은 LUTS를 해결하기 위해 수술을 택하는 환자들의 수를 대폭 감소시켜왔다. 알파 차단제와 5알파-환원효소 억제제는 모두 LUTS가 있는 남성들에서 증상 점수와 삶의 질을 향상시켰다. 알파 차단제의 경우 작용시간이 더 빨라서, 보통 2주 내에 증상의 완화를 기대할 수 있다. 부작용은 약 10%의 환자들에서 나타나며, 특히, 코막힘, 두통, 성기능장애 및 기립성 저혈압이 발생할 수 있다. 5알파-환원효소 억제제는 작용시간이 더 기나, 역시 요로 증상을 완화시킬 수 있으며, 특히 큰 전립선을 가진 환자에서 증상의 완화를 기대할 수 있다. 이 두 가지 약제의 병용 투여는 복합성 BOO의 위험을 낮추며 4년간 복용하였을 때 수술의 위험을 50%까지 낮춘다. 이러한 약물들은 부작용에 대한 위험이 낮고 삶의 질을 향상 시킬 수 있어, 단순 BOO를 가진 남성에서 LUTS에 대해 일차 선택 치료가 되었다. 대체 치료에 대한 효과와 부적용은 그림 1에 나타난 바와 같다.

대체 수술 술기

전립선 조직은 제거하거나 파괴하는 새로운 술기들이 방광 출구를 넓힐 수 있는 공간을 만들어 TURP의 같은 효과를 나타내고자 고안되어 왔다. National Institute of Health and Clinical Excellence(NICE)는 이러한 술기들을 평가하여 왔으며, 그 결과는 표 1에 나타난 바와 같다.

고열치료와 냉동치료

직장의 벽이나 요도를 통해서 전립선에 열을 가하는 방식의 치료는 TURP를 대체할 수 있는 매력적인 방법이다. 왜냐하면 이환율이 낮고 입원할 필요가 없기 때문이다. 조직 효과는 고열에 대한 국소 반응, 전립선 조직의 특성, 그리고 전립선의 혈관성에 의존한다. 냉동치료는 보다 덜 대중적이나 현재 전립선암의 치료로서 연구 중에 있다.

레이저 술기

레이저 전립선절제술은 과거 10년 동안 발전해와 현재는 TURP와 대등한 정도의 위치까지 오르게 되었다. 시간이 더 소모되지만, 적은 출혈로 절제 공간을 확보할 수 있는 능력, 입원기간 단축 및 카테터 삽입 기간의 단축이 가능하여 레이저 전립선절제술은 BOO의 치료에 있어서 장기적인 역할을 할 것으로 기대된다.

표 1. **전립선 절제술의 대체 요법**

치료	NICE 승인
약물치료	
α 차단제	승인
5α 환원효소 차단제	승인
병용 요법	승인
천연요법(식물 추출물)	승인
레이저 술기	
HOLEP(홀뮴 레이저 전립선 적출술)	검정됨
HOLAP(홀뮴 레이저 전립선 제거술)	검정됨
'녹색라이트'(KTP 레이저) 제거술	검정됨
간질성 레이저 응고술(ILC)	검정안됨
TUNA(경요도 고주파 침 제거술)	검정됨
고열치료/냉동치료	검정됨
HIFU	검정안됨
전기증기화 치료	검정됨

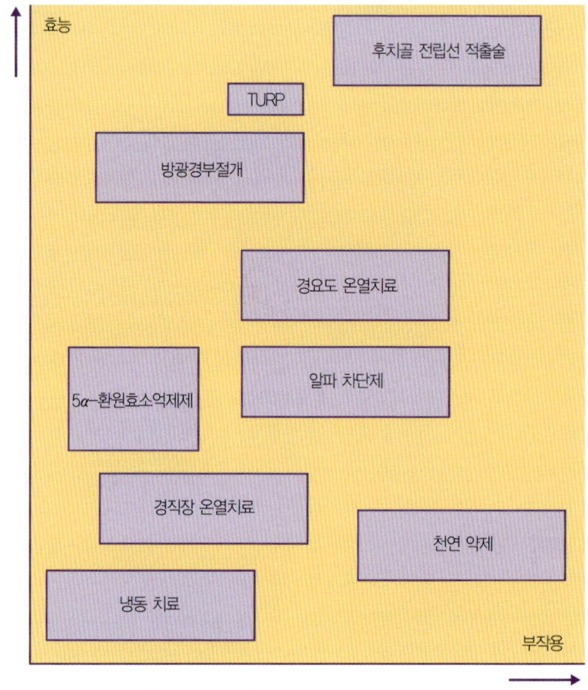

그림 1. **새로운 술기와 이전 술기의 효과와 부작용 사이의 균형**

HOLEP(그림 2)는 적립선의 적출을 포함하며, 효과 면에서 개복하 전립선 적출술과 대등하다. 100W 홀뮴 레이저에 의해 발생되는 열 에너지가 26Fr의 절제경을 통해 550㎛ 레이저 섬유를 따라 전달되며 세척액으로 생리식염수를 사용한다. 전립선의 세가지 엽(두 측엽과 하나의 중간엽)은 방광으로 옮겨지게 되며 방광내에서 이 엽들은 회전하는 칼에 의해 분쇄된 후 흡입기를 통해 빠져 나오게 된다. 이 술기의 주된 장점은 출혈이 없다는 점이며 세척액으로 생리식염수를 사용한다는 점이다(그럼으로써 TUR 증후군을 방지할 수 있다). 카테터는 보통 수술 후 24시간 이내에 제거되어 입원기간을 단축시킬 수 있다. BOO의 완화 및 유지 기간 면에 있어서의 결과는 4년까지 TURP와 대등하다. 절제 공간을 확보하는 시간을 단축시키기 위해서 potassium titanylphosphate(KTP) 레이저 기화('녹색라이트' 레이저)가 또한 대중적으로 사용되어 가고 있다.

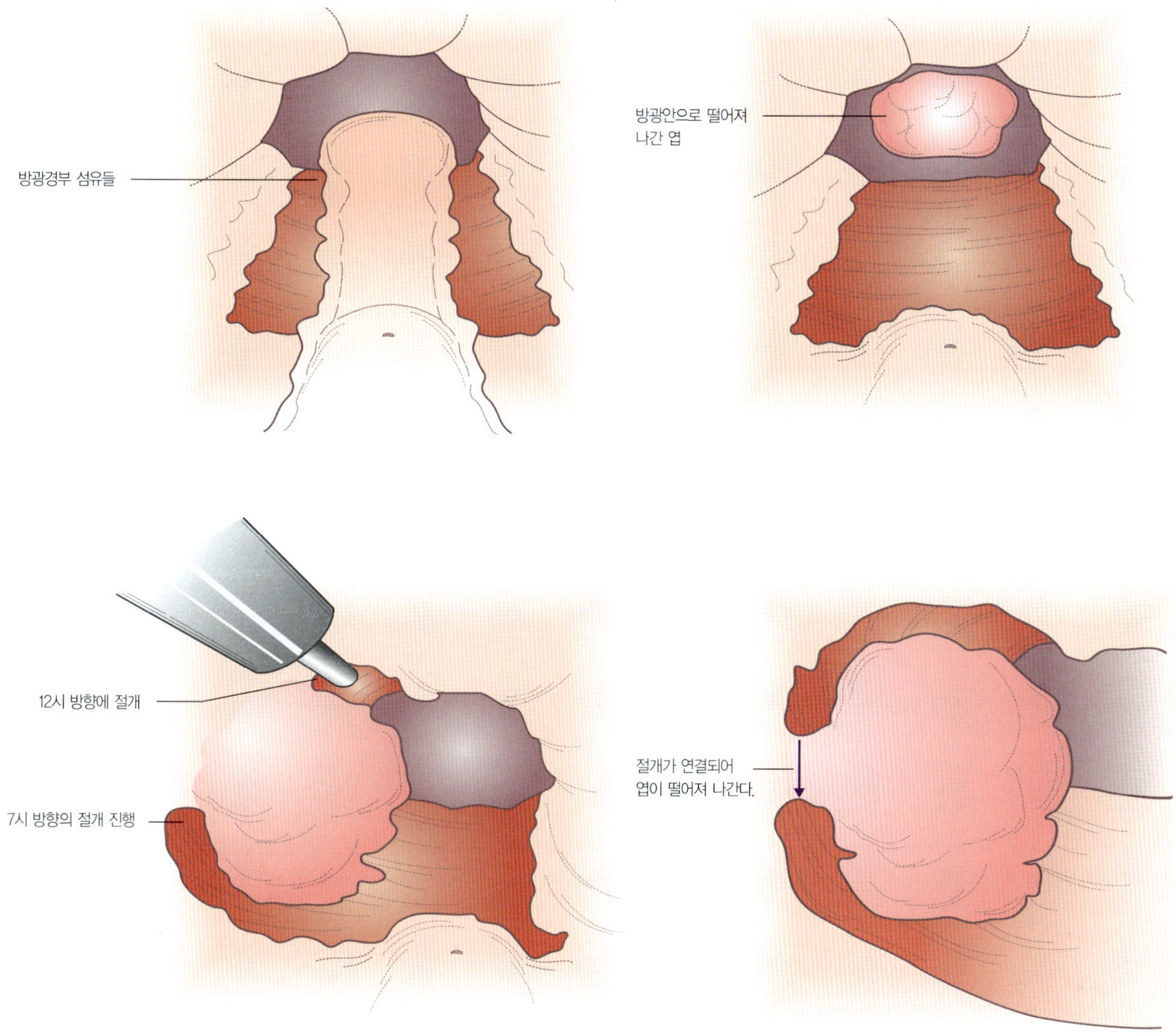

그림 2. **홀뮴 레이저 전립선 적출술(HOLEP)**

콘텍트 레이저 술기는 조직을 기화시키지만 보다 긴 시간이 소요된다. 이 술기는 TURP와 대등한 효과를 가지고 있으나, 재치료율이 높으며 효과의 지속 시간은 보다 짧다.

간질성 레이저 응고(ILC)는 요도를 통해서 또는 회음부를 통해서 삽입된 레이저 섬유 주변부에 응고성 괴사 부위를 유발한다. 이 술기를 통해 20%의 전립선 조직이 감소되나, 또한 신경근 기능에 있어서 변화를 초래한다. 증상의 완화는 최소 3년은 지속되나, 재치료율은 16% 정도에 이른다.

고주파 술기

경요도 전립선침융해 요법(TUNA)은 침을 전립선에 삽입한 다음, 낮은 수치의 고주파를 흘려 보내 응고성 괴사를 유발하는 요법이다. 치료에 대한 반응은 치료 6개월째에 증상 점수가 평균 50% 정도 감소하며 시간이 지날수록 더 향상된다. 술후 요속의 향상이 TURP후에 보여지는 정도까지는 아니지만 전반적인 증상 호전 정도와 삶의 질의 향상은 비슷한 정도로 나타나며 출구폐색은 약 50% 정도에서 해결이 된다. 본 술기의 주요 합병증으로는 요폐(13-42%), 혈뇨 및 배뇨 시 통증이 있다. 역행성 사정, 발기 부전, 요도 협착 및 요실금은 모두 드물게 발생하는데, 이러한 점이 환자들에게 이 술기를 선호하게 하는 요인이 되고 있다. 하지만 이 술기는 경도 또는 중등도의 BOO가 있으면서 크기가 작은 전립선을 가지고 있는 환자들에서는 적절하지 않다.

핵심 포인트

- 약물 치료(α 차단제 및 5α 환원효소 억제제)의 효능 및 부작용의 개선으로 하부 요로 증상(LUTS)에 대한 치료로 수술을 선택하는 환자들이 줄어들고 있다.
- 병용요법은 방광출구폐색의 합병증을 줄이고 4년간 복용시 수술의 필요를 50%까지 감소시키는 효과가 있다.
- 온열 치료는 LUTS는 감소시킬 수 있으며 부작용이 적고 외래에서 시행할 수 있는 특징이 있다.
- 레이저 전립선 절제술, 특히 HOLEP는 출혈이 적고 입원 기간 및 카테터 삽입 기간을 단축시키며 TURP와 동일한 방식으로 공간을 생성할 수 있다.
- 경요도 전립선침융해요법(TUNA)및 간질성 레이저 응고 요법(ILC)은 조직 손실은 적으나, 작은 전립선을 가지고 있는 환자에서 적당한 결과를 기대할 수 있다.
- 최소 침습 요법은 입원기간이 짧고, 부작용이 적어 환자들이 선호하나, 효과가 적고 효과의 지속시간이 짧다.
- 이러한 술기들의 TURP와 비교한 무작위 연구가 부족하다.

요실금과
신경비뇨기과학

원인 및 병태생리

요실금은 흔한 질환이며(그림 1) 경제적인 문제와도 관련이 있다. 미국에서만(요실금 환자의 소득의 손실을 제외하고서) 직접적으로 지출되는 비용이 최소 160억달러 이상으로 추정하고 있다. 요실금이 삶의 질에 어떻게 영향을 주는가에 대한 예를 표 1에서 보여주고 있다. 우리는 하부요로의 기능과 기능장애에 대해 많은 것을 알고 있지만, 여전히 상당 부분이 불명확한 상태이며, 이것들의 평가를 위해서는 여러 분야의 전문가들의 협력이 필수적이다.

일반적으로, 방광내의 압력이 방광출구의 압력을 초과할 때 요도를 따라 소변이 배출된다. 만일 방광출구의 압력이 부적절하게 낮다면, 복압성 요실금이 발생하며, 반면 방광내의 압력이 부적절하게 높으면 방광의 과활동성이 나타난다. 이런 두 가지의 현상은 같은 환자에서 동시에 존재하여, 혼합성 요실금을 유발할 수 있다. 많은 환자들이 소위 혼합성 요실금이라 할 수 있는 두 가지 상태를 모두 가지고 있을지라도 요실금을 유발하는 가장 흔한 하부요로의 상태는 복압성 요실금과 과활동성 방광이다. 요실금의 종류에 따른 상대적 발생빈도는 그림 2에 나타나 있다.

치매 및 부적절한 배뇨

치매가 있는 많은 환자들이 과활동성 방광의 소견을 나타내지만, 일부에서는 입증할 만한 어떠한 이상소견이 없이 요실금을 가지고 있다. 이런 환자들과 이들을 돌보는 사람에게 있어 문제점은 배뇨에 대한 정상적인 사회적 조절능력의 결핍으로 인해 환자들이 부적절한 시간이나 장소에서 소변을 배출한다는 것이다. 만일 요실금이 명백한 하부요로의 이상에 의한 것이라도 환자와 보호자에게 미치는 영향은 다르지 않다.

표 1. 요실금이 삶의 질에 미치는 영향
사회적 상호작용의 감소
사회적 고립의 증가
요양시설 또는 노인시설생활의 위험성 증가
신체적 활동의 제한 또는 중단
취미생활의 중단
제한된 여행(화장실 사용에 문제가 없는 지역 주변으로 한정)
성관계의 회피

일류성 요실금

일류성 요실금은 짧은 시간 안에 방광이 과도하게 팽창되었을 때 발생한다. 이 요실금은 출산후의 여성이나, 골반 골절 또는 골반 수술의 경험이 있었던 환자들에서 전형적으로 나타난다. 정확한 발생기전은 아직 밝혀지지 않았으며, 높은 압력의 만성 요폐에서 나타나는 일류성 요실금과는 그 기전이 다른 것으로 여겨지고 있다. 분만, 골반 골절 또는 수술 등의 선행사건과 그와 관련된 치료가 하부요로의 감각체계에 일부분 영향을 주어, 결과적으로 방광출구의 압력을 넘어설 때까지 방광내에 소변이 차게 되고 이후 지속적으로 소변이 유출되는 것으로 여겨지고 있다.

배뇨 후 요점적

이것은 남자에서 흔한 증상이며, 배뇨 후 후부요도에 소변이 고여있기 때문에 발생하는 것으로 생각되어진다. 전형적으로, 요누출은 배뇨 후 1~2분안에 바로 나타나는데, 서서 배뇨를 한 후에 걷거나 움직이거나 또는 앉는 경우에 요도에 압박이 가해져 발생하는 것으로 여겨진다. 이 문제는 환자들에게 손가락으로 요도를 따라 뒤에서 앞쪽으로 압력을 가해, 고여있는 소변을 짜내는 것을 교육함으로써 치료할수 있다.

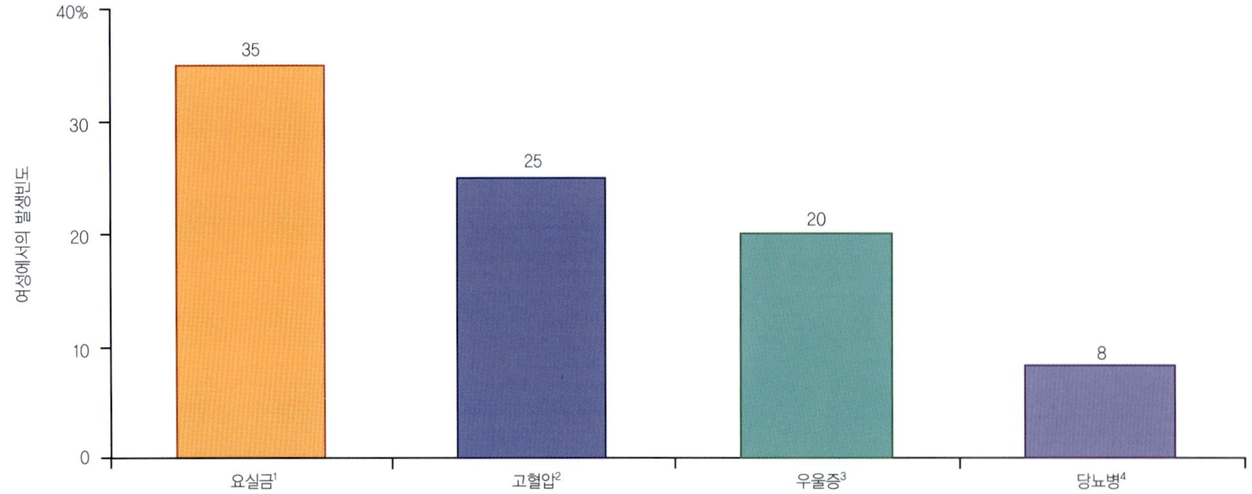

1. Hampel C, et al. Urology. 1997;50(suppl 6A):4-14.
2. American Heart Association. Electronic Citation; 2001.
3. American Family Physician. Electronic Citation; 2001.
4. NIDDK. Electronic Citation; 2001.

그림 1. **여성에서 요실금과 다른 질환의 상대적 발생빈도**

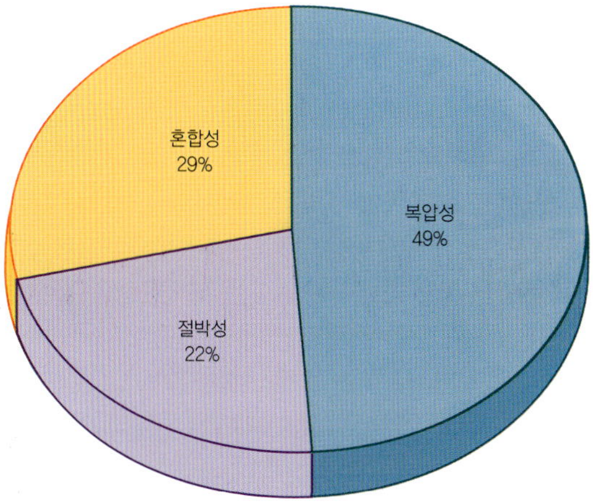

그림 2. **요실금의 종류별 발병률**

복압성 요실금

복압성 요실금은 복부압력이 갑자기 상승하고(기침, 재채기, 물건 들어올림, 운동), 방광출구가 상승된 압력을 견디지 못하는 경우 발생한다. 정상인에서는 보통 기침을 하기 0.25초 전에 골반저근육이 수축을 하여 요누출을 방지한다. 개개인의 환자에 있어서 복압성 요실금의 원인은 불분명하나 이와 관련된 인자는 표2에 나타나 있다. 효과적인 요도 폐쇄의 결핍이 복압성 요실금을 유발하는 기전은 그림 3에서 보여주고 있다.

방광의 과활동성

정상적인 방광은 압력 상승 없이 점진적으로 소변이 채워진다. 방광벽이 감각수용체를 활성화시키기에 충분할 정도로 확장되었을 때, 방광의 충만감을 인지하게 된다. 이런 충만감은 보통 30분 정도까지 참을 수가 있는데, 이는 배뇨에 대한 사회적 편의를 고려한 시간이다. 방광 과활동성은 방광이 소변으로 채워지는 동안 배뇨근의 위상성 또는 지속성 수축이 나타나는 것이 특징이다. 이런 현상은 적은 소변용량에서도 충만감을 느끼게 하고, 급박뇨 또는 절박성 요실금을 유발한다. 만일 이러한 배뇨근 수축이 억제될 수 있다면, 배뇨욕구도 그냥 사라질 수 있다.

방광 과활동성은 특발성이거나 방광출구폐쇄 및 신경계질환에 의한 이차적인 문제일 수 있다. 방광출구폐쇄 환자는 전립선폐쇄를 가지고 있는 남자가 대부분이다. 이러한 남자들은 적은 소변량에서 방광충만감을 느끼기 때문에, 약한 소변줄기를 경험하게 된다. 과활동성 방광은 복압성 요실금보다 삶의 질에 더 큰 영향을 미친다. 하부요로의 신경분포의 잠재적이고 명백한 구조적, 기능적 변화뿐만 아니라 배뇨 평활근 자체의 변성이 복합적으로 작용하여 과활동성 방광을 유발한다.

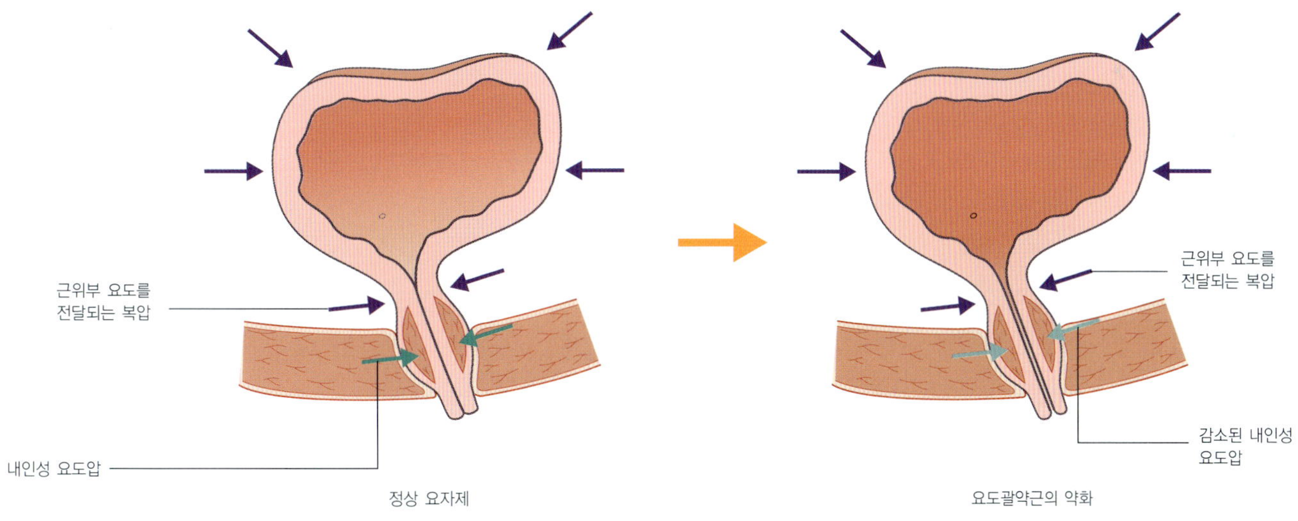

그림 3. **괄약근부조**

표 2. **복압성 요실금과 관련된 임상적 문제**
질식 분만(특히 겸자를 이용한 분만)
임신
골반장기탈출증
음부신경병증(음부신경 운동 지연 연구에서 입증가능)
골반저 콜라겐의 이상

핵심 포인트

- 요실금은 생활방식에 중요한 영향을 끼친다
- 부적절한 요배출은 중추신경계의 조절불능, 소변의 범람, 방광출구의 상대적 약화 및 방광의 과활동성에 의해 야기될 수 있다.
- 하부요로의 감각의 변화는 범람성 요실금을 유발할 수 있다.
- 배뇨후 점적은 기질적 원인에 의한 증상일 가능성은 희박하며, 손가락을 이용하여 요도를 압박하여 고여 있는 소변을 배출시킴으로써 효과적으로 치료할 수 있다.
- 복압성 요실금은 여성에게서 더 흔하며, 일반적으로 출산시 문제와 관련이 있다.

평가 및 요역동학 검사

요실금이 있는 대부분의 환자들은 요역동학검사 없이 간단한 평가만을 시행한다. 평가 및 치료를 위해서는 다각적인 접근법이 훨씬 유용하며, 이런 점에서 환자들은 종종 의사보다 비의료 담당자와 더 잘 관계되기도 한다.

병력 및 신체검사

병력의 중요 특징은 표 1에 나타나 있다. 평가 및 치료에 대한 반응을 향상시킬 수 있는 수많은 증상점수화 시스템이 유용하게 사용되고 있다. 문진을 시행할 때는 일반 임상의에 의해 시행되는 관례적인 것보다는 골반장기탈출증, 성기능 및 변실금 등과 같이 세부적인 것을 포함하여 좀 더 포괄적인 평가가 필요하다. 복부, 전립선, 요도, 질입구, 질 및 신경계에 대한 검사가 필수적이다. 특히 방광의 촉지 유무, 에스트로겐화 상태, 요도의 이상 및 골반 종괴의 유무를 주의 깊게 살펴봐야 한다.

임상검사

가장 중요한 검사는 감염이나 방광암 등의 다른 질환을 배제하기 위해 시행하는 소변검사이다. 요실금으로 의뢰되는 많은 환자들의 소변검사에서 이전에는 발견되지 않았던 방광내부의 이상이 발견된다.

환자 자신의 배뇨회수 및 배뇨량을 기록하는 배뇨일기는 환자뿐만 아니라 의사에게도 도움이 된다. 문진에서는 빈뇨 및 소량의 배뇨량을 동반한 과활동성 방광이 명백하게 의심되었으나 배뇨일기에서는 보다 미미한 증상을 나타낼 수 있다. 또한 배뇨일기를 통해 총 일일소변량 중 대부분이 밤에 배출되는 사실을 알고, 신장의 수분여과의 문제에 기인한 야간다뇨의 가능성 등을 예측할 수 있다.

요속검사 결과는 정상, 과도(과활동성 방광을 암시), 감소(방광수축력저하에 기인) 등으로 나눌 수 있다. 배뇨 후 초음파를 통해 측정한 잔뇨가 의미 있게 증가(100ml이상)되어 있는 경우에 배뇨근의 수축력저하를 의심할 수 있다.

24시간에서 72시간 동안 요실금으로 유출된 소변의 무게를 측정하는 패드검사는, 소변유출의 정도를 예측하는데 도움이 된다. 패드검사는 요실금의 정도 및 치료의 반응을 평가하는 데 있어 객관적이며 일관적인 방법으로 알려져 있다.

표 1. 요실금을 동반한 환자의 문진시 중요한 인자들	
기간	짧은 기간은 방광의 구조적 이상을 의심할 수 있다. (결석 또는 종양)
혈뇨	방광종양 의심
패드사용 정도	요실금 정도의 측정인자
요실금 시 상황	일어설 때, 손씻을 때(방광 과활동성의 전형적 증상)
골반수술 및 출산력	태아몸무게 및 보조분만
약물 복용	98p, 99p. 참조
이동성	이동성의 감소는 요실금 순간에 대한 '경고시간' 을 감소시킨다
골반탈출증	
성기능	
변실금	
증상의 발생빈도	

요역동학검사

요역동학검사는 보존적 치료가 실패한 환자 및 수술적 치료를 고려해야 하는 환자에게서 제한적으로 시행해야 한다. 요역동학검사를 통해 확인할 수 있는 문제점들은 표 2에 나타나 있다.

방광출구폐쇄가 있는 환자의 요역동학검사 결과를 그림 2에서 보여주고 있다; 높은 배뇨근압 및 낮은 요속의 소견을 나타내고 있다.

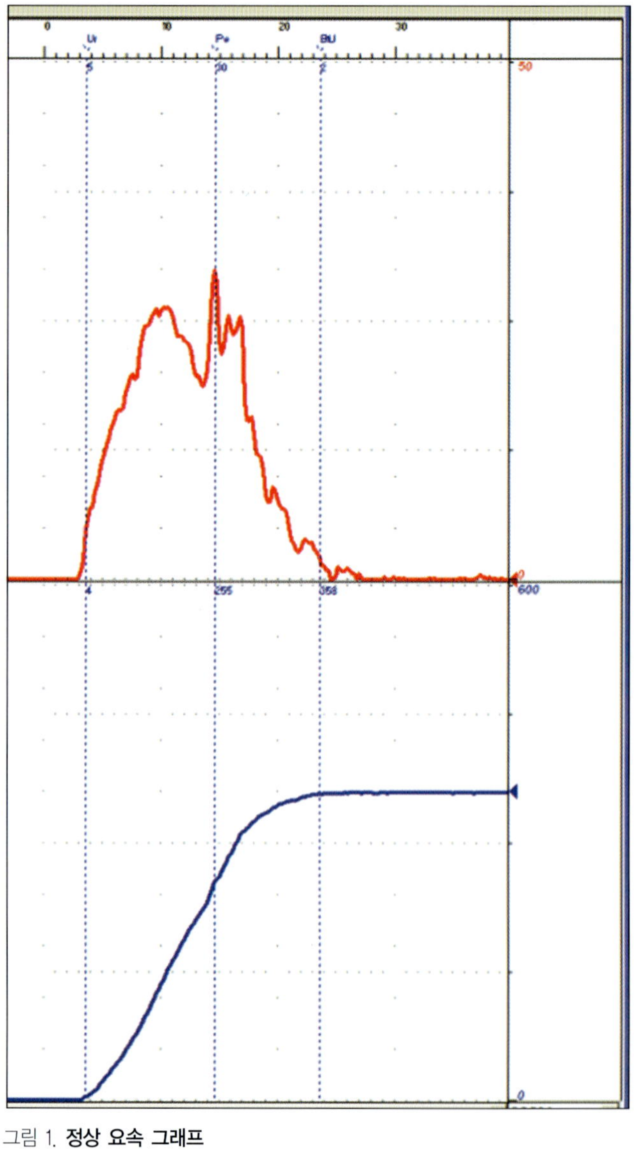

그림 1. **정상 요속 그래프**

복압성 요실금에서 요역동학검사는 요누출을 확진하고 배뇨근의 과활동성 또는 수축력저하의 가능성을 배제하기 위해 시행된다. 비디오요역동학검사는 환자의 회음부를 반복적으로 조사할 필요 없이 소변이 누출되는 것을 직접 관찰할 수 있는 검사방법이다. 배뇨근의 과활동성(그림 3)을 동반한 환자 중 70%에서 일반적인 요역동학검사로 이를 발견할 수 있다. 낮은 채움율(20ml/min이하)을 이용하면 배뇨근의 과활동성을 발견할 가능성이 높아지며, 불안정한 배뇨근 수축은 서 있는 상태에서 검사를 하거나 기침 또는 손씻기 등에 의해 유발될 수 있다.

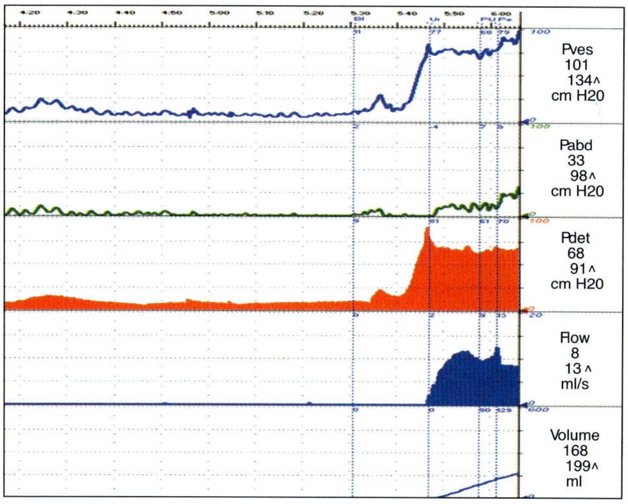

그림 2. **방광출구폐쇄에서의 요역동학검사**

표 2. **요실금에서 요역동학검사로 확인해야 할 사항**

환자군	요역동학적 인자	임상에서의 연관성
남성	방광출구폐색의 존재	방광출구에 대한 수술이 적절한가?
	배뇨근 저수축력의 존재	방광출구 수술 후 방광의 비우기가 가능한가?
복압성요실금을 동반한 여성	복압성요실금의 객관적 증거	괄약근의 부조?
	복압성 요누출압	복압성요실금 수술 후 방광 비우기가 가능한가?
	배뇨근 저수축력의 존재	복압성요실금 수술 후 과활동성 방광의 증상이 있는가?
	과활동성 배뇨근의 근거	
과활동성방광을 동반한 여성	과활동성 배뇨근의 근거	
	배뇨근 저수축력의 존재	과활동성 배뇨근의 치료 후 방광비우기가 가능한가?
	복압성요실금의 객관적 증거	과활동성 배뇨근에 대한 치료 후 복압성요실금이 지속되는가?

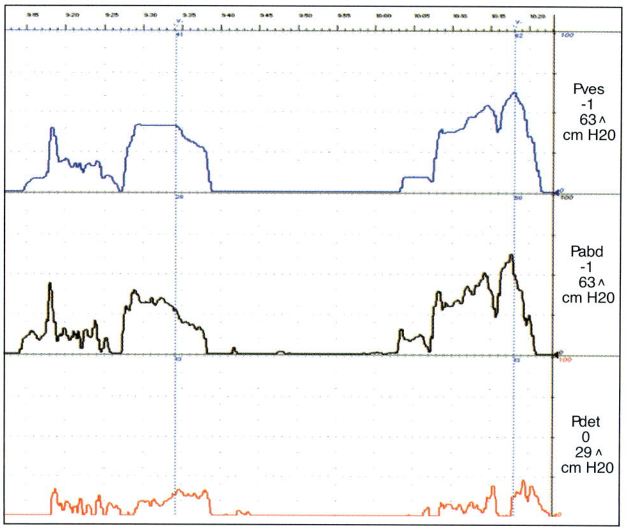

그림 3. **배뇨근 과활동성에서의 요역동학검사**

핵심 포인트

- 일반적으로 주의 깊은 문진과 신체검사를 통해 정확한 진단을 얻을 수 있다.
- 소변검사는 방광내부의 병적이상을 배제하는데 필수적이다.
- 패드검사는 복압성 요실금을 평가하는데 있어 객관적이고 일관성 있는 방법이다.
- 요역동학검사는 보존적치료에 반응이 없거나, 수술적 치료를 원하는 환자에 있어 제한적으로 시행할 수 있다.

요실금의 치료

임상적 진단 자체에만 근거한 보존적 치료는 일반적으로 가장 적절한 1차 치료방법이다. 한가지 형태의 보존적 치료가 실패한 경우는 다른 치료방법을 선택한다. 만일 약물의 부작용이 문제라면, 보통 약물 치료를 중단함으로써 해결할 수 있다. 수술적 치료의 적응증에 해당된다면, 요역동학검사를 통해 진단을 재차 확인하는 과정이 필수적이다. 그 이유는 증상자체만으로 요역동학적 진단을 예측할 수 없기 때문이다.

복압성 요실금

복잡한 치료법에 잘 협조가 되지 않는 고령 또는 건강이 안 좋은 많은 환자들에게는 수분섭취 및 배뇨에 대한 제한과 적절한 관리가 실제적으로 유일한 치료라 할 수 있다. 그러나 일반적인 원칙은 요실금을 억제하는 것보다는 감소시키는 데에 치료의 초점을 맞추어야 한다는 것이다.

골반저의 물리치료

골반저의 물리치료는 환자-대조군 임상연구를 통해 매우 효과적인 것으로 밝혀져 있으며, 실제 골반저 운동을 시행한 여성의 60%에서 효과를 나타내고 있다. 표준 골반저 운동법이 케겔 운동법이나 직장을 통한 전기자극치료법에 비해 더 효과적이다.

약물치료

복압성 요실금에 처음으로 사용허가된 약은 duloxetine이다 이 약은 60%의 환자에서 효과를 보였는데, 예상과는 달리 요실금의 정도와는 무관하게 효과를 나타낸다는 일부 증거가 있다. 이 약은 천수에 있는 Onuf 신경핵을 자극하여 요도괄약근의 긴장을 증가시킨다. 이론적인 부작용으로 구역질이 발생할 수 있는데, 약물투여 후 1개월 정도 지나면 대개는 사라진다.

수술적 치료

요실금이 있는 여성환자에서 수술적 치료는 보존적 치료에 실패한 경우 고려한다. 하지만, 환자들은 수술 후 발생 가능한 부작용에 대해 충분하게 상담을 해야 한다(표 1). 요도하 슬링 수술법이나 방광경부현수술법 시행 직후, 90%의 여성에서 요실금이 사라지나, 10년 후 성공률은 60%정도로 감소한다. 하지만 이 결과는 자가조직 슬링 및 인공 보형물 슬링에 대한 장기추적관찰 자료는 아니다.

비활성, 팽화제를 요도주위에 주입하는 치료는 지속적인 효과는 덜하며, 일반적으로 고령이거나 적은 소변량에서 요누출을 보이는 환자 등 다른 수술법이 부적당한 경우에 고려할 수 있다. 요실금 수술 후 발생 가능한 부작용에 대해 그다지 주의를 기울이지 않는 경향이 있다. 수술 후 복압성 요실금 대신 과활동성 방광이 발생한 여성환자가 이런 가능성에 대한 주의를 받지 않았다면, 치료가 잘못되었다고 느낄 수도 있다.

남자에서의 복압성 요실금은 경요도 또는 개복하 근치적 전립선 절제술 시행 후에 자주 발생한다. 만일 골반적 물리치료가 비효과적

표 1. **복압성 요실금에 대한 수술 부작용**
과활동성 방광
단기 배뇨장애
장기 만성요폐(간헐적 자가 도뇨가 필요)
골반장기탈출증
테이프 미란(인공보형물 요도하 슬링수술을 시행한 경우)

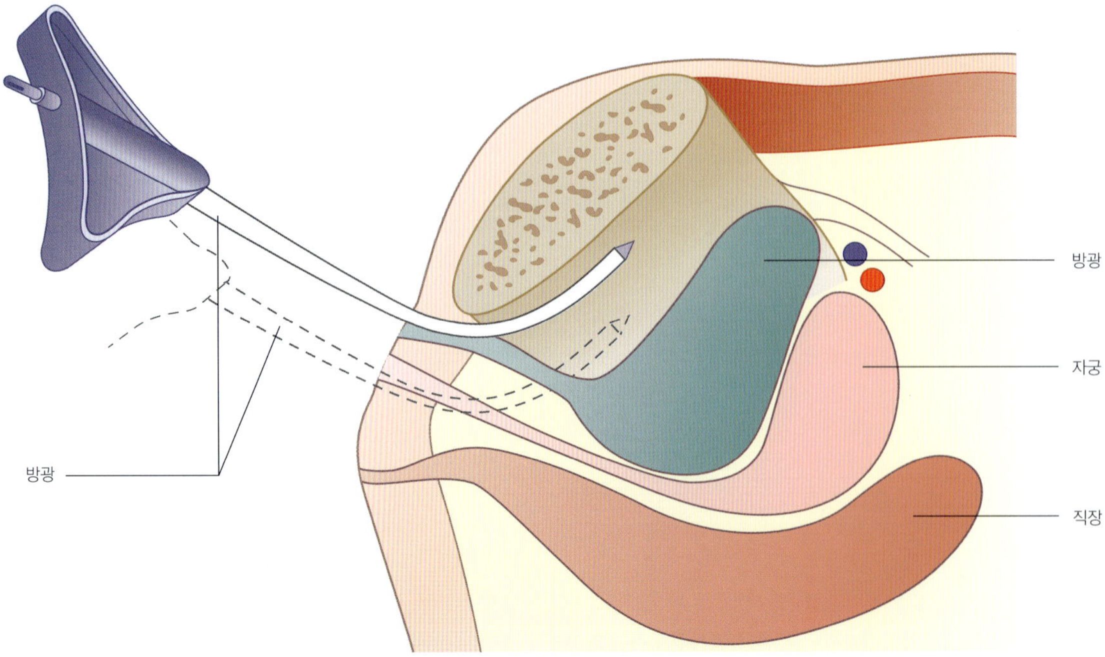

그림 1. **요도하 슬링 수술법**

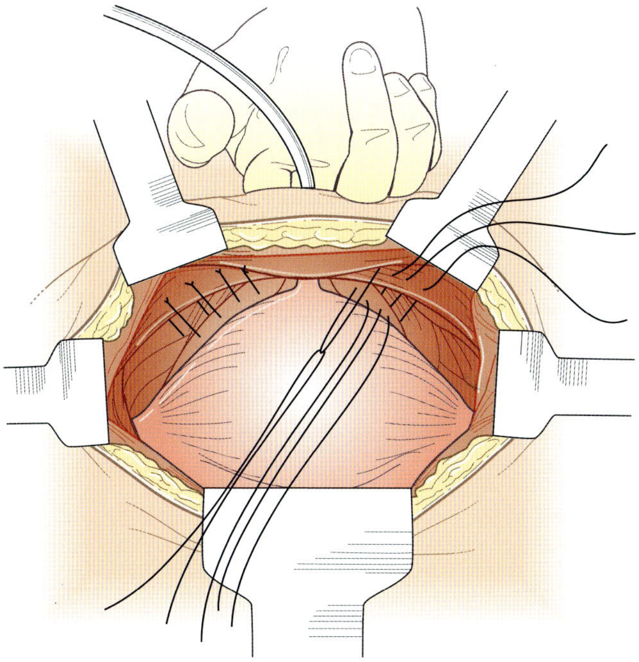

그림 2. **방광경부현 수술법**

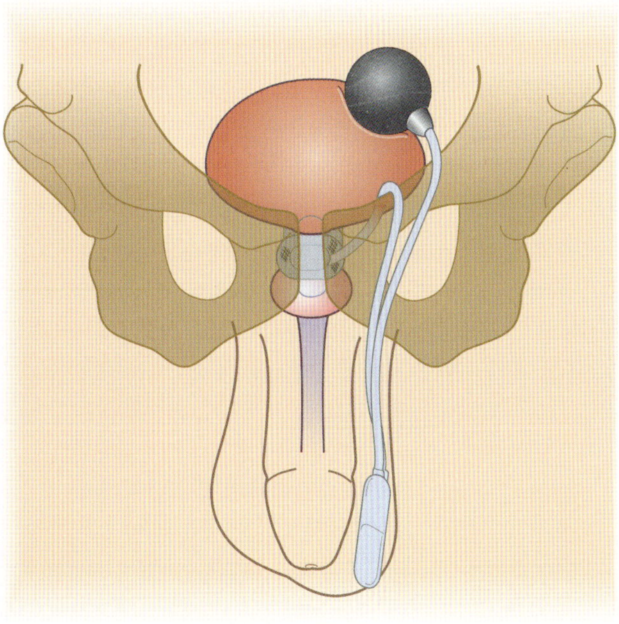

그림 3. **인공요도괄약근(AUS)**

이라면, 요도주위 주입술을 시행할 수 있다. 그러나, 더 심한 환자에서는 인공요도괄약근의 삽입을 고려해야만 한다(AUS, 그림 3). 이 수술법은 90%의 만족률을 보이나 기계적 결함이나 요도내로의 미란으로 인한 재수술률도 30%정도 된다.

과활동성 방광

복압성 요실금에서 시행 가능한 보존적 치료에 방광 훈련을 추가하는 방법은 과활동성 방광의 치료에도 적용될 수 있다(표 2). 방광훈련이 처음 도입되었을 때는 면밀한 관찰을 위해서 장기간의 입원이 필요하였다. 현재는 방광훈련을 위한 입원이 더 이상 고려되지 않고 있지만, 가정에서의 방광훈련은 여전히 85%이상의 환자에서 효과를 나타내고 있다.

약물치료

과활동성 방광에서 사용되는 대부분의 약물은 배뇨근에 있는 M3 수용체에 대한 항콜린성 효과를 가지고 있다. 약물의 종류로는 oxybutinin, tolterodine, propiverine, trospium 및 solfenacin이 있다. 각각 약물의 선택기준은 없지만, 비교적 적은 부작용 때문에 서방형 제제를 선호하는 경향이다. 60%의 환자에서 만족할만한 반응을 나타내며, 일정기간 지속적으로 복용해도 문제가 없는 것으로 알려져 있다. 항콜린성 약물의 흔한 부작용으로는 입마름과 안구건조, 시력저하, 흐릿한 시야, 소화불량, 장 장애 및 정신 착란(고령인 경우) 등이 있다.

수술적 치료

과활동성 방광에 대한 보존적 치료의 실패 후 고려되는 수술적 치료로써 오랜기간 동안 장절편을 이용한 방광확대술이 주를 이루었다. 장절편은 부적절한 배뇨근의 수축으로 인해 갑자기 상승하는 압력을 상쇄시키는 일종의 방광 게실의 역할을 한다. 최근에는 신경조정술이나 방광내 보툴리늄 독소의 주입 등과 같은 덜 침습적인 치료가 더 많이 시행된다. 과활동성 방광에 대한 수술적 치료는 102p와 103p에서 자세하게 다루고 있다.

표 2. **과활동성 방광에서 방광훈련**
배뇨욕구가 나타나면, 5~15분 동안 배뇨를 참는다
이것을 4~6주 동안 매 배뇨 시마다 지속적으로 반복한다.
급박감을 참기 위해 주위를 분산시킬 수 있는 여러가지 방법을 이용한다 (암산하기, 이악물기, 골반근육 수축시키기, 발가락 꼬기)
시간이 지나면서 점차적으로 참는 시간을 늘려 나간다.

* 주의 : 이 치료법은 부작용이 없으며, 지속적인 치료효과를 나타낸다.

핵심 포인트

- 보존적 치료는 대부분 효과적이며, 적은 부작용을 나타낸다.
- 표준 골반적 운동법과 약물 치료는 복압성 요실금에서 좋은 효과를 나타낸다.
- 수술적 치료는 보존적 치료가 실패한 경우 고려해 볼 수 있으며, 요도하 주입술, 슬링 수술 및 방광경부현 수술 등이 있다.
- 복압성 요실금에 대한 수술 부작용은 종종 간과되는 경향이 있다.
- 약물 치료와 방광훈련은 과활동성 방광의 1차 치료로 고려된다.
- 최근에는 과활동성 방광에서 신경조정술이나 보툴리늄 독소와 같은 새로운 수술적 치료방법이 방광확대술보다 더 선호된다.

신경인성 방광 질환의 평가 및 병태생리

많은 신경학적 이상이 결과적으로 하부요로에 영향을 줄 수 있으며, 따라서 비뇨기과 의사의 주의가 필요하다. 이러한 환자들은 다른 신체부위와 관련된 문제의 유무, 신경학적 상태가 변화가 없는 것인지 아니면 진행중인 것인지, 자신의 삶의 질에 대한 환자의 관점 등 치료와 관련된 여러 가지 특수한 문제가 동반되어 있다.

일반적으로, 비뇨기과의사의 역할은 환자의 비뇨기과적 문제를 평가하고, 각자에게 알맞는 치료법이 무엇인지 환자와 의논하여 궁극적으로 환자 개개인에 대한 치료법을 결정하는 것이다. 따라서, 같은 신경학적 상태와 같은 비뇨기과적 문제를 가지고 있는 두 명의 환자가 실제로는 다른 치료 방법을 요구할 수도 있다. 예를 들면, 척수 손상이 있는 일부 환자들은 위험한 수술 및 조금 더 복잡한 추적 관찰을 피하기 위해 장기간의 치골상부 도뇨관 유치와 같은 가장 간단한 치료법을 선택한다. 반면에 다른 환자들은 도뇨관 유치를 원치 않아 방광확대술, 자가 도뇨가 가능한 피부방광루형성술 또는 인공요도괄약근 등을 선택하기도 한다.

신경학적 이상에서 비뇨기과적 문제

신경학적 이상이 있는 환자에게서 중요한 관심은 신경학적 문제가 그들의 요로계에 미치는 영향 때문에 환자의 신기능이 위험한지 여부이다.

신경학적 질환이 있는 환자에서 비뇨기과적 문제에 대한 위와 같은 이해가 정립되기 전까지는, 신부전으로 인한 조기사망이 흔하게 발생하였다. 신부전은 오랜 기간 동안 척수 손상이 있는 환자의 가장 흔한 사망 원인이었다. 이는 기본적인 생리에 대한 이해 부족에서 비롯된 것이었다. 전쟁, 광산 사고 또는 얕은 물에 다이빙 할 때 다친 환자들이 이후 고압성 방광이 발생하였다. 이런 상태가 인식되지 못했을 뿐 아니라 효과적으로 치료되지 않아 수신증, 신결석 등이 발생하였고 결과적으로 만성신부전으로 조기사망에 이르게 되었다. 조금 더 최근에는 방광 비우기, 요실금, 요로감염, 발기 부전 및 수정능력 등의 또 다른 문제들 역시 중요하게 인식되고 있다. 그 밖의 비뇨기과 외의 문제 역시 신경인성 방광 질환이 있는 환자에서 관심있게 다루어져야 한다(표 1).

비진행성 또는 진행성 신경학적 이상

신경학적 이상이 변화가 없는 상태인지 진행성인지(표 2)는 비뇨기과적 치료에 있어 결정적으로 중요하다. 또한 일부 치료법은 어느 정도의 정신적 또는 신체적 기민함과 정상 시야를 필요로 한다는 것을 인식하는 것도 중요하다(표 3). 다발성 경화증의 경우에서처럼 이러한 능력들이 신경학적 이상의 진행에 의해 지속적으로 영향을 받는다면, 환자들은 이미 이득은 없고 상당한 이환률과 관련 있는 치료를 받고 있은 것이므로, 이런 치료방법은 바뀔 필요가 있다.

신경학적 질환에서의 하부요로 기능의 분류

여러 가지의 분류가 수년 동안 사용되어 왔다. 그러나 가장 간결한 분류법은 방광과 방광출구에 대한 영향을 별개의 문제로 여기고, 각각이 과활동성인지, 정상인지 아니면 저활동성인지를 결정하는 것이다. 이러한 분류법을 정리한 것이 표 4에 나타나 있다.

과활동성 괄약근은 소위 배뇨근-괄약근 부조화라 명명된 이상소견을 유발할 수 있으며, 그것에 의해 방광의 수축과 방광출구의 이완을 조절하는 정상 과정이 소실된다. 배뇨중 방광출구의 간헐적인 수축이 나타나며, 이는 방광내압의 갑작스런 상승을 야기한다. 그림 1은 배뇨근-괄약근 부조화 환자에서 괄약근의 근전도 기록과 포함하는 요역동학 검사를 보여주고 있다. 배뇨를 위해 수축하는 동안

표 1. **신경학적 이상이 있는 환자에서의 다른 문제들**

변실금을 포함한 장 기능
이동성
휠체어 사용 환자에서의 피부 상태
정신적 기능
시야
손의 기능

표 2. **비진행성 및 진행성 신경학적 이상**

비진행성	진행성
척수 손상	뇌졸증 질환
이분척추증(척수수막류)	치매
횡단성 척추염	다발성 경화증
	파킨슨병

표 3. **정신적 기능, 손의 기민함 또는 정상 시야를 필요로 하는 비뇨기과적 치료**

치료 방법	환자 요구사항
방광확대술	간헐적 자가도뇨가 필요할 수 있음
방광피부루 조성술	간헐적 자가도뇨
인공요도괄약근	펌프 활성화

표 4. **신경학적 질환에서의 하부요로 기능의 분류 및 비뇨기과적 결과**

	방광출구		
방광	과활동성	정상	저활동성
과활동성	요실금 신손상 요실금 요실금	만성요폐	수신증
정상	만성요폐	정상	요실금
저활동성	만성요폐	만성요폐	만성요폐 요실금

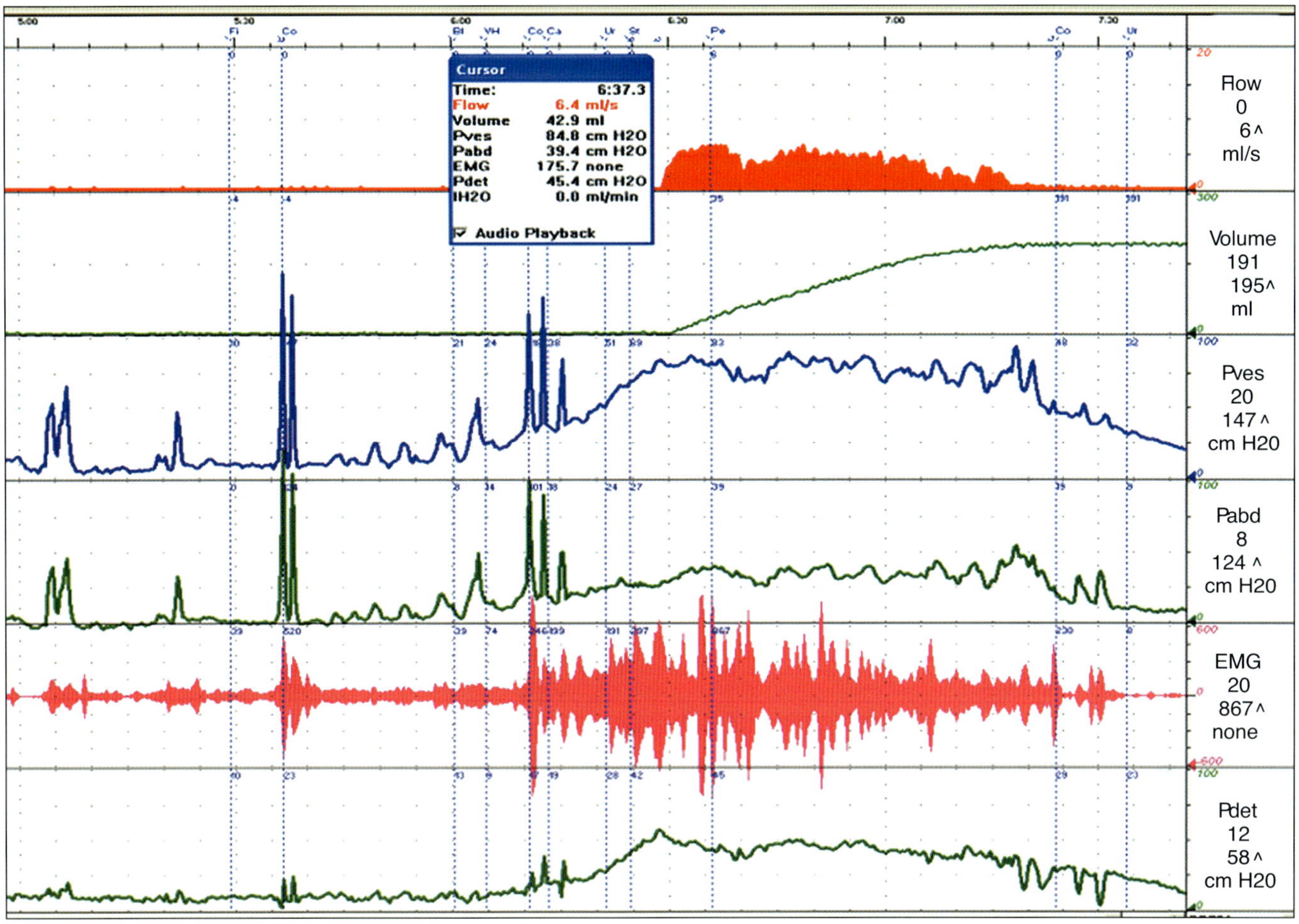

그림 1. **배뇨근-괄약근 부조화에서의 요역동학검사**

간헐적인 괄약근의 긴장을 의미하는 명백한 결과를 나타내고 있다. 만일 신장의 여과압 보다 높은 수치의 방광내압을 유발할 정도로 충분한 과활동성 방광의 수축이 나타난다면, 상부요로의 확장이 발생하고 신손상이 진행될 것이다. 다행히, 과활동성 괄약근을 유발하는 조건은 매우 드물어, 신경학적 이상에서의 신손상은 흔하지 않다. 신손상은 일반적으로 척수 손상, 이분척추증 및 파킨슨병에서만 나타난다. 특히 척수 손상과 이분척추증은 상당히 높은 상부요로 악화의 위험성을 가지고 있다.

평가

평가는 표 1~4에 있는 문제들을 모두 고려해야 한다. 척수 손상이나 이분척추증이 있는 환자들은 보통 척수손상센터나 소아 비뇨기과의사로부터 비뇨기과의사에게 의뢰된다. 상기 환자들을 처음 평가할 때부터, 이미 적절한 치료가 이루어져야 한다. 대부분의 다른 환자들은 비뇨기과의사나 일반 개업의로부터 의뢰된다. 평가 시에는 방광은 어떻게 비우는지(자발적 또는 카테터에 의한 도뇨), 요실금이 문제가 되는지, 요로감염이 발생하는지 등을 충분히 고려해야 한다. 요역동학 검사에 대한 필요성은 상부요로의 손상 위험성 여부 및 현재 치료방법의 만족 여부에 의해 결정되어진다.

핵심 포인트

- 신경인성 방광의 치료는 환자와 관련된 많은 인자들에 의해 결정된다.
- 치료를 시작하기 전에 신경학적 질환의 진행성 여부를 판단하는 것이 중요하다.
- 신경학적 질환으로 인한 나타나는 비뇨기과적 결과는 방광 및 방광출구의 과활동성,정상 또는 저활동성 여부를 평가함에 따라 결정된다.
- 높은 방광내압은 상부요로에 전달되어 신부전 및 사망을 초래할 수 있으므로 예방되어야 한다.

신경인성 방광 질환의 치료

신경인성 방광 환자들에 대한 치료 방법은 개개인의 비뇨기과적 문제들에 맞추어져야 한다. 근본적인 비뇨기과적 문제에 따른 여러 가지 치료 방법들이 표 1에 나타나 있다. 여러 치료법을 결합하는 것도 고려되어야 한다.

요로감염

반복적이며 증상이 있는 하부요로감염은 저용량의 예방적 항생제로 훌륭하게 치료된다. 항생제의 선택은 부작용의 위험성 및 장기간 사용시 의도하지 않은 정상 장 세균총의 제거 정도 등에 의해 결정되어야 한다. 이런 관점에서 적절한 항생제로는 trimethoprim, cephalexin, nitrofurantoin 또는 norfloxacin이 있으며, 하루 한 번 복용으로 사용된다.

만성요폐

도뇨관 유치는 만성요폐를 완화시켜주고 요역동학검사에서 고압성 방광이 진단된 경우 상부요로의 손상을 예방해 준다. 도뇨관 교환의 편리성과 환자 존엄의 유지라는 이유로 치골상부 도뇨과 유치가 더 선호된다. 여성에서의 장기간 경요도적 도뇨관 유치는 피해야만 하는데 그 이유는 방광경부의 미란성 변화가 발생하여, 그로 인해 벌룬이 팽창된 상태에서 도뇨관이 빠질 수 있기 때문이다. 영구적인 도뇨관 유치는 불가피하게 만성 세균뇨와 관련된다. 그러나 전신 증상을 일으키지 않는 한 항생제치료가 필요하지는 않다. 구연산염 용액을 이용한 규칙적인 방광 세척이 도뇨관 막힘이나 방광결석 생성 등의 장기 합병증을 예방할 수 있다.

만일 환자가 시야가 좋고 손의 기민함을 가지고 있는 경우, 간헐적 자가도뇨가 선호된다. 친수성 도뇨관은 환자 스스로 삽입하기 쉬우며, 도뇨 빈도는 하루 동안 측정된 잔뇨량에 따라 결정된다. 간헐적 자가도뇨는 감염을 유발할 위험성은 없으며, 배뇨 후 남아있는 잔뇨를 제거함에 따라 실제적으로는 감염을 감소시킨다.

과활동성 방광

과활동성 방광에 대한 치료 목적은 방광내부의 압력을 감소시켜, 결과적으로 상부요로를 보호하는 것이다. 방광삼각부하 페놀 주입술 또는 내시경적/개복 방광 절개술에 의한 방광의 재신경은 효과가 단기적이기 때문에 더 이상 사용되지 않는다. 도뇨관 유치 또는 간헐적 자가도뇨는 신장을 보호하기 위해 일차적으로 시행되어야만 한다.

좀 더 영구적인 효과는 독립된 장 절편을 이용한 방광확대술에 의해 얻을 수 있다(그림 1). 회장이 가장 흔하게 사용된다(clam ileocystoplasty). 이 수술법은 방광의 천장부위에 커다란 게실을 형성하여, 방광내압을 감소시키고 상부요로로의 전달을 예방한다. 이 수술법의 장기 후유증은 까다로울 수 있다(표 2).

그 외의 치료 방법으로는 외과적으로 배부 천골 신경원을 쪼개어 배뇨반사궁을 파괴하는 배부신경근절개술과 배뇨근의 수축을 유도

표 1. **신경학적 이상에서의 치료 종류**

임상적인 문제	치료 종류
요로감염	저용량의 예방적 항생제 고려만성요폐의 치료
만성요폐	간헐적 자가 도뇨
	치골상부 도뇨관 유치
	경요도적 도뇨관 유치
과활동성 방광	보존적 치료
	방광내 보툴리늄 독소 주입술
	신경조정술
	방광확대술
	회장도관을 이용한 요로전환술
	배부신경근절개술
	천골 신경원 자극
요도괄약근 부조(복압성 요실금)	콘돔 배뇨기구
	도뇨관 유치
	인공요도괄약근
	방광경부폐쇄 및 방광피부루 조성
	(Mitropanoff 수술법)
	간헐적 자가도뇨
배뇨근-괄약근 부조화	치골상부 도뇨관 유치
	외요도괄약근 절개술 및 콘돔 배뇨기구
	외요도괄약근 절개술 및 인공요도괄약근

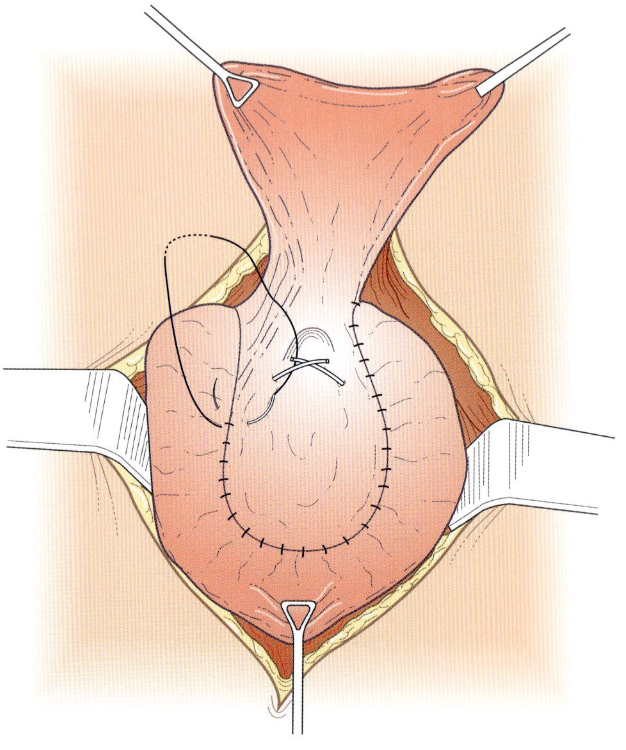

그림 1. **Clam 회장방광성형술**

표 2. **방광확대술의 장기 합병증**

증상	발생기전
부적절한 방광 비우기	방광내압의 감소는 정상배뇨를 방해할 수 있으며 간헐적 자가도뇨가 필요하다
소변내 점액질	장에서 분비되는 점액질 찌꺼기가 방광출구를 막을 수 있다. 점액질분해제가 치료에 도움이 된다
요로감염	저용량의 예방적 항생제가 필요할 수 있다.
장 장애	회장말단에서의 담즙산염 재흡수의 소실
대사성 이상	과염소혈증성 산증 (장 절편을 통한 용질의 흡수에 기인) 골연화증
악성 종양	방광과 장 문합부위에서 선암이 발생할 수 있다.(내생적인 니트로스아민에 의해 발생 가능)

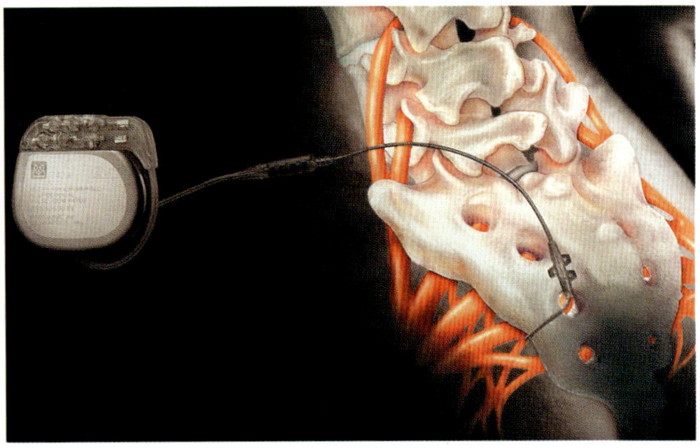

그림 2. **천수 신경조정술**

하여 배뇨를 자극하는 천골 신경 자극기 삽입술이 있다. 배부신경근 절개술을 시행한 환자는 수술 후 방광을 비우기 위해 간헐적 자가도뇨가 필요하다.

최근에는 방광내 보툴리눔 톡신 주입술이 신경학적 질환으로 인한 과활동성 방광의 치료로써 선호되고 있다. 독소는 국소마취 후, 신축성있는 방광내시경을 통해 방광벽에 주입된다. 60~70%의 환자에서 증상이 호전되나, 이는 수개월 정도만 지속된다. 유용한 장기 추적관찰 자료는 아직까지 없는 상태이다.

일부 의료기관에서는 과활동성 방광에 대한 치료로써 천골 신경원의 신경조정술이 시행되기도 한다(그림 2). S3의 운동 신경원의 자극(국소마취후 삽입된 임시 적극을 이용)에 대해 환자 증상의 반응 여부를 확인한 후에, 프로그램을 조작할 수 있는 자극기를 엉덩이위 피하층에 삽입하여 S3 신경원을 지속적으로 자극을 한다. 다른 치료에 반응이 없는 과활동성 방광 환자의 60%에서 신경조정술에 효과를 보인다.

요로전환술은 보통 회장도관을 이용하는데, 다른 치료에 증상의 호전이 없거나 자신의 문제를 한번에 해결하고자 하는 일부 환자에게 필요할 수 있다.

요도괄약근의 부조

간단한 콘돔 배뇨기구나 도뇨관 유치는 많은 환자들에서 적절한 치료 방법이며, 인공요도괄약근 삽입술은 기계를 작동시킬 수 있을 정도의 신체적 기민함이 있는 환자에서 훌륭한 기능적 호전을 나타낸다.

또 다른 수술적 치료법으로 치골상부 절개를 통해 방광경부를 봉합하여 폐쇄하고, 복부에 도뇨가 가능한 방광피부루를 조성하는 것이다. 이 수술은 방광플랩, 충수돌기, 나팔관 또는 독립된 장절편을 이용하여 방광과 전복부벽 사이에 도관을 형성하는 것이다(Mitrofanoff 수술법). 이렇게 형성된 요루를 통해 규칙적으로 도뇨를 함으로써 방광을 비우게 된다.

배뇨근-괄약근 부조화

외요도괄약근 절개술은 고압성 방광을 예방하기 위해 가끔 사용된다. 이 수술법은 불가피하게 요실금을 유발하는 데, 이는 콘돔 배뇨기구나, 환자가 원할 경우 인공요도괄약근 삽입술을 통해 치료될 수 있다.

핵심 포인트

- 고압성 방광은 도뇨관 유치 또는 간헐적 자가도뇨를 통해 일차적으로 치료되어야 한다.
- 방광절편을 이용한 방광확대술, 배부신경근절개술 또는 전위 천추 신경원 자극술을 통해 방광내압의 장기적인 감소를 획득할 수 있다.
- 배뇨근에 보툴리눔 독소를 주입하는 수술은 신경학적 질환이 있는 많은 과활동성 방광 환자에서 첫 번째 치료로 사용되고 있다.
- 방광확대술과 같은 큰 수술은 상대적으로 간단한 치료에 증상의 호전이 없는 환자에서 수술 시행에 따른 위험과 이득을 상세하게 상의한 후에 시행되어야만 한다.

고령에서의 요실금

고령에서의 요실금은 발생빈도, 환자에게 미치는 영향, 보호자와의 관련 및 사회적 지출비용 등으로 인해 별도의 관심을 가질 필요가 있다. 고령환자에서의 요실금의 치료에 특별히 적용되는 일련의 문제들이 있다.

고령환자의 분류

건강한 고령자, 부분적인 장애가 있는 고령자(과거 뇌졸증) 및 소위 병약한 고령자 사이에 명확한 구분이 필요하다. 마지막 군은 정의하기 쉽지 않으나, 의사에 의해서 손쉽게 확인된다. 일반적으로 요실금과 관련된 문제들은 다른 두 군보다는 병약한 고령자에서 더 중요하다. 고령 인구는 점차적으로 증가하고 있고, 요실금의 발생률도 이와 함께 상승하고 있다. 60대에서 남자의 20%, 여자의 40% 정도에서 어느 정도의 요실금이 있는 것으로 보고되고 있다. 발생률은 또한 사회적 의존도의 증가와 따라 급격하게 증가한다(그림 1). 주택이나 요양원에 있는 환자들은 흔히 요실금을 가지고 있으나, 대부분 기본적인 비뇨기과적 평가 및 치료의 접근성이 떨어진다.

하부요로기능에 영향을 미치는 나이관련 인자

고령에서는 하부요로의 여러 가지 변화들이 요실금 발생의 선행 요인이 된다(표 1). 이런 변화들은 서로 공존할 수도 있으며, 하부요로외의 다른 병적인 문제들이 동반되기도 하여 결과적으로 요자제의 소실을 야기한다. 이러한 모든 인자들에 대한 인식이 있어야만 그것들을 효과적으로 조절할 수 있다.

요실금을 유발하는 하부요로 외의 인자 또한 여러 가지가 있다. 망상은 치매와는 혼동되지 말아야 하는 용어이다. 이는 고령자에서 흔한 요로감염과 같은 다양한 선행 요인과 연관이 있다. 망상은 특징적으로 7~10일 동안 나타나며, 단기적으로 요실금을 유발할 수 있는데, 이런 요실금은 근본 원인에 대한 효과적인 치료로 소실된다. 요로감염은 급박뇨와 같은 하부요로 조절의 국소적 장애를 일으켜 요자제의 소실을 유

표 1. **하부요로의 나이관련 변화**
방광 및 요도의 운동신경분포의 감소
배뇨근 수축력의 감소
기능적 방광 용적의 감소
배뇨 빈도의 증가
방광 충만감의 감소
배뇨근 과활동성 발생빈도의 증가
남자에서 흔하게 나타나는 방광출구폐쇄
여자에서 흔하게 나타나는 에스트로겐 관련 비뇨생식기의 위축

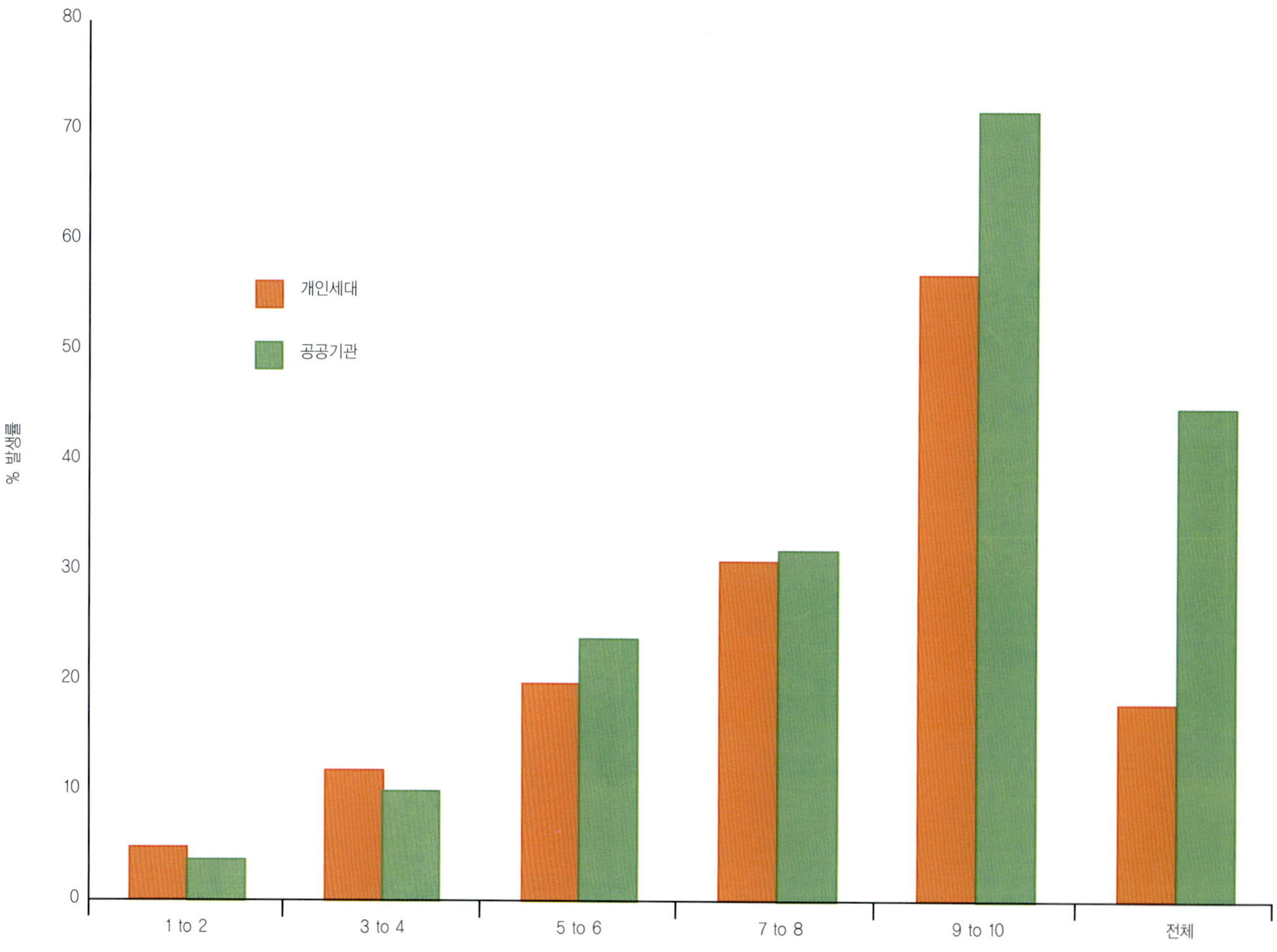

그림 1. **고령에서 사회적 의존도에 따른 요실금의 발생률**

발한다. 질입구의 에스트로겐화 문제로 인한 비뇨생식기의 위축은 고령 여성의 최대 80%에서 발생한다. 또한 사회적 고립과 연관된 정신적인 문제들이 고령자에서 흔하게 나타난다. 다른 질환에 대한 약물 치료의 병합은 중요한 사항이며, 보통은 문진자체만으로도 이를 확인할 수 있다. 고령자에서의 수분섭취 습관은 과도하거나 제한적일 수 있으며, 야간 다뇨 또는 요붕증과 같은 상태들이 요자제를 손상시킬 수 있다. 근골격계 질환이나 인지기능의 장애로 인해 운동성의 문제가 있는 경우, 환자들은 계단이나 다른 장애물을 지나가기가 어려우며, 따라서 배뇨를 참는 것이 불가능할 수도 있다. 많은 다른 환자군에서, 하부요로기능과 장 기능 사이의 상호작용이 중요한 역할을 한다. 변비 및 대변의 하중은 요실금과 빈번하게 연관되어 있다.

기복용중인 약물의 역할

고령환자들은 종종 다수의 질환의 치료로써 여러 가지 다른 종류의 약물을 복용한다. 고령자들을 관리하는 의사들은 이로 인해 발생할 수 있는 여러 문제들에 익숙하다. 약물간의 상호작용이 더 흔하며, 신기능과 간기능의 나이에 따른 변화가 약물의 대사를 변화시켜, 더 강한 상호작용과 함께 독성을 증가시킨다.

항콜린성 부작용은 많은 약물들에 의해 흔하게 나타나며(표 2), 이것은 정상배뇨를 방해할 수 있다. 일부 약물들은 하부요로에 다른 부작용을 끼침으로써 요실금의 발생에 기여한다(표 3). 고령 환자는 많은 종류의 약물들을 처방 받는 경우, 종종 처방약들을 제대로 복용하지 못하기도 한다.

표 2. **고령에서 항콜린성 부작용을 동반하는 약물**

약물 종류	부작용
항정신병 약물	입마름
삼환계 항우울증 약물	변비
항파킨슨병 약물	정신 착란
진정작용이 있는 항히스타민제	졸음, 피로
Disopyramide	빈맥
진경제	배뇨근 억제
마취제	요폐
	흐릿한 시야
	안압의 상승

평가

요실금이 있는 고령환자의 전반적인 평가의 중요성은 하부요로의 작용과 관련이 없는 인자들의 역할에 의해 강조되고 있다. 고령 환자의 평가에 있어 특이 사항은 표 4에 나타나 있다. 위에서 언급한 인자들에 주의하면서 기처방된 약물에 대한 전반적인 검토에도 특별한 관심을 두어야 한다.

치료

다른 환자군과 마찬가지로, 요실금이 있는 고령환자의 대다수도 표준적인 보존적 치료를 통해 좋을 결과를 나타낸다. 장애가 있거나 병약한 고령자들을 위해 간병인을 투입하는 것은 매우 중요하다. 치료에는 수분 섭취 조절, 즉각적인 배뇨 및 시차적 배뇨와 같은 행동 치료 방법도 포함된다. 그러한 치료들은 시간집약적이며 간병인에게 중요한 책임을 부과한다. 그리고, 공공시설 거주자들의 이득을 유지시키는 것은 어려울 수 있다. 많은 환자들에게 있어서 패드 또는 요실금 내의를 착용하는 것이 유일하게 현실적인 치료법이다. 장기간의 도뇨관 유치는 마지막 방법으로써 고려 되야 하지만, 일부 환자에서는 적절한 치료법이 될 수 있다.

알파차단제(기립성 저혈압)나 항콜린제(인지장애)과 같이 하부요로를 조절하는 일부 약물들이 원치 않은 부작용을 나타낼 때는 특별한 주의가 필요하다. 야간 다뇨는 오후 시간대에 이뇨제를 사용하거나 오후에 낮잠(수분이 혈관내로 재흡수 되도록 함)을 자는 것에 효과를 나타낸다. 합성항이뇨호르몬(desmopressin)은 일부 환자에서 나름의 역할을 가지고 있는데, 처음 사용하는 경우에는 특히 혈중 나트륨 수치를 주의깊게 관찰해야 한다.

수술적 치료의 적응증은 환자의 나이와는 무관하다. 경요도적 전립선 절제술 및 복압성 요실금 수술과 같은 치료는 보존적 치료가 실패하고 교정 가능한 요실금의 원인이 명백할 때 고려해볼 수 있다. 그러나 하부요로의 나이에 따른 변화는 방광의 과활동성 및 배뇨근의 수축력저하를 증가시키기 때문에, 수술 시행 전 요역동학검사와 같은 평가가 반드시 이루어져 임상 진단을 확진하고 부적절한 중재를 최소화해야 한다.

표 3. **고령에서 요실금을 영향을 주는 약물 부작용**

약물 종류	부작용
α차단제	요도저항의 감소
마취제	변비
항경련제	정신 착란
	운동 실조
혈압약	기립성 저혈압
항파킨슨병 약물	정신 착란
	기립성 저혈압
H2 수용체차단제	정신 착란
이뇨제	빈뇨
	급박뇨
수면제	과도한 진정
신경안정제	과도한 진정
칼슘통로차단제	변비
	급성요폐
	야간 다뇨
안지오텐신 전환효소 억제제	복압성 요실금 (기침에 의해 유발)

표 4. **고령의 요실금 환자의 평가에서 부가적인 인자들**

문진	간병인으로부터 얻는 정보
	정신상태 평가
	약물 복용력
	운동성
	심혈관계 증상
	장 관련 병력
신체검사	심혈관계
	직장검사
	정신상태평가
	비뇨생식기 조직의 에스트로겐화 상태
기타검사	수분 섭취 및 배출 (배뇨회수–배뇨량 차트)
	신기능

핵심 포인트

- 요실금의 발병률은 나이가 증가함에 따라 높아진다.
- 고령에서 나이에 따른 변화는 하부요로의 기능에 중요한 영향을 미친다.
- 복용중인 약물들은 종종 하부요로에 영향을 주는 부작용을 가지고 있다.
- 간병인뿐 아니라 환자 및 의사를 포함하여 주의 깊은 평가가 이루어져야 한다
- 치료는 표준적인 지침에 따라야 하며, 요역동학 검사는 수술 시행전 필수적으로 시행되어야 한다.

비뇨기계 종양

비뇨기계에서 종양발생

암의 원인이 무엇이든지 간에 암 발생은 정상 세포 성장과 세포 분열을 조절하는 유전자의 손상을 포함하는 여러 단계를 포함한다. 여러 번의 돌연변이가 암으로 발생하기 위해서는 필요하다.

발암물질에는 외부 화학제, 방사선, 자외선, 바이러스와 같이 비가역적 유전자 돌연변이를 유발하는 유전자 독성 물질이거나 세포 성장을 촉진하는 호르몬, 유기 화합물과 같은 비유전자 독성 물질이 있다.

정상 세포주기

정상 세포주기(그림 1)는 DNA 이상 유무를 확인하는 검문지점(check point)이 포함된 여러 개의 순서대로 진행된다. 중요한 검문지검은 G1S와 G2M이다. 검문지점 G1S에서 중요하게 조절하는 것은 p53이다. 종양의 50%에서 p53 gene의 돌연변이를 가지고 있어 DNA 복제 과정 중 정상적인 종양 억제 기능을 하지 못하고 있다. 검문지검 G2M에서 기능이 고장 나면 비정상적인 세포 분열이 발생하고 세포고사(apoptosis)는 억제된다.

외부 발암물질, 방사선, 자유 라디칼과 복제 에러가 단독 또는 복합적으로 DNA에 손상을 준다. 이 손상이 세포 주기의 검문지점에서 교정된다면 정상 세포 성장이 지속된다. 바이러스에 의해 유도된 종양 유전자와 종양 억제 유전자의 기능 상실이 DNA 교정 과정을 억제한다. 이로 인하여 더 많은 유전자 돌연변이가 발생하며 세포로 하여금 유전적으로 손상된 세포를 제거하는 세포고사 과정을 통과하게 한다. 이러한 교정 과정의 손상이 암 발생에 중요한 역할을 한다. 유전적 구성에 의해서 세포고사에서 살아남은 암세포가 생존능력이 좋다.

세포 표면의 수용기와 세포내유착의 촉진자가 암 발생에 또한 관여하고 있는 것 같다. 암세포는 정상적인 세포 유착 능력이 소실되며 많은 종양 성장 물질이 세포 표면의 tysosine kinase를 통해 작용하는 듯 하다.

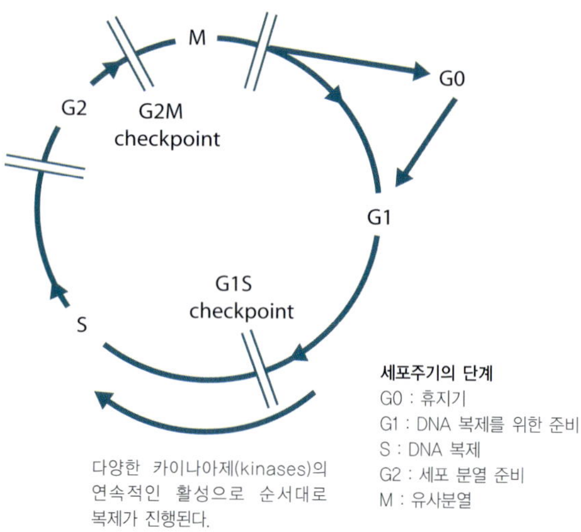

그림 1. **정상 세포주기**

신장암

von Hippel-Lindau(VHL) 질환을 가지고 있는 환자의 15%에서 중년에 신장암이 발생한다. VHL 질환과 신장암을 모두 가지고 있는 환자를 대상으로 한 연구에서 염색체 3번 단완(3p25-26)에 위치한 VHL 유전자가 억제되어 있다. 이 유전자 결손이 혈관내피성장인자(VEGF), hypoxia-inducible factor I 를 과발현시켜 새로운 혈관형성이 종종 신장암에서 발견된다. 신장암에서 종양 유전자와 p53 돌변변이의 역할은 제한적으로 보인다.

요상피암

Ras 유전자 군의 종양유전자가 방광암 환자의 50%까지 발견된다. 여러 개의 종양 억제 유전자가 방광암에 관여하는 것으로 알려졌는데, p53, retinoblastoma gene(pRb)가 있다. p53유전자는 유전적으로 비정상적인 세포가 세포고사되게 하는데 염색체 돌변변이가 나타나면 p53 발현이 증가한다. p53 유전자의 이상은 좀 더 진행성 방광암과 관련이 있다. pRb 불활성화가 세포로 하여금 DNA 교정 없이 G1S 검문지점을 통과하게 하여 좀 더 쉽게 증식하게 한다. Epidermal growth factor(EGF)의 수용기에 관련된 유전자가 증폭되면 암세포증식이 유도된다. 외부 발암물질, 특히 4-aminobiphenyl 과 흡연이 방광암 발생에 중요한 역할을 한다. Acetylation 을 통한 발암물질을 해독하는 것이 중요한데, 지연된 acetylators가 좀 더 쉽게 방광암 발생이 되도록 한다.

전립선암

유전적 전립선암은 염색체 1q24-25의 유전적 결손과 관련이 있는 반면에 염색체 8p의 결손은 산발적 전립선암과 관련이 있다. 이 유전적 결손은 정상적인 종양 억제 유전자와 관련이 있다. 대부분의 전립선암은 telomerase를 발현하는데 이는 세포를 불멸화하여 EGF, TGF-β, insulin-like growth factor(IGF), endothelin-1를 생성하게 한다. 자유라디칼은 보호하는 효소에 의해 정상적으로 비활성상태이다. 이러한 효소는 모든 전립선암과 관내신생물(prostatic intraepithelial neoplasia, PIN)에서 확인되지않고 있다.

종양유전자와 종양 억제 유전자(특히 p27)은 전립선암 발생과 진행 그리고 전이에 중요한 역할을 한다(그림 2).

Metalloproteinase는 PIN에서 진행성 병변으로 진행하는 것을 조절하고, 감소된 E-cadherin 발현으로 세포간유착이 약화된다.

고환암

선천적인 인자가 고환암 발생에 중요하다. 잠복고환에서 고환암의 위험성은 정상인에 비해 3-14배 높고, 5-10%에서 반대 고환에

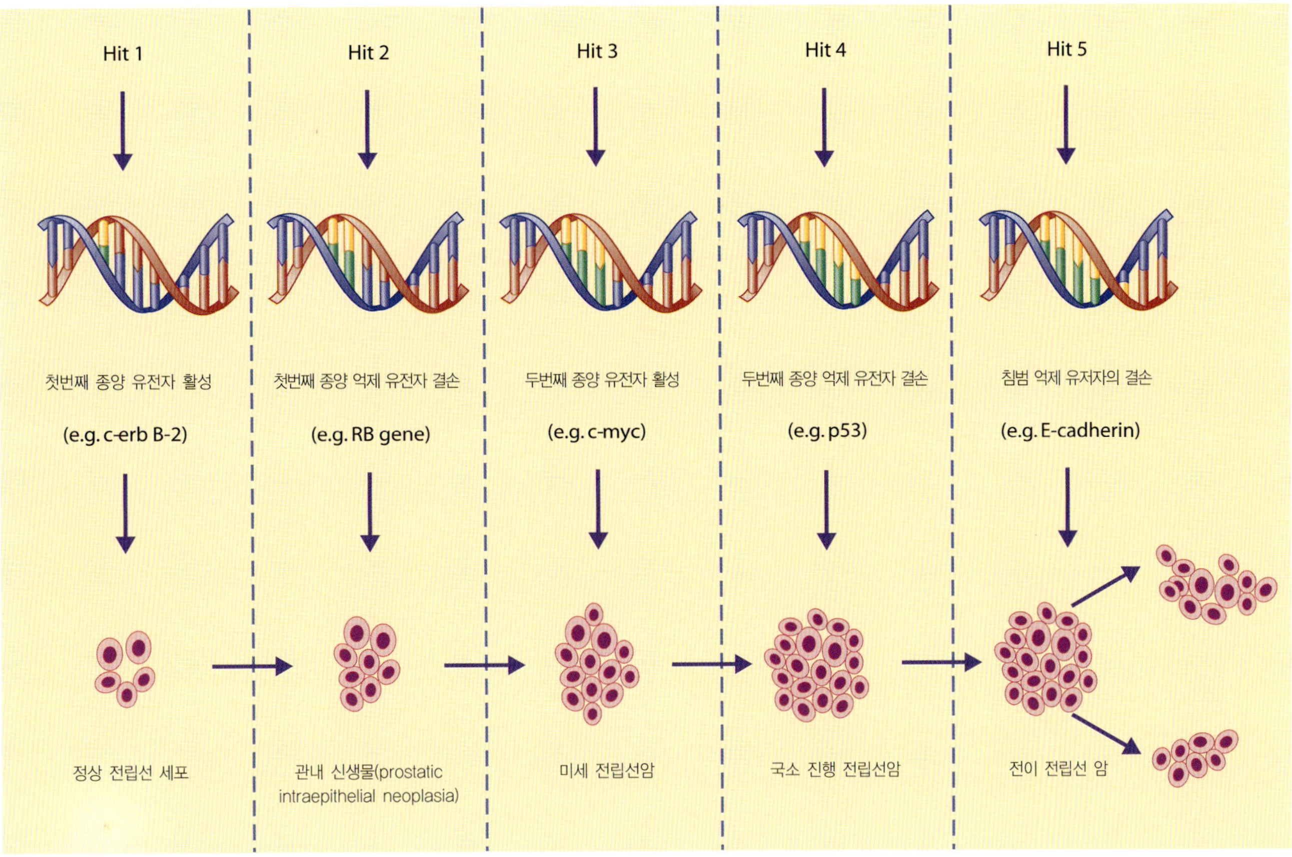

그림 2. **종양유전자와 전립선암**

고환암이 발생한다. Embryonic germ cell의 손상되는 시기가 악성 변화 가능성과 암이 발생되기 전 잠복기의 기간을 결정한다.

음경암

소아기에 포경수술을 받은 남자는 음경암 발생으로부터 보호된다. 소아기에 음경포피가 있어 모르는 발암물질이 구지(smegma)에 축적될지도 모른다. 성인이 되어 포경수술을 하는 것은 음경암으로부터 덜 보호 받게 된다. 음경포피의 인간유두종바이러스(human papilloma virus, HPV) 존재는 성 파트너의 숫자와 음경암의 위험성과 직접 관련된다. 다른 HPV 형태 중(16, 18, 31, 33) 특이 DNA 서열이 병변이 있는 음경포피에서는 발견이 되는데 정상적인 음경포피에서는 발견되지 않는다. 하지만 음경암 환자의 30-60% 만이 HPV를 가지고 있음을 볼 때 다른 요인이 반드시 관여 되었을 것이다. 담배가 HPV의 영향을 증폭시킬 가능성이 있으며 만성염증이 악성변화로 촉진할 수도 있다는 일부 증거가 있다.

핵심 포인트

- 종양 세포가 발생하는데 다양한 유전적 돌연변이가 필요하다.
- 모든 종양 유발 물질의 기본적인 작용은 비정상적인 또는 손상된 DNA 의 교정을 억제하는 것이다.
- 종양 유전자와 종양 억제유전자의 억제가 정상적인 세포고사 과정을 비켜가게 하여 악성이 되게 한다.
- 많은 다른 요인들이 암이 진행하고 전이되는데 역할을 하고 있다.
- 대부분의 비뇨기 종양은 이러한 DNA 교정 과정 중에 일부 결손이 있음을 보여주고 있다.

혈뇨

혈뇨의 평가는 비뇨기과 의사와 신장내과 의사가 모두 관여하게 된다. 혈뇨의 평가는 복잡할 수 있는데, 이는 혈뇨의 중요성을 충분히 이해하지 못한 다른 임상의사가 혈뇨 증상을 접하게 되고 이에 따라 적절히 검사 받지 못할 수도 있기 때문이다. 하지만 얼마나 의미 있는 혈뇨를 어떻게 정의할 것인가와 그 위험도에 따라 환자들을 어떻게 다르게 그룹을 정할 지는 아직 충분히 확실하지 않다. 혈뇨는 대개 그들의 소변에서 육안적으로 붉은 피를 보게 될 때, 요시험지봉검사(urine dipstick testing) 또는 요 현미경적 검사(urine microscopy)로 발견된다.

소변에서 혈액 검사

육안적 혈뇨는 환자가 쉽게 확인 할 수 있으며 이로 인하여 병원을 찾게 된다. 종종 응급 상황도 있는데 이는 주로 다른 비뇨기 증상(특히 감염 증상)과 동반된다. 무통증 혈뇨는 비뇨기 악성의 중요 지표가 된다. 현미경적 혈뇨는 대개 다른 질환을 검사 도중 발견되는 것이 많은데, 육안적 혈뇨가 아니라면 크게 중요하지 않다는 믿음이 있는 다른 임상 의사들에 의해 종종 간과 된다. 반복 소변검사가 지연되는 것은 아마 적절하지 않으며 재검사에서 단지 65%에서 양성이며 현미경적 검사에서 적혈구가 단지 55%에서 확인되며 5년간의 정기적으로 실시된 검사에서 지속적인 요시험지봉 검사 양성은 16%에서만 확인된다.

요시험지봉검사는 혈색소 또는 myoglobin과 지시 혼합물인 ortho-toluidine과의 반응에 기초를 두고 있다. 요시험지봉검사에서 측정되는 실제적인 적혈구의 개수는 소변에서의 적혈구의 정상적인 수치와 비슷하다. 하지만 정상과 비정상 적혈구 배출 사이에 약간의 중복이 있기 때문에, 요시험지봉검사는 매우 유용한 구별 검사 방법이다. 자유 혈색소는 혈관 내 용혈과 rhabdomyolysis시에 소변에서 발견되는 반면에 미오글로빈은 미오글로빈요증에서 발견된다. 따라서 혈색소와 미오글로빈은 모두 양성 오류 될 수 있다. 높은 요 비중, 높은 소변 ph 또는 많은 양의 비타민 C를 복용시 검사에서 음성 오류가 발생할 수 있다. 표 2에 요시험지봉검사 결과와 요 현미경적 검사와의 관계가 설명되어 있다. 소변이 검사실에 신선한 상태로 전달되지 않거나 배뇨 후 즉시 검사되지 않으면 요 현미경적 검사와 요 시험지봉검사 결과가 서로 관련이 없는 것으로 나온다.

빈도

요시험지봉 검사에서 혈뇨의 빈도는 50세 이상 어른에서 3-18%, 70세 이상에서 9-13%로 보고된다. 젊은 남자에서는 5% 어린이에서는 0.1-4%로 보고되고 있다. 어린이에서 비뇨기과 질환으로 인한 현미경적 혈뇨는 드물기 때문에 소아신장 의사의 조언이 필요하다. 45세 미만의 어른에서 요시험지봉검사 시 혈뇨가 있는 환자 중에서 30% 정도 이상 소견이 관찰되는데 단지 2% 정도만이 심각한 정도이고 대부분의 연구에서는 악성 소견은 없다고 보고되고 있다. 이러한 환자를 대상으로 장기 추적 관찰 하였을 때 7년 이상 소변에서 요시험지봉검사 양성 소견을 보이는 경우도 있었다. 45세 이상 성인, 흡연으로 인한 요상피암의 위험성이 있는 성인에서 55-80% 정도 이상 소견이 관찰되는데, 이 중 20%만이 중요한 질환이 있는 것으로 알려졌는데 이 중 반은 악성이어서 전체적으로 위 환자군에서 10% 정도 악성 위험도가 있다. 육안적 혈뇨가 있는 환자에서 35% 정도 중요한 이상 소견이 발견되며 전체 악성 위험도는 15-20% 정도이다.

분류

일부 환자에서 비뇨기계 중 어느 부위에서 출혈이 되었는지 확인하는 것은 가능하며, 이것이 가장 적절한 검사 방법을 결정하는데 도움이 될 수 있다. 요 현미경적 검사에서 적혈구 원추체의 존재는 신장 이상을 암시하지만, 출혈의 실제적인 부위를 확인하기는 어렵다. 위상차현미경 검사는 사구체 기원의 혈뇨(적혈구 모양 이상)와 하부요로 출혈(적혈구 모양 정상)을 감별하는데 사용되어 왔다. 적혈구의 90% 이상이 모양 이상 소견이 보이면 신장 실질의 이상을 암시하며, 모양 형태가 혼합되어 있거나 90% 이상이 정상 소견이면 하부 요로계에 이상이 있음을 암시하므로 이 경우 충분한 비뇨기 검사가 필요하다.

원인들

혈뇨의 가장 흔한 원인은 표 3에 나타내었다. 연령이 가장 흔한 원인이며 마찬가지로 단백뇨와 혈압이 신장 이상을 암시하는 가장 흔한 원인이었다.

일반적으로 육안적 혈뇨를 가진 모든 환자는 혈뇨의 원인에 대해 평가가 되어야 한다. 계량봉 검사에서 혈뇨가 확인되면, 고 위험 환

표 1. 소변 내 혈액의 정량
정상적으로 소변으로는 40, 000RBCs/h가 배출된다.
정상적으로 3,500RBCs/h가 소변으로 배출된다(고배율에서 1개 또는 2개 적혈구).
정상 인구의 5%에서 20,000RBCs/mL 이상을 배출한다. 이를 Peaky membrane disease 또는 benign familial hematuria라 일컫는다.
Dipstick 검사의 양성 기준의 역치는 50,000RBCs//mL이다.
정상 인구의 16%까지 dipstick 검사에서 양성일 수 있다.

표 2. 1,000명의 환자에서 계량봉 검사 결과와 현미경 소변검사와의 상관관계

	현미경적 검사 양성	현미경적 검사 음성
요시험지봉검사 양성	185(18.5%)	98(9.8%)
요시험지봉검사 음성	300(30%)	687(68.7%)

양성 예측율: 65%, 음성 예측율 96%, 정확도 87%

표 3. **혈뇨의 흔한 원인**

비정상적 지혈	Aspirin Clopidogel Warfarin Heparin 혈소판 질환 응고 장애
거짓 혈뇨	비트루트 및 기타 음식물(beetroot and other) foodstuffs 약물 Flutamide Phenolphthalein Phenothiazides Rifampicin Nitrofurantoin Pyridium Haemoglobin/myoglobin Vegetable dyes High urinary urate levels Urine hypotonicity High urine pH Factitious(self-induced) 'Joggers' hematuria Serratia marcescens urinary infection
비뇨기과 질환	감염 신우신염 방광염 Schistomomiasis(bilharzia) 전립선비대증 비뇨기과 암 이행세포암 신장암 전립선암 비뇨기계 결석 외상 유두 괴사 방사선 방광염 동정맥 기형
신장질환	IgA 신병증(IgA nephropathy) 미세변화 신증후군(Minimal change nephropathy) 막성신증(Membrane nephropathy) 신장염(Glomerulonephritis) 혈관염(Vasculitis(e.g. systemic lupus erythematous))

자(45세 이상, 흡연자)는 충분한 검사를 시행 받아야 한다. 하지만 비뇨기과 의사는 신장기원의 원인을 간과하고 많은 환자에게 내시경검사를 하는 경향이 있다. 이전에 진단되지 못했던 혈소판 이상과 혈액응고 이상을 확인하지 못한 경우 검사 도중 또는 수술적 치료 이후에 중요한 출혈성 합병증이 발생할 수도 있다. 환자가 지혈에 영향을 미치는 약을 복용 시 기저 질환의 이상을 발견 할 가능성은 약을 복용하지 않는 사람과 비슷하다. 따라서 혈뇨의 원인을 추가적인 검사 없이 aspirin, clopidogrel, heparin, warfarin으로 돌려서는 안 된다. 또한 혈액학적 이상이나 응고 이상이 있는 경우에도 충분한 검사를 하여야 한다.

핵심 포인트

- 소변의 혈액은 육안적, 현미경적 검사, 요시험지봉검사로 확인된다.
- 요시험지봉 검사는 매우 정확하지만 요 현미경적 검사 결과와 관련성이 떨어진다.
- 적혈구 모양에 대한 연구가 출혈 장소를 확인하는데 도움이 된다.
- 연령과 환자의 위험인자가 중요한 기저 질환을 확인하는데 도움을 줄 수 있다.

신 종양– 발현과 진단

양성 종양

두개의 중요한 양성 종양, 호산성과립세포종과 혈관근육지방종이 있다. 호산성과립세포종은 조직 병리소견만 빼고는 신세포암과 구별이 잘 되지 않는다. 혈관근육지방종(그림 1)은 크기가 작을 때는 무증상이나 4cm 이상일 때는 출혈의 가능성이 있다. 혈관근육지방종은 tuberous sclerosis, mental retardation, epilepsy, adenoma sebaceum과 관련이 있다.

악성 종양

신종양(표 1)은 성인 암의 약 2%를 차지하며 평균 70세에 진단되고 56%의 종양-특이 생존율을 보이고 있다. 증가된 복부 방사선 검사로 인하여 우연히 발견된 종양의 30-60%를 차지하고 있다. 진단 당시 30% 정도는 이미 전이 되어 있다.

신종양의 96%는 산발적이며 4% 정도는 유전적이다. 가장 흔한 유전적 형태는 von Hippel-Lindau disease이며 이는 chromosome 3번의 짧은 팔의 돌연변이로 동반된 automomal familiar cancer 이다. 이 증후군은 신장암, retinal angiomas, cerebral haemangioblastomas, pheochromocytoma, cysts of the kidney, pancreas or epididymitis, pancreatic islet cell tumors, endolymphatic sac tumours 등을 포함한다. 60세 정도에 환자의 70% 이상에서 신장 종양이 발생되며 이 경우 종종 다발성이다.

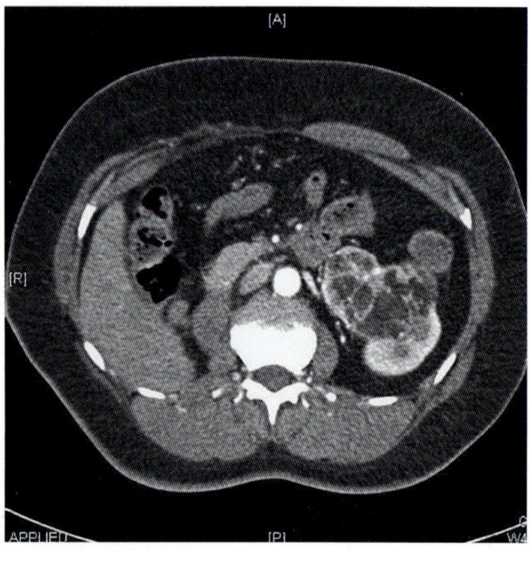

그림 1. **CT 에서 많은 양의 지방을 포함한 혈관지방근육종이 보이고 있다.**

현재 산발적 형태의 신장암에 대한 명확한 위험 인자는 없다. 하지만 흡연, 비만(특히 여자), endstage renal disease, 다낭성 신장, 고혈압등이 발생에 기여할 것이라고 생각된다.

표 1. **신장암의 조직 형태**

조직 형태	%	세포형태
투명세포암 (Clear cell)	80	풍부한 eosinic cytoplasm이 있는 granular 세포
유두상 (papillary)	15	과립형 eosinic 세포질
Chromophobe	4	투명한 세포질
육종양 (Sarcomatoid)	1	Pleomorphic 핵이 있는 spindle cell

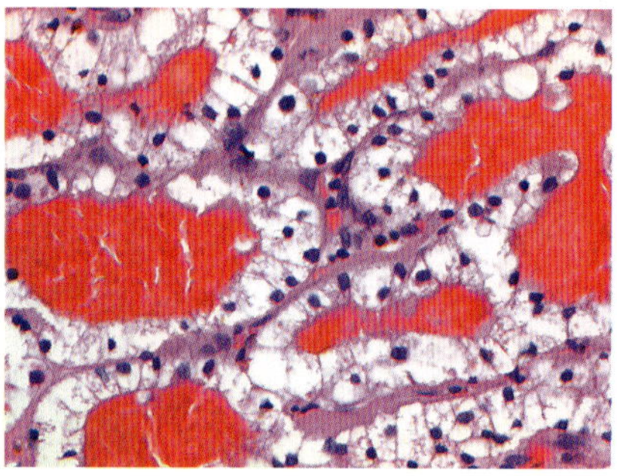

그림 2. **투명세포암(Clear renal cell carcinoma)**

병기

신장암의 TNM 병기는 표 2에 기술되어 있다. 진단 시 25-30% 정도는 폐, 연부 조직, 뼈, 간, 머리 순으로 전이가 잘 된다.

발현 특성

3가지 특징적인 임상 양상인 허리 통증, 혈뇨, 옆구리 통증은 단지 10% 정도에서만 발견된다. 우연히 발견된 신장암이 대부분을 차지하고 있다(30-60%). 단지 혈뇨 증상만 있는 환자가 있을 수 있고 부종양증후군(paraneoplastic syndromes)도 흔하다. 증상이 있는 환자가 대개 높은 병기를 가지

표 3. **신장암과 관련된 부종양 증후군**

이상소견	빈도
적혈구 침강속도 증가	55%
고혈압	35%
빈혈	35%
체중감소	35%
발열	15%
Stanffer 증후군	15%
고칼슘혈증	10%
적혈구 증가증	3%
신경근육병증	3%

표 2. **TNM 병기**

T 병기(종양 병기)	
TX	병기 알 수 없음
T1a	4cm 이하 신실질내 종양
T1b	4cm 보다 크고 7cm 이하 신실질내 종양
T2	7cm 이상 신실질내 종양
T3	Gerota 근막을 넘지 않은 신 외 종양
T3a	부신, 신 외 지방조직 침범
T3b	신정맥, 횡격막 하부 대정맥 침범
T3c	횡격막 상부 대정맥 침범
T4	Gerota 근막을 넘어 침범한 종양
N 병기(림프절 병기)	
NX	병기 알 수 없음
N0	림프절 전이 없음
N1	국소 림프절 한 개 전이
N2	국소 림프절 두개 이상
M 병기(원격전이 병기)	
MX	병기 알 수 없음
M0	원격전이 없음
M1	원격전이 있음

게 된다.

신체검진에서 체중 감소, 악액질(cachexia), 빈혈 이외에는 종종 다른 이상 소견이 없다. 복부 검진에서 복부 상부 또는 옆구리에서 종괴가 만져질 수 있다. 좌측 신장에 종양이 있는 경우 왼쪽의 정계정맥류가 남자에게 발견되는 경우도 있다. 임파선 침범 또는 대정맥의 폐쇄를 의미하는 하지의 부종이 종종 보이는 경우도 있다.

검사

필수 검사로 소변검사, 혈액검사, erythrocyte sedimentation rate(ESR), 전해질 검사, creatinine, 간기능검사(alkaline phosphates, serum calcium)를 포함해야 한다.

전산화단층촬영 또는 초음파가 측부통증 또는 혈뇨가 있는 환자에서 현재 가장 첫번째로 실시되는 검사이다. 전산화단층촬영 검사는 해부학적 구조물을 잘 보여주며 림프절 전이 및 양측 신장의 기능적인 정보를 제공해 준다(그림 3, 4). 신장 보존 수술을 고려할 때는 재구성된 이미지로 도움을 받을 수 있다. 흉부 방사선 검사는 필수적이며 3cm 이상의 모든 신 종양에서는 흉부 전산화단층촬영을 실시해야 한다. 골주사는 뼈 통증 및 alkaline phosphatase 가 상승 되어 환자에서 전이 여부를 확인하기 위해 실시된다. 때로 신 종양의 특징에 대해 의심스러운 경우 초음파 또는 전산화단층촬영 도움 하에 침 생검술이 필요할 수도 있다. 신기능이 저하되어 있는 경우, renography 또는 glomerular filtration rate(GFR) 측정이 필요할 수도 있다.

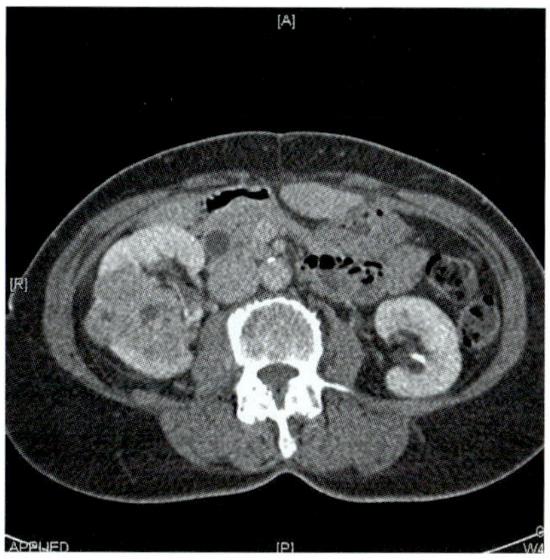

그림 3. **조영제가 포함된 CT에서 국한된 우측 신장암과 양쪽 신장의 기능을 보여주고 있다.**

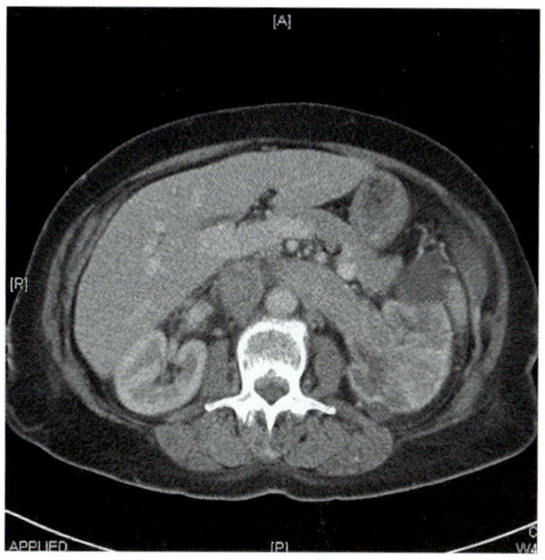

그림 4. **CT 에서 좌 신정맥 및 하부대정맥을 침범하고 있는 좌측 신종양을 보여주고 있다.**

핵심 포인트

- 신장암의 발생 빈도는 증가하고 있으며, 사망률은 56%이다.
- 신장 종양의 대부분은 우연히 발견되고 있다(40–60%).
- 30%의 환자에서 진단시 전이되어 있다.
- 초음파와 전산화단층촬영이 신 종양의 진단 및 병기 결정에 사용된다.
- 흉부와 복부 전산화단층촬영은 전이를 확인하기 위해 사용되며, 뼈 통증 및 alkaline phosphatase가 상승되어 있는 환자에서 골주사 검사한다.

신 종양– 치료

신장암의 최선의 치료 방법은 수술이지만, 질환의 병기와 분화도에 의존적이다.

수술적 방법

수술적 치료 중 경복막 근치적 신적출술이 가장 근본적인 수술 방법이다. 이 술기는 빠른 시간에 신혈관처치를 가능하게 해 주면서, 신주위지방, Gerota fasica, 주위 림프절, 같은 쪽 부신을 제거하는 것을 포함한다.

부신 침범은 모든 신장암의 6%에서 보고되며, 그 위험도는 신장암의 병기와 분화도가 높을수록 커진다. 부신은 신장종양이 신상극에 있을 때, 다발성 신종양, 신정맥을 침범하는 신 종양에서는 제거되어야 한다. 명백히 국소적인 신종양이라도 25%에서는 신주위 지방을 침범하여 병기가 T3a로 상승된다. 확장된 림프절 절제술에서 보면 환자의 2–3%에서 림프절 전이가 확인되므로 만약에 방사선 검사에서 림프절이 커진 것이 확인되는 경우에서만 림프절절제술의 적응증이 된다.

신정맥 및 하부 대정맥 침범한 경우 큰 혈관에 접근하기 위해서는 간이 주위조직과 충분히 박리 되어야 한다. 종양이 간 정맥 위까지 침범한 경우, 종양과 하부대정맥을 제거하기 위해서는 cardiac bypass 가 필요하다. 이것은 또한 우측 심방에 종양이 침범한 경우에도 필요하다.

병기와 분화도에 따른 생존율은 표 1에 나타나있다.

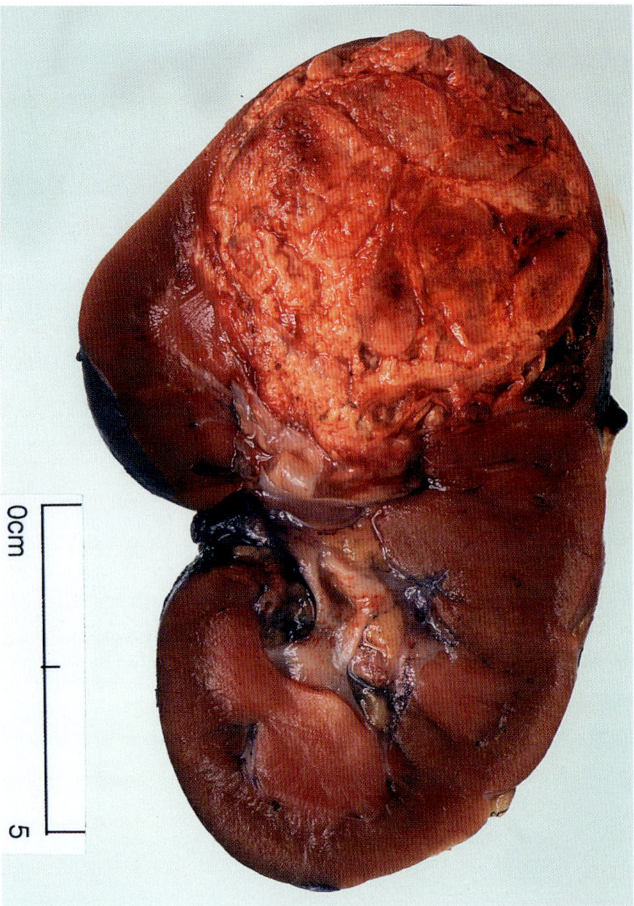

그림 1. **신장암에서 근치적 신장 절제술 후 표본**

신장보존 수술

신장보존 수술(partial nephrectomy)은 근치적 신장적출술을 할 경우 신장이 없거나 투석을 해야 하는 환자에게서 종종 실시된다.

표 1. **신장암의 생존율**

임상 병기	10년 생존율(%)
pT1	82
pT2	65
pT3	38

표 2. **신장 보존 수술의 적응증**

양측성 신세포암(Bilateral renal cell carcinoma)
단일신에서 또는 신기능이 한쪽에만 있는 신장에서 생긴 신세포암 (renal cell carcinoma in single kidney or single functioning kidney)
만성신질환(chronic renal impairment)
신장기능이 저하된 신수신증 (hydronephrosis associated with renal impairment)
신장동맥 협착(renal artery stenosis)
만성 신우신염/역류(chronic pyelonephritis/reflux)
결석 질환(calculous disease)
선천적 신장암(inherited renal cancers(e.g. von Hippel–Lindau))

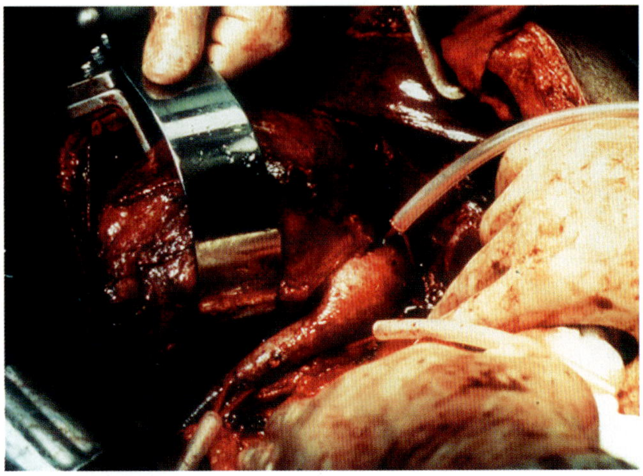

그림 2. **하부 대정맥 침범 소견**

신장보존수술의 적응증은 표2에 기술되어 있다. 하지만 우연히 발견된 종양의 빈도가 많아지고 크기가 작아 반대편 신장 기능이 정상이라면 신장보존수술을 할 수 있다.

술기는 개복 또는 복강경으로 가능하며 warm ischemia 시간이 30분 이내라면 신장을 cooling 하는 것은 반드시 필요하지 않다. 수술 중 초음파를 사용하는 것은 종양의 위치와 제거하는 데 도움을 줄 수 있다. 종양만 제거하는 것은 불완전하게 제거가 될 수 있으므로 종양 주변 신 실질도 포함하게 제거하는 것이 좋다. 종양이 집뇨계(collecting system)에 침범한 경우 흡수성 봉합사로 닫아주어야 하며, 요관부목을 설치함으로써 치유에 도움이 될 수 있다. 신장절단면의 혈관들은 봉합, argon laser, fibrin glue, haemostatic bolster로 지혈 할 수 있다. 주요한 합병증은 표 3에 기술되어 있다.

비록 현재까지 randomized controlled 연구가 없지만 개복 근치적 신절제술과 신장 보존수술을 비교해 보면 이환율 및 사망률은 비슷하다. 4cm 미만의 신종양에 대해 술 후 5년째 암특이생존율은 각각 92%와 81%로 보고되며 국소 재발율은 9%, 전이는 6%에서 발생하였다. 신장 기능 보존은 신장 보존수술에 의해 90%정도 환자에서 유지된다.

복강경 수술

근치적 신장절제술 및 신장 보존 수술은 모두 복강경으로 가능하다. 복강경은 재원기간을 짧게 하며 빠른 시간내에 정상생활을 할 수 있게 해 준다. 확대된 시야와 기복에 의한 증가된 복압으로 인해 복강경 수술동안에 출혈량이 감소하게 된다. 전문적 기술이 증가함에 따라 큰 종양도 복강경으로 제거가 가능해졌다. 하지만 7cm 종양까지 복강경 술기로 가능하다. 복강경은 혈관 침범이나 광범위한 림프절 침범이 있는 경우 적절하지 않다.

비제거 방법

주요한 술기는 cryoablation 및 radiofrequency ablation 이다. Cryoablation은 대개 종양 확인을 위해 신장을 박리한 후 복강경하에 실시된다. 수술 중 초음파는 종양의 위치를 확인하는데 사용되며, cryoprobe는 복강경 시야 하에 종양에 직접 찌르게 된다. Radiofrequency 에너지는 초음파 및 전산화단층촬영 도움 하에 단순히 경피적 puncture로 전달된다. 두 방법은 유망하지만 불완전하게 종양이 제거된다는 보고가 있어왔다. 이 두 방법은 향후 종양이 발생하고 필연적으로 다양한 치료 방법이 요구될 것 같은 유전적 신장암 환자에서 가장 좋은 방법이 될 수 있다.

전이

신장에서 일차 종양 제거가 어떤 전이성 병변을 약화시킨다는 보고는 없다. 신장암은 대부분의 항암제에 저항한다. 비록 과거에 호르몬 치료를 사용하였지만, 남자에서 호르몬 사용을 지지할 만한 증거는 거의 없다. 따라서 전이성 질환의 치료는 interferon 또는 interleukin를 단독 또는 병합으로 사용하는 면역 치료에 국한된다. 치료에 대한 부분 반응이 일어나며, 작은 폐 전이가 있는 환자나 신절제술 후 1년 이후에 전이가 발생하는 환자에서 좋은 이득에 있다는 보고가 있다.

간이나 골에 전이된 환자의 경우 면역 치료에 반응을 잘 하지 않는다. 하지만 전이가 한 부분에만 있으면 방사선 치료 또는 국소 제거수술과 같은 고식적 치료로 장기 이익을 얻을 수 있다. 많은 폐 전이는 하나만 있지 않지만 폐 전이를 국소 제거함으로써 장기 질환 억제가 때로 가능하다.

고식적 치료

일반적인 고식적인 치료는 전이가 있는 환자에서 필요할 지 모른다. 그러나 심지어 전이가 있는 상황에서도 출혈이나 통증 과 같은 국소 증상은 신장 종양을 제거하는 적응증이 될 수 있다. 이러한 상황에서 증상은 비록 효과는 종종 짧지만 신동맥에 대한 선택적인 방사선학적 색전술로 감소될 수 있다(그림 3).

표 3. **근치적 신절제술의 합병증**
출혈(Haemorrhage)
신동맥신배누(Arteriocalyceal fistula)
요로누(Urinary fistula)
결찰로 인한 신장동맥혈전(Renal artery thrombosis due to clamping)
국소 재발(Local recurrence)

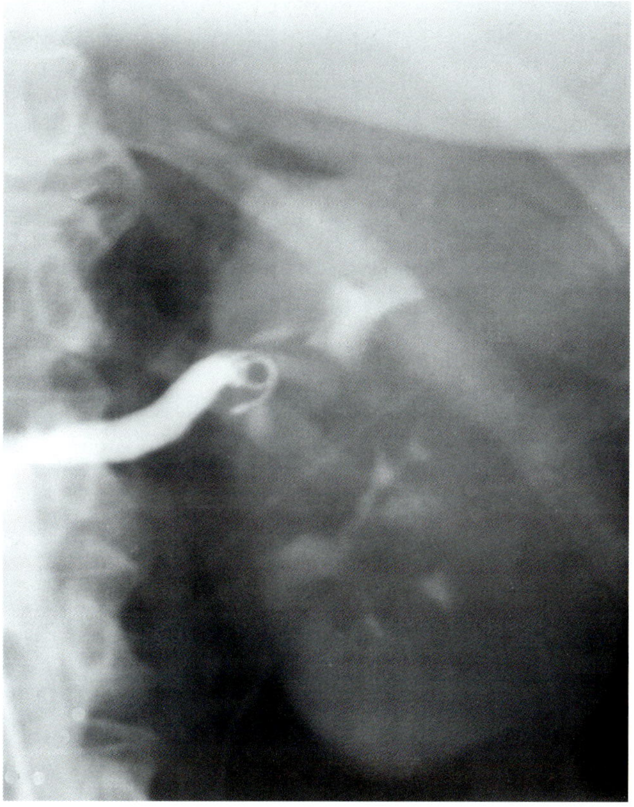

그림 3. **신동맥 색전술**

핵심 포인트

- 국소 신장암의 치료는 일차적으로 수술이다.
- 진단시 낮은 병기의 신장암은 복강경 또는 신장 보존 수술이 가능하다.
- 4cm 미만의 종양에 대한 신장 보존수술은 근치적 신장적출술과 비슷한 성적을 보고하고 있다.
- 전이성 신장암에 대한 치료의 반응은 좋지 못하다.

소아 종양

소아 종양의 빈도는 표 1에 나타나 있다. Rhabdomyosarcoma의 25% 만이 비뇨기계통에 영향을 준다. 소아의 비뇨기 종양은 항암제에 잘 반응하며 보통 치료는 수술과 같이 실시된다. 반면에 진행된 병변 또는 불응성 병변인 경우 방사선 치료를 해 볼 수 있다.

윌름즈종양(Wilms tumour)

진단

윌름즈종양은 1세에서 5세 사이에서 발생하며 여아에서 약간 빈도가 높다. 유발되는 증후군이 여럿이 있는데 일단 확인되면 어린 시절부터 조기 진단과 치료를 하기 위해 정기적인 평가가 이루어져야 한다(표2). Renal ascent 와의 융합 이상이 윌름즈종양 발생의 위험성을 높이며 마제신의 경우 그 위험도는 8배 정도에 이르는데 primitive cell type(cell nest)가 발견된다.

임상증상은 큰 복부종물이 흔히 동반되는데, 종종 증상이 없을 수 있다(그림 1). 복부 통증(출혈 및 괴사, 드물지만 종괴파열)과 고혈압이 가끔 나타날 수 있다. 감별 진단으로는 다른 신장 종양(연령이 높은 어린이에서 mesoblastic nephroma와 신장암), 부신의 신경아세포종, hepatoblastoma 또는 수신증을 포함한 비악성 신장 종양등이다.

초기 검사는 다른 종양에 특이적인 표식자(윌름즈종양은 특이 표식자가 없음)에 대한 혈액과 소변검사를 포함한다. 폐와 림프절 전이는 진단 당시 11%에서 발견된다. 전산화단층촬영은 초기 병기 결정과 치료 계획 수립에 도움을 준다. 비록 조직검사 없어도 확실한 진단이 가능하며 치료가 시작될 수 있지만, 전산화단층촬영 하에 조직검사는 항암치료를 시작하기 전에 조직학적 형태를 확인하는데 도움을 준다.

표 1. 소아 종양의 발생

종양	1년에 백만 명당 발생 빈도
신경계통	25
림프종	10
신경아세포종	9
윌름즈종양	8
횡문근육종	4

치료

모든 환자는 수술과 항암치료를 모두 받아야 한다. 수술 전 항암요법이 윌름즈종양의 크기를 줄어들게 할 수 있으며, 이것이 수술 파열 및 출혈의 위험성을 낮추며 합병증 없이 제거가 가능하도록 해 준다. 또한 전이 부위도 감소시킬 수 있으며 하부대정맥 침범도 안정화 또는 제거가 가능하게 해 준다.

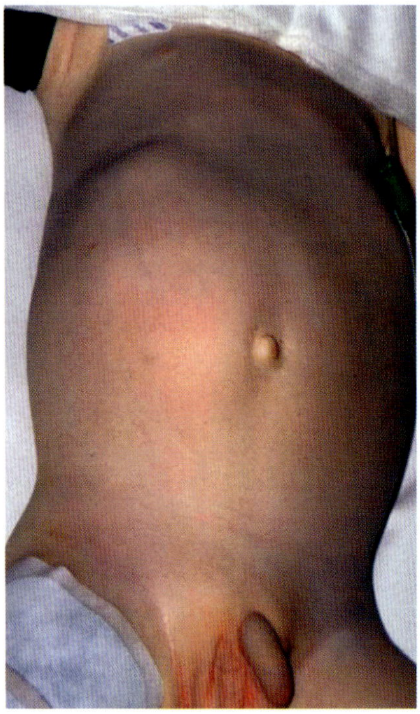

그림 1. **복부 종괴가 주소인 윌름즈 종양**

수술 전 항암요법은 두 가지를 사용하는데, vinblastin과 actinomycin 이다. 수술(보통 신장 전적출술)로 정확한 병기와 종양 분화도를 확인되며 이로 인하여 수술 후 항암치료 종류와 기간을 결정하는데 도움을 줄 수 있다. 3번째 항암제인 doxorubicin 이 이후 추가될 수 있다. 2차 치료약제(alkylating agets, cyclophosphamide, ifosphamide)가 선택적으로 사용될 수 있다. 방사선요법은 남아 있는 병변이나 항암제에 반응하지 않는 경우 사용한다.

예후

치료방법과 생존율은 표 3에 나타나 있

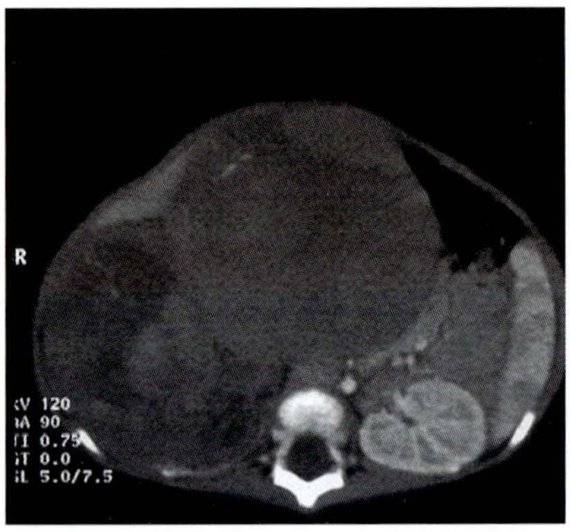

그림 2. **CT 에서 오른쪽의 윌름즈 종양이 보이고 있다.**

표 2. 윌름즈종양과 관련 있는 증후군

증후군	특징	윌름즈종양 발생 빈도
무홍채증	홍채결핍	20
WAGR 증후군	윌름종양, 무홍채증, 비뇨생식기형, 정신박약	33
Beckwith-Wiedermann 증후군	대설증, 주생기저혈당, 안구돌출증	10
반산비내증		5
Deny-Drash 증후군	요도하열, 신부전	50

표 3. 치료 방침과 윌름즈종양의 생존율

병기	정의	치료	5년 생존율(95%)
1	완전 절제, 신장에 국한	V+A+surgery	95
2	제거, 양성 절연면	V+A+surgery	90
3	국소적으로 남아있는 종양	V+A+D+surgery+radiotherapy	80
4	전이 병변	V+A+D+surgery+radiotherapy	60-70
5	양측성 병변	V+A+D+surgery	70

V, vincristine, A, actinomycin-D, D, doxorubicin

다. Unfavorable 조직학적 형태는 10% 정도의 환자에서 보여지는데 예후가 좋지 않으며 좀 더 강력한 항암제가 필요하다. 양측성 윌름즈종양은 10% 환자에서 발생하며 신장기능을 보존하기 위해 보존적 치료 방법(부분신적출술)이 필요하다. 양측성 종양을 치료한 소아에서 이후 투석이나 신이식이 필요할 수도 있다. 이것은 재발의 위험성을 낮추기 위해 수술 후 가능한 한 오래 동안 유지해야 한다.

25% 미만에서 모든 윌름즈종양은 재발하며 이것은 수술 후 1년 이내에 주로 발생한다. 치료는 이차 항암치료, 수술, 방사선 치료가 있다. 이차 악성 종양(백혈병, 암종, 육종) 은 10년에 1% 정도 보고되며 20년에 8.5% 보고되는데 방사선 치료를 한 경우에는 그 위험도는 2배로 증가한다.

횡문근육종

횡문근육종은 10살 미만에서 발생되며 평활근에서 기원하며 주로 남자 소아에서 약간 더 발생 빈도가 높다. 종양의 50%정도는 5세 미만에서 발생한다. 비뇨기계통에서 횡문근육종은 주로 방광, 전립선, 질에서 기원한다.

임상 증상은 복부, 골반, 회음부에 보여지거나 만져지는 종양, 비뇨기계 증상(혈뇨, 요폐)으로 나타난다. 방사선 검사는 종양의 해부학적 구조와 종양의 근원을 알기 위해 주로 초음파와 전산화단층촬영 또는 자기공명영상술을 이용한다. 진단 당시 25%에서 전이가 발생되어 있는데 주로 폐와 뼈로 전이된다.

초기 치료는 증상 완화(예를 들면 요폐의 경우 도뇨관 유치)와 진단 확진을 위한 조직검사이다. 일차 수술적 제거는 pelvic exenteration를 실시하고 요루와 장루를 설치하는 것인데 이로 인하여 발기 불능과 불임이 될 수 있다. 그러므로 현재 항암치료가 초기에 사용되며 좀 더 보존적 수술적 방법이 채택되고 있다. 일단 항암치료가 끝나면 남은 종양을 제거하기 위해 수술적 방법이 계획된다. 방사선 치료는 항암제에 반응하지 않는 경우, 좋지 않은 조직학적 형태 또는 양성 절연면이 있는 경우 사용되는데 생존율은 표 4에 나타나 있다.

표 4. **비뇨기계통의 횡문근육종**

병기	정의	5년 생존율
1	잔존암 없음	85
2	림프절 전이 또는 현미경적 잔존암	75
3	육안적 잔존암	65
4	원격 전이	30

핵심 포인트

- 신장의 윌름즈종양은 비뇨기종양 중 가장 흔하다.
- 어른과 달리 소아 종양은 항암제와 방사선치료에 잘 반응하며, 완치도 기대할 수 있다.
- 윌름즈종양 환자에 대한 5년 생존율은 80% 이다.
- 치료는 항암치료와 수술 병합요법으로 한다.
- 이차 종양 발생 가능성이 있으므로 평생 동안 추적 관찰되어야 한다.

방광암의 증상과 진단

방광암의 90% 이상이 이행세포암이며, 악성 가능성이 낮은 분화가 잘 된 병변에서부터 전이암까지 범위가 다양하다. 비록 표재성과 심재성방광암으로 분류되어 왔지만 그 양상은 좀 더 복잡하다. 2001년 영국에서 8,832명이 새롭게 방광암으로 진단받았으며 2000년에 영국과 웨일즈에서 방광암으로 4,412명이 사망하였다.

방광암 분류

방광암의 종류는 다음과 같다(표 1). 서양에서 이행세포암이 가장 흔하며(95%), bilharziasis가 풍토병인 이집트에서는 편평세포암이 가장 많이 발생한다. 화학물질 노출에 의한 직업적인 원인도 있지만 대부분의 이러한 화학물질은 더 이상 사용되지 않는다. 방광암의 환경적 원인은 다음과 같다(표 2).

증상

방광암의 주요한 증상은 육안적 혈뇨이다. 비록 증상이 없이 소변검사에서 우연히 발견되는 현미경 혈뇨 또한 주요한 증상이다. 출혈은 전형적으로 통증이 없이 소변이 지나는 비뇨기계에서 발생할 수 있다. 피떡과 부스러기가 있을 수 있는데, 부스러기는 괴사된 종양 또는 변질된 피떡임을 나타낸다. 치골위, 요도, 성기끝 통증과 하부요로증상(빈뇨, 급뇨, 야간뇨) 증상이 solid 종양, 또는 상피내암에서 보일 수 있다. 침윤성 방광암으로 인해 수신증이 발생하여 측부 통증이 나타날 수 있다. 방광암은 방광내 요관을 폐색 할 때만 수신증이 발생할 수 있다. 하지만 표재성일지라도 크기가 큰 경우 요관암 또는 방광암이 요관구를 침범하여 수신증을 유발할 수 있다.

검진

검진에서 이상소견을 보이는 경우는 드물다. 비록 드물게 방광에 피떡이 있는 경우 방광이 만져지는 경우는 있다. 전립선은 직장수지 검사를 통해 확인해야 한다.

검사

혈뇨가 있는 환자는 혈뇨 클리닉에서 대개 검사를 받게 된다. 소변검사를 통해 감염 여부를 확인하며, 단백뇨 검사를 실시하고, 요세포검사를 시행한다. 소변에서 악성 이행세포가 있다는 것은 분화도가 나쁜 papillary/solid 종양이 있거나 상피내암이 있음을 암시한다. 양성 요세포검사는 방광암의 대부분을 차지하는 well-differentiated 또는 moderately differentiated 병변에서는 드물다.

표 1. 방광암의 분류
이행세포암(Transitional cell carcinoma)
선암(Adenocarcinoma)
편평상피암(Squamous cell carcinoma)
소세포암(Small cell carcinoma)

표 2. 방광암의 환경적 요인	
인정	2-Naphthylamine
	4-Aminobiphenyl
	Benzidine
	N,N-bis(2-chloroethyl)-2-naphtylamine
	4-Chlorotoludine
	Schistosoma haematobium
	Phenacetin
	Cyclophosphamide
의심	Unsaturated aldehydes
	Nitrosamines
	4,4′-Methylene bis-(2-chloroaniline)
	o-Toluidine
불확실	Caffeine
	Saccharine
	Cyclamate
	Tryptophan

방사선 검사

요관폐색에 의한 상부요로에 대한 방사선 검사가 실시되어야 한다. 전산화단층촬영 또는 자기공명영상술이 방광암의 국소 범위와 1cm 이상으로 커진 인근 림프절에 대한 평가를 위해 실시된다.

방광경 검사

대부분의 방광경 검사는 외래에서 실시된다. 방광경검사는 국소

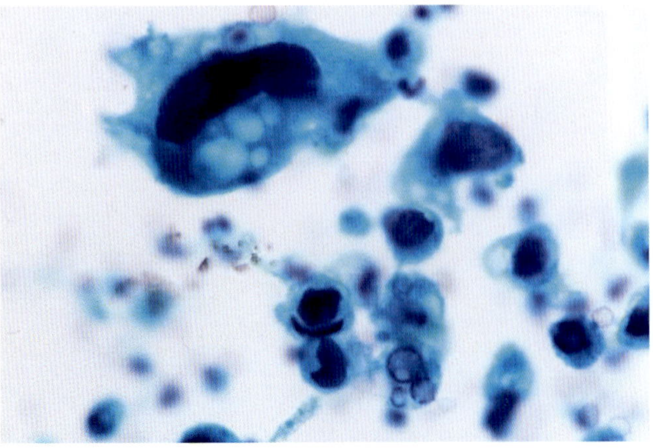

그림 1. **신선 뇨에서 비정상 요상피**

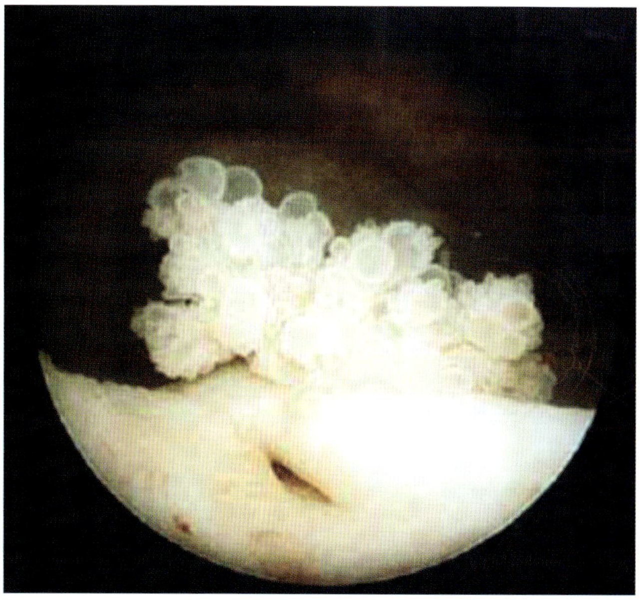

그림 2. **방광경검사에서 papillary 모양의 방광종양**

마취하에 요도, 전립선, 방광에 대한 빠른 검사가 가능하며, 환자를 덜 불편하게 하며 많은 환자들을 빠르게 검사하게 해 준다. 방광에 이상 소견이 없으면 즉시 환자는 안심하게 된다. 만약 방광 종양이 발견되면(그림 2), 진단에 대해 토의하고 어떻게 치료할 지 계획 세우기가 쉽게 되어 환자는 다음 계획에 대해 알 수 있다. 이후 방광 종양 제거에 대한 일정이 적절히 잡히게 된다.

경요도절제술/조직검사

방광경검사로 새로운 방광암이 확인 되면 종양에 대해 수술이 결정되는데 입원해서 할 수도 있고 작은 종양인 경우 외래에서 실시될 수 있다. 방광으로부터 종양을 제거하고, 방광근육층까지 조직을 얻기 위해 절제경을 사용한다. 방광벽에 큰 결손 없이 방광 종양을 적절히 제거하는 것이 필요하다. 방광 부분 중 복강에 닿아 있는 부분에 종양이 있는 경우 전층을 제거하다가 복강 내 천공이 발생하여 수술적 치료가 필요하게 되는 경우가 있다. 제거된 조직은 병리학적 검사를 하게 되며, 병리학자는 진단 및 병기와 분화도를 검사한다.

표 3. **방광암의 TNM 병기**

T 병기(종양 병기)	
TX	병기 알 수 없음
Ta	요로상피에 국한된 암
TIS	Carcinoma in situ
T1	고유층(lamina propria)까지 침범
T2	근육층까지 침범
	T2a 표재성 근육층(superficial muscle)
	T2b 심재성 근육층(deep muscle)
T3	지방주위 지방 침범
	T3a 현미경적(microscopically)
	T3b 육안적(macroscopically)
T4	전립선, 자궁, 질, 골반벽 침범
	T4a 전립선, 자궁, 질
	T4b 골반 벽 또는 복벽
N 병기(림프절 병기)	
NX	병기 알 수 없음
N0	림프절 전이 없음
N1	2cm 미만 림프절 한 개 전이
N2	2–5cm 크기의 한 개 또는 이상 림프절 전이
N3	5cm 이상의 림프절 전이
M 병기(원격전이 병기)	
MX	병기 알 수 없음
M0	원격전이 없음
M1	원격전이 있음

방광암의 병기와 분화도

방광암의 TNM 병기는 다음과 같다(표3). 종양을 제거한 후에는 병기 표시 할 때 앞에 'p'를 붙이게 된다(pT). 림프절과 전이 병기를 위한 검사는 pT1 이상의 병기에서만 실시되는데 림프절 평가는 전산화단층촬영 또는 자기공명영상술로 실시하며 좀 더 명확하게 하기 위해서는 림프절절제술을 실시한다. 원격전이 여부는 가슴 사진, 전산화단층촬영, 자기공명영상술, 골주사를 실시한다. 종양의 조직학적 병기는 G1: well differentiated, G2: moderately differentiaed, G3: poorly differentiated 3단계로 나눈다. 병기와 분화도는 치료 방침과 최종 예후를 예측해 준다.

핵심 포인트

- 대부분의 방광암은 흡연에 의해 발생된다.
- 혈뇨가 방광암의 주증상이다.
- 대부분의 방광암은 국소마취하에 방광경검사로 진단된다.
- 임상 병기와 분화도는 경요도방광종양절제술 후 주의 깊은 조직 검사를 통해 확인된다.

방광암 치료

대부분의 방광암 환자는 그들의 건강에 심각한 영향 없이 간단하고 수월한 방법으로 치료될 수 있다. 일부의 환자는 진행된 병변에 대해 좀 더 적극적인 치료가 필요하다. 전체 병변 중 pTa가 65%, pT1이 15%, pT2 이상이 20%를 차지한다. 방광암에 대한 효과적인 치료는 여러 전문 분야 안에서 이루어져야 한다.

여러 전문분야 팀

방광암 치료를 위한 여러 전문분야 팀은 비뇨기과 의사, 전문 간호사, 종양전문의, 병리학자, 방사선의사로 구성된다. 방광암에 대한 다른 병기와 분화도를 가진 각각의 환자에 대한 논의가 지속적이고 질 좋은 서비스를 제공 할 수 있다. 또한 이것은 방사선 이미지와 병리 결과에 대한 의문을 적절히 논의할 수 있게 해 준다.

표재성 방광암

표재성 방광암은 근육층을 침범하지 않으며 진행 위험도의 높고 낮음에 병기와 분화도에 따라 분류된다(표 1)

저위험군 표재성 방광암

방광암을 진료하는 대부분의 비뇨기과 의사들의 주 업무는 새롭게 발생하는 질환 또는 낮은 위험도의 재발성 질환이다. pTa G1 또는 pTa G2 병변인 환자는 진행의 위험성이 5%미만으로 낮지만 방광내 재발은 60% 정도로 높다. 재발성의 낮은 위험도 방광암 질환은 환자의 척추 또는 전신 마취하에 당일외래 또는 입원하여 재발성 질환에 대해 방광경검사, 조직검사 그리고 투열요법으로 치료할 수 있다. 저위험군 표재성방광암은 방광내주입요법으로 재발을 낮출 수 있다. 저위험군 환자는 정기적인 방광경검사를 받아야 한다. 수년 동안 재발이 없어 왔던 저위험군의 환자는 정기적인 방광경검사를 실시하지 않아도 되고 매년 증상 및 소변검사를 실시할 수도 있다.

고위험군 표재성 방광암

pT1G3와 CIS 가 5년 안에 침윤성 방광암으로 진행될 확률은 각각 50%, 70%이다. 방광내주입요법(특히 BCG), 이 고위험군 표재성 방광암 환자군을 치료하는데 중요한 역할을 한다. 하지만 진행될 위험성이 높다는 이유로 조기에 방광전적출술을 시행할 수도 있다. 비록 이 수술이 이환율과 생활에 중요한 영향을 미치지만 완치의 가능성을 높일 수 있다. 방광내주입요법은 30%의 환자에서 효과를 볼 수 있어 큰 수술을 피할 수 있게 한다. 고위험군 표재성 방광암 환자는 진행의 위험성 때문에 평생동안 추적되어야 한다.

침윤성 방광암

근치적 방광전적출술

침윤성방광암의 치료는 비록 다른 방광 보존 방법(경요도 방광종양 절제술과 전신적 항암요법 또는 부분 방광적출술)과 더불어 방사선요법이 사용되기도 하지만 대개 근치적방광적출술이다. 방사선치료보다 근치적방광적출술을 선호하는 명확한 증거는 없다. 근치적 방광적출술은 림프절전이나 원격전이가 없는 침윤성방광암에서 실시된다. pT1G3 경우 완치율이 90%에 이르며, pT2 경우 70-90%에 이른다. 완치율은 pT3이상의 병기에서 급격히 떨어진다. 수술 전 방사선을 통한 병기 예측보다 수술 후 병리학적 병기가 높아지는 경우가 종종 있다. 요도는 근치적방광적출술 전에 조직검사를 통해 확인하여야 하는데, 만약 요도에 종양이 있다면 요도도 수술 할 때 같이 제거되어야 한다. 좀 더 정확한 병기 결정을 위해 폐쇄, 외장골, 내장골 림프절도 수술 당시 제거되어야 한다. 수술 전 방사선 이미지에서 방광에 국한되었을 것이라고 생각된 환자 중 20%에서 현미경적 림프절 전이가 확인되었다. 하지만 적은 부피의 림프절 전이가 있는 환자에서는 5년 생존율이 30% 이상 된다. 남자의 경우 수술 시 전립선도 같이 제거되는데 30%에서 전립선암도 발견된다. 하지만

표 1. **표재성방광암의 위험도 분류**

저위험군 표재성방광암	pTaG1
	pTaG2
고위험군 표재성방광암	pTaG3
	pT1G2
	pT1G3
	pTIS

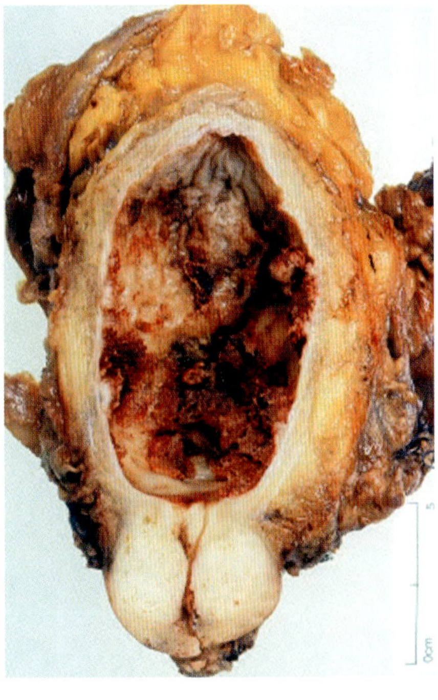

그림 1. **근치적방광적출술로 제거된 침윤성방광암**

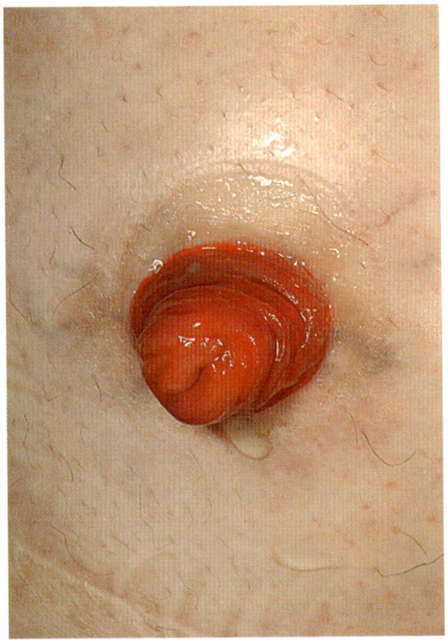

그림 2. **회장요루**

추가적인 치료는 거의 필요하지 않다. 숙련된 의사에게서 근치적방광적출술은 수술과 관련된 사망률이 2% 미만이어야 하며, 주 합병증 비율은 적어도 25% 미만이어야 한다.

요로 전환술

근치적 방광적출술 후 필수적으로 뒤따르는 요로전환술은 대개 회장방광요로전환술이다(그림 2). 최근에는 새로운 방광을 만든 다음 동소이식을 실시하는 방법으로 요루가 외부로 노출되는 것이 없이 정상적인 방법으로 배뇨할 수 있게 되고 환자의 삶의 질을 향상시키고 있다.

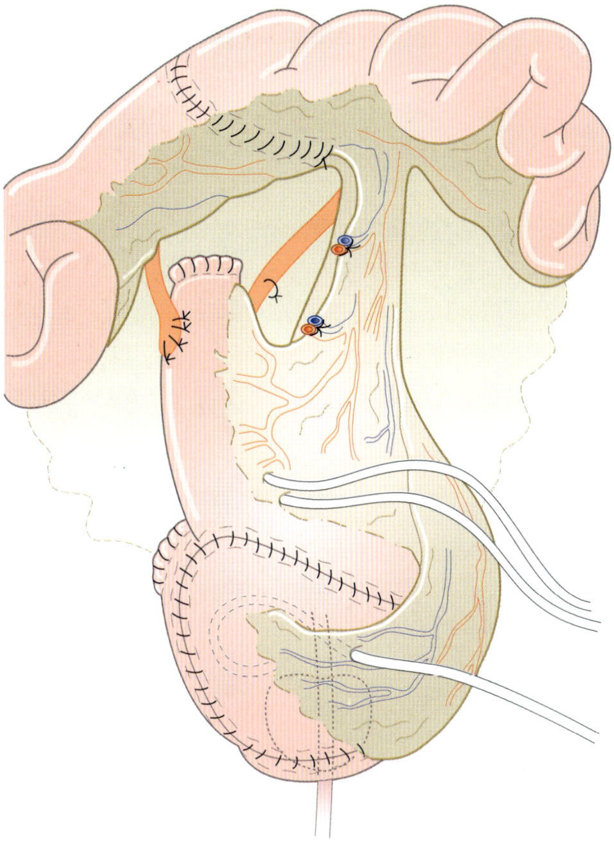

그림 3. **근치적방광적출술 후 방광대치술의 개략적 모습**

항암치료

Platinum를 바탕으로 한 항암치료가 요상피종양에 널리 사용되어 왔고 효과도 있었다. 근치적방광적출술 전에 사용하는 경우 5%의 생존율 증가가 있다고 보고되고 있다. 또한 가장 많이 사용되는 항암 요법은 methotrexate, vinblastine, doxorubicin, cisplatin(M-VAC)으로 이는 신장과 혈액학적 독성과 관련된 사망률이 거의 4%로 보고되고 있다.

핵심 포인트

- 방광암의 대부분의 환자는 저위험군 표재성 방광암이다.
- 여러 전문분야의 팀이 성공적인 방광암 치료에 중요하다.
- 저위험군 표재성방광암의 재발이 흔하다.
- 고위험군 방광암은 근치적방광적출술, 요로전환술, 방광대치술, 또는 방사선치료로 치료할 수 있다.

방광내 화학요법

표재성방광암에 대한 방광내주입요법이 널리 사용되고 있는데 이는 비뇨기과영역에서 큰 발전을 의미한다. 또한 이미 결정된 프로토콜에 의한 비뇨기과 의사의 일 중 일부분이 간결하게 되었다. 방광내주입요법의 효과에 대한 증거는 이미 유럽과 미국에서 실행된 다기관 연구 결과를 바탕으로 한다.

방광내 주입요법은 이제 새로운 것이 없다. BCG 같은 화학제제를 방광에 주입하는 것은 1970년대에서부터 시작되었다. 화학요법의 근거는 화학제제가 높은 농도로 직접적으로 방광요상피에 전달된다는 것이다. 따라서 in vitro에서 요상피세포에 대해 어떤 화학제제라도 활성화 상태로 된다면 쉽게 방광에 전달되어 작용할 수 있을 것이라고 가정할 수 있다. 방광요상피가 면역학적으로 활성화된다는 연구 이후 BCG가 도입이 되었는데 또한 다른 종양에 대한 연구로부터 면역반응의 비특이적 자극이 종양 발달을 억제하는 효과가 있을 것이라는 좋은 보고도 있다.

방광내 화학요법은 치료적으로 방광으로부터 많은 부피의 종양을 제거하도록 도움을 주도록 사용된다. 또한 재발을 방지하기 위해 예방적으로 사용될 수도 있다. BCG는 좀 더 강력한 치료방법으로 생각되며 높은 부작용을 가지고 잇다. 따라서 이 방법은 고위험군 방광암에서 사용되어야 한다.

방광내 주입요법

보조적 방광 내 화학요법은 일반적으로 저위험군 표재성 방광암에서 사용된다(표 1). 한 번만 또는 여러 번에 걸쳐 주입 할 수도 있고, 장기간 연속치료를 할 수도 있다. 많은 제제가 방광으로 주입되어 왔으며 치료 일정과 부작용은 다르지만 전반적으로 비슷한 결과를 보고하였다. Mitomycin C와 epirubicin에 대한 증거가 있는데 처음으로 진단된 방광암에 대해 경요도방광종양절제술 후 방광내 주입요법을 실시 하였을 때 재발율이 40% 감소하였다는 보고가 있다. 하지만 침윤성 방광암으로 진행하는데에는 어떤 영향을 주지 못하는 것 같다.

따라서 표준적인 실행은 새롭게 진단된 표재성 방광암 환자 모두에게 내시경적 수술 시 진단이 이루어지며 아직 조직검사 결과가 나오기 전에 Mitomycin C 또는 epirubicin를 한 번 방광 내에 주입하는 것이다. 이후 조직 검사 결과가 고위험도 병변으로 나오거나 여러 차례 재발 한다면 화학치료 또는 면역치료를 고려해 볼 수 있다.

방광내 주입되는 약물은 국소적 또는 전신적 부작용이 있다. 합병증은 방광내주입약물의 농도와 노출시간, 용액의 pH, 요상피세포의 보존상태 등에 의해 영향을 받는데, 이 인자들이 또한 주입된 약물에 대한 종양의 반응에 영향을 주기도 한다. Mitomycin C와 epirubicin은 요상피세포에 잘 흡수되지 않아 결과적으로 골수억제가 드물다. 방광내주입요법의 국소 부작용은 다음과 같다(표 2). 이러한 부작용을 감소시키기 위해 하부요로의 활성 감염이 있을 때에는 주입되어서는 안된다.

표 1. 방광내주입요법의 적응증

발현 양상	1회 또는 여러 번 시행(course)
새로운 유두상 종양 (내시경적 수술 당시 병리 결과 확인 안 되었을 때)	1회
다발성 저 위험도의 표재성 종양 (pTaG1 or pTaG2)	가이드라인과 재발양상에 따라 다름
pT1G2 질환	여러번 시행(course)

방광내 BCG 주입요법

방광내 BCG 주입요법은 1976년 Morales 에 의해 소개되었다. 약화 시킨 BCG 균 용액을 도뇨관을 통해 방광으로 주입된다. 여러 BCG 균주가 사용되어 왔다. 백신의 1 밀리그램당 bacilli 의 생존 능력과 농도는 같은 균주의 한 회분에서도 다르다. 결과적으로 표준화된 용량은 결정되기 힘들다. BCG 의 정확한 기전은 잘 모른다. 하지만 BCG 가 비특이적 면역반응을 자극하여 면역능을 강화시킨다. 치료 효과와 관련된 BCG 의 면역 작용은 표 3에 기술되어 있으며 적응증은 표 4에 기술되어 있다.

BCG 는 유도 과정과 유지 과정으로 이루어진다(표 5). 불행히도 국소 부작용 때문에 극히 일부 환자에서만 3년 동안의 유지 요법을 끝낼 수 있었다. BCG를 사용한 연구를 메타 분석해 볼 때 BCG 가 재발율을 감소시킬 뿐만 아니라 고위험군 표재성방광암 환자에서 진행의 위험성을 감소시킬 수 있다.

표 2. 방광내주입요법의 부작용

부작용	빈도
화학적 방광염	20%까지
방광 수축	1%
전신 피부 발진	1%

표 3. 방광내 BCG 주입요법의 면역 효과

활성	Macrophages
	T lymphocytes
	B lymphocytes
	Natural killer T cells
자극	Lymphokine 생성
	Interferon 생성

표 4. 방광내 BCG 주입요법의 적응증

방광내 화학요법에 반응하지 않는 재발성 저위험군의 표재성 방광암 (pTaG1, pTaG2, pT1G2)
pTaG3
pT1G3
pTIS(상피내암)

pT1G3와 pTIS 환자의 70%에서 치료에 대해 반응한다. BCG 치료 중 또는 후에 고위험 병변이 재발하면 근육층으로 진행을 막기 위해 근치적방광적출술을 시행하는 것이 일반적으로 추천된다. pT1G3는 매우 공격적이고, 환자의 3분의 1에서 질환으로 사망하며 다른 3분의 1에서 재발성 질환으로 근치적 방광적출술을 시행받게 된다.

방광내 BCG 주입요법의 가끔 발생하는 다른 부작용이 보고되지만 가장 중요한 부작용은 다음과 같다(표 6). 부작용을 줄이기 위해 항결핵제제를 같이 투여하는 것이 도움이 되지 않는다고 보고되고 있다. 하지만 만약 BCG 사용과 동반된 전신적인 감염 증상이 발생하면 항결핵제를 사용하는 것이 추천되는데 이 약제에 전문인 호흡기 의사의 감독하에 투약되는 것이 좋다.

표 5. **방광내 BCG 주입 요법의 Lamm 방식**

	시간	치료 횟수
유도	처음 경요도절제후 2-3주 후에	6
유지 1	3개월	3
유지 2	6개월	3
유지 3	12개월	3
유지 4	18개월	3
유지 5	24개월	3
유지 6	30개월	3
유지 7	36개월	3

표 6. **방광내 BCG 주입 요법의 부작용**

감염 없는 방광염	42%
세균성 방광염	26%
혈뇨	35%
고열	15%
부고환염	〈 5%
육아종전립선염	
요관폐색	
수축 방광	
피부 발진	3%
전신 BCG 패혈증	〈 1%

핵심 포인트

- 방광내 주입 요법은 훌륭한 증거를 바탕으로 한 비뇨기 치료의 좋은 예이다.
- 방광내 항암요법은 저위험군 표재성 방광암의 재발 위험성을 낮춘다.
- 방광내 BCG 요법은 고위험군 표재성 방광암의 진행 위험성을 낮춘다.
- 부작용은 흔하여 완전한 BCG 유지 요법을 못할 수 있다.

신우 요관의 종양

신우요관에서 발생하는 종양의 대부분은 이행세포암이다. 2001년 영국에서 582례가 발생하였으며 2002년 영국과 웨일에서 88명이 이 질환으로 사망하였다. 상부요로의 이행세포암의 원인은 방광의 이행세포암 발생 원인도 대략 비슷하다. 모든 이행세포암의 10% 미만이 상부요로(신우, 신배, 요관)에서 발생한다.

진단 및 병기

이미 방광암이 있던 환자는 비록 방광에 재발 병변이 없더라도 상부요로의 이행세포암을 배제하기 위해 방사선 검사를 시행해야 한다. 방광경검사에서 방광이 정상이지만 요세포검사에서 악성세포가 발견되면 상부요로에 대한 검사를 실시해야 한다. 환자는 대개 혈뇨를 주증상으로 통증 또는 만져지는 종괴, 우연히 발견된 수신증, 다른 증상으로 검사하다가 우연히 발견된 종괴 등으로 발견된다. 혈뇨가 있는 환자는 이전에 언급되었던 검사를 진행해야 한다. 상부요로의 이행세포암 진단은 초음파나 배설설요로조영상을 이용하게 된다. 전산화단층촬영이나 자기공명영상술은 진단을 확진하기 위해 실시될 수 있으며 종양의 병기결정과 림프절 전이 여부를 알 수 있다.

치료가 계획되기 전에 방광에 동시에 고위험군 표재성 방광암이나 침윤성 방광암이 있을 수 있으므로 방광경검사로 확인해야 한다. 진단이 종종 어려운 경우가 있는데 특히 혈뇨에 대한 초기 평가에서 음성 소견이거나 요세포검사에서 양성 소견을 보이는데 악성 세포에 대한 근원을 알 수 없을 때이다. 이러한 경우에는 역행성 요로조영상 또는 연성 요관내시경 검사를 실시할 필요가 있다. 연성 요관내시경은 최종 치료가 결정되기 전에 종종 조직검사를 위해 실시되기도 한다. 사구체여과율(glomerular filtration rate)을 측정하여 신장 기능을 평가해야 한다.

근치적 치료

명백히 신우에 국한된 종양과 정상적인 반대편 신장을 가진 환자에서 일반적인 치료방법은 신요관전적출술 및 요관구 주위 방광점막절제술이다. 만약 잔존 요관이 남게 되면 향후 방사선상으로 확인하기 힘들고 잔존요관에 다른 이행세포암 발생을 배제하기가 힘들게 된다. 잔존 요관에서 재발된 이행세포암이 후에 발생되어 증상이 명백히 나타나기 전에 주위로 침범하기도 한다.

신요관적출술은 다양한 방법으로 시행될 수 있다(표 1). 요즈음에는 짧은 병원 재원 기간과 적은 이환율 때문에 복강경 수술이 많아지고 있다. 'rip and pluck' 방법은 하나의 긴 절개와 치골위에 다른 절개를 피하기 위한 방법이지만 내시경으로 요관구를 제거하는 것은 잘 통제된 방법은 아니다. 또한 최근 복강경 시술이 많아짐에 따라 더 이상 사용하지는 않는다. 복강경수술이 적절하지 않는다면 개복 신장적출술과

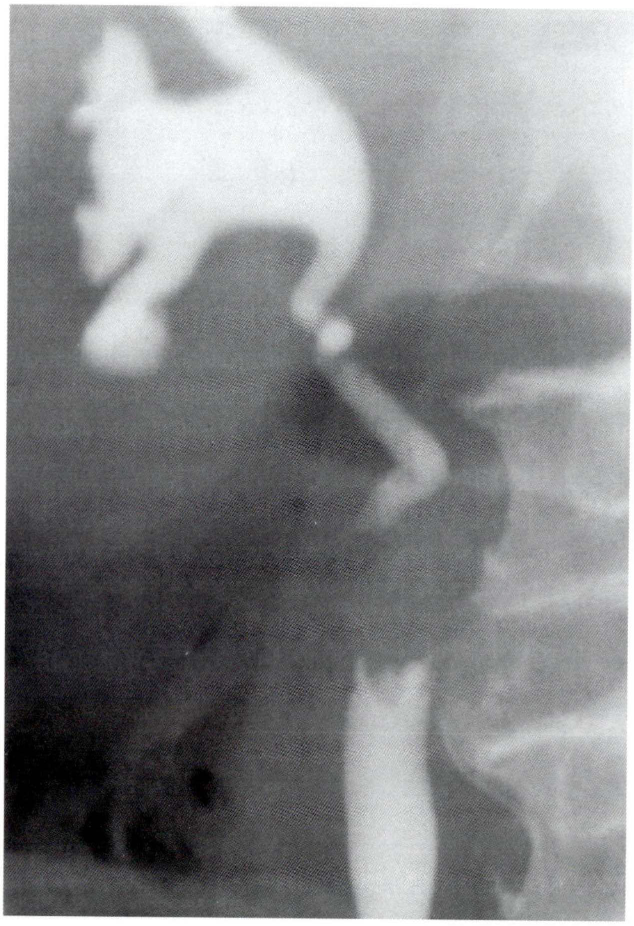

그림 1. **역행성 요로조영상에서 종양으로 인해 상부요관에 조영제가 채워지지 않는 부분이 보임**

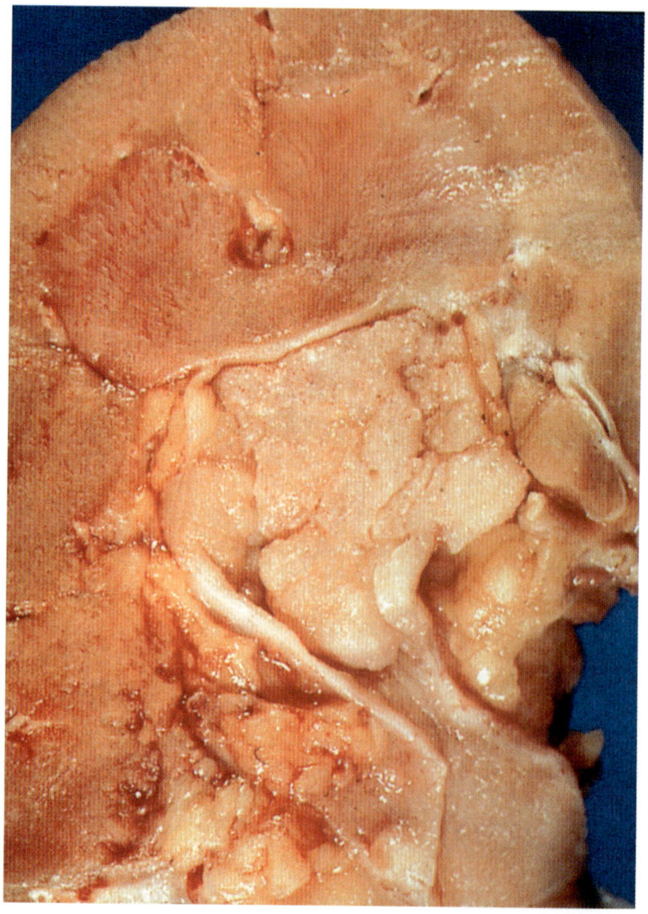

그림 2. **신우의 이행세포암**

다른 두 개의 절개를 통한 하부 요관의 완전한 제거가 필요하다.

근치적 치료의 대안

근치적 신요관전적출술 또는 복강경 수술보다 다른 치료 방법이 좀더 적절하고 바람직한 상황이 많다(표 2).

내시경적 치료는 요관을 따라 역행적으로 또는 경피적 접근을 통해 신장으로 접근하여 실시될 수 있다. 종양은 전기소작술 또는 레이저 치료로 제거될 수 있다. 국소적으로 개복하여 제거하는 것도 하나의 방법인데 특히 분화도가 좋고 유경성(pedunculated) 요관 종양인 경우 시도할 수 있다. 요관 일부를 제거하고 요관을 방광이나 직접 요관에 다시 이어주는 술식도 할 수 있다. 국소적으로 신우의 종양을 제거하거나 심지어 부분신적출술이 때론 고려될 수도 있다. 역행성 또는 선행성 접근을 통해 BCG 와 같은 제재를 상부요로에 주입하는 것도 일부 선택적인 경우에 도움이 될 수 있다.

방광내 치료

비록 상부 요로계에 이행상피암이 드물지만 이후 방광에 이행세포암이 발생하는 것을 드물지 않다. 이러한 위험성을 낮추기 위해 방광내 주입요법에 대한 많은 토론이 있었다. 다기관 연구(ODMIT) 에서는 신요관전적출술 후 방광 재발을 막기 위해 mitomycin-C에 대해 연구 중이다.

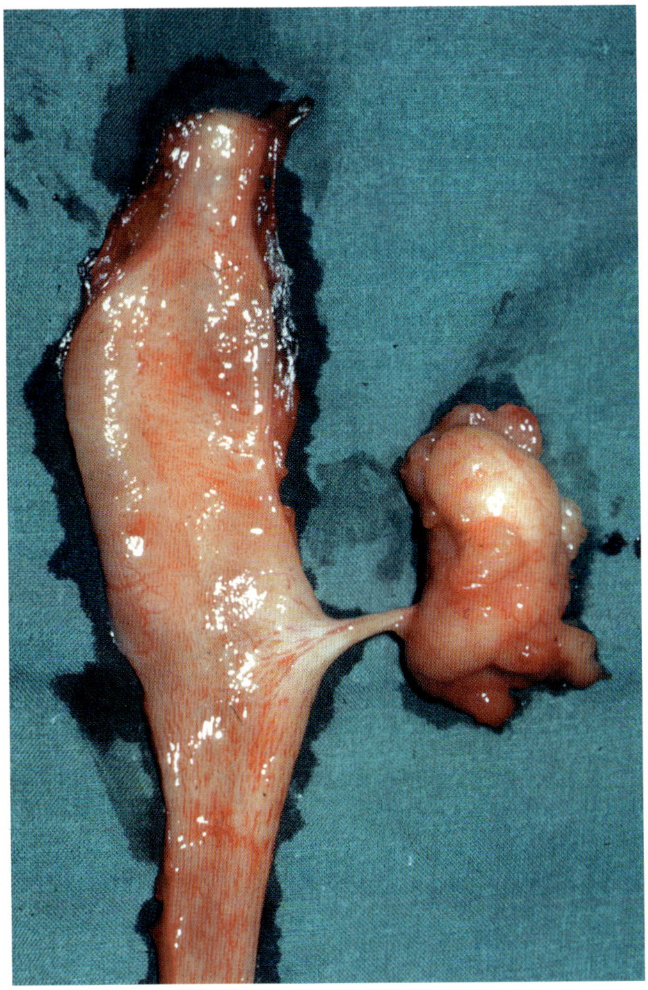

그림 3. **유경성(pedunculated) 요관 종양은 보존적 치료에 적합**

표 1. **신요관전적출술 술기**

개복	수술 중 환자의 위치를 바꾸는 것을 피하기 위해 옆구리에서 음부까지 하나의 긴 절개
	치골과 음부에 다른 절개를 실시(수술 중 환자 위치 바꿈)
개복/내시경 수술	음부 쪽에 절개 (신장과 내시경적으로 분리된 하부요관을 꺼냄)
복강경 수술	

표 2. **신요관전적출술의 다른 대안의 적응증**

하나의 신장	수술 후 투석이 필요한 환자
신장기능이 저하된 경우	수술 후 투석 가능성이 있음
작고, 분화도가 좋은 종양	보존적 국소 치료가 필요할 때 신요관전적출술은 과잉치료가 될 수 있음
중요한 질환이 동반	수술적 치료가 가능하지 않음

핵심 포인트

- 상부 요로계의 이행세포암은 드물고 전체 이행세포암의 10% 미만에 해당된다.
- 신요관전적출술이 상부요로의 이행세포암의 표준 치료방법이다.
- 근치적 수술이 부적절하거나 금기시 될 때 보존적 치료 방법도 필요하다.

전립선암의 증상과 진단

전립선암은 현재 남자에서 가장 흔한 고형 종물이다. 영국과 웨일에서 매년 30,000 명의 환자가 전립선암으로 새로 진단되며 12,000명의 환자가 사망한다. 개발도상국에서는 확실히 빈도가 적은데 이는 혈중 전립선특이항원(PSA) 검사를 통한 조기 검진이 없기 때문이다.

역학

임상증상이 나타나기까지 오랜 시간이 걸리며, 임상증상이 나타나는 전립선암으로 진단되는 평균 연령은 72세이며 50세 이하는 드물다. 사후부검에서 보면 30-40대 남성에서 25%에서 확인되며, 50대에서는 50%, 85세 이상에서는 80% 이상에서 발견된다. 임상 증상이 있는 전립선암은 동양에서는 드물고 미국과 북부 유럽에서 흔하지만 latent 암의 발생빈도는 비슷하다. 환경적인 요인과 음식 및 식이 습관이 중요한데, 동양에서 미국으로 이민 간 사람에게서 전립선암의 발생빈도가 늘어가는 것을 보면 알 수 있다. 이민 온 일본인의 2 또는 3세대 이후에는 전립선암 발생빈도가 현지 미국인과 비슷하다. 발생 원인 중 유전적 요인은 5-10% 정도이다. 전립선암의 발생 위험은 가족력이 있을 때 높을 수 있어 3명의 직계 가족에 전립선암이 있는 경우, 특히 낮은 연령에 발생된 경우 7배의 위험성이 있다. BRCA2 유전자를 가진 남자는 전립선암의 위험성이 있다. 영국과 웨일에서는 암 중에서 전립선암 사망률이 2번째로 높아 해마다 12,500 명이 전립선암으로 사망한다. 1990년대 미국에서 증가된 전립선암 발생빈도는 혈중 전립선특이항원 검사를 많이 시행함에 따른 결과이다. 영국에서 전립선암으로 인한 사망률은 지난 10년 동안 크게 변하지 않았다.

50대의 남성이 향후 여생 동안 전립선암 발생 가능성은 42%이나 전립선암으로 인한 사망은 겨우 3% 정도이다. 따라서 저위험도의 전립선암으로 남은 여생 동안 문제가 되지 않을 전립선암을 혈중 전립선특이항원 검사로 과잉진단할 가능성이 있다. 혈중 전립선특이항원 검사로 발견된 전립선암 환자 5명 중 단지 한 명만이 근치적 수술로써 도움을 받을 수 있다. 현재 어느 환자가 진행성 병변으로 되어 여생이 짧아지고 따라서 공격적인 치료가 필요한 지는 알 수 없다. 영국에서는 screen 프로그램이 없기 때문에 환자 중 40%에서 진단시 국소적으로 진행되었거나 전이성 병변으로 나타난다.

증상

초기 전립선에 국한된 전립선 암에서는 증상이 없다. 국소적으로 진행된 전립선암은 하부요로증상이 발생할 수 있는데, 이러한 증상들은 60대 남성들에서 전립선비대증으로 매우 흔하게 나타나는 증상이다. 전립선암 중 80%는 말초대(peripheral zone)에서 발생하며, 이 부위의 병변은 배뇨증상을 유발하지 않는다. 하지만 배뇨증상의 급격한 악화는 전립선암을 의심해 볼 수 있다. 전립선암의 흔한 전이 부위는 골이며 골 통증, 병리학적 골절, 빈혈 증상이 나타날 수 있다. 일반적인 암으로 인한 악액질, 전신 위약, 체중 감소는 진행성 병변 환자에서만 볼 수 있다.

신체검진

직장수지검사(digital rectal examination : DRE)는 종양의 임상병기를 결정하는 데 필요하다. PSA 검사로 인하여 대부분의 미국과 유럽의 대부분의 전립선암은 진단 당시 전립선에 국한되어 있다. 전립선의 TNM 병기는 다음과 같다(표 1).

검사

PSA는 정액의 액화에 관여하는 세린 단백질분해효소(serine protease)이다. 전립선 상피세포에서 생성되며 수치는 나이, 전립선 부피, 전립선암과 관련되어 있다. PSA가 전립선암을 진단하는 것은 아니지만 연령별 참조 범위에 비해 수치가 상승(표 2)되어 있거나 비정상적인 직장수지검사 소견과 관련된다면 추가적인 경직장초음파검사와 전립선 침생검이 필요하다. 비록 자기공명영상, 복부 전산화단층촬영, 골주사로 좀 더 신뢰할 만한 병기 정보를 얻을 수 있지만, 경직장초음파검사도 병기 결정에 도움을 준다.

60대 남성 10%가 PSA 값이 3-4 ng/ml 이며, 이 중 25%가 전립선암이다. 또한 PSA 값이 2-3 ng/ml 남성 15% 에서 전립

표 1. **전립선암 병기**

T: 원발 종양	
TX	원발 종양에 대한 평가가 안 됨
T0	종양의 증거 없음
T1	촉지되지 않거나 영상검사에 의하여 발견되지 않음
	T1a : 병소가 절제된 조직의 5% 이하에서 발견
	T1b : 병소가 절제된 조직의 5% 이상에서 발견
	T1c : PSA 의 증가로 침생검을 하여 병소가 발견되는 경우
T2	종양이 전립선내에 국한
	T2a : 단엽의 반 이하 침범
	T2b : 단엽의 반 이상 침범
	T2c : 양엽에 발생한 경우
T3	종양이 전립선피막을 넘어선 경우
	T3a : 일측 피막외로 넘어선 경우
	T3b : 양측 피막외로 넘서선 경우
	T3c : 정낭을 침윤한 경우
T4	정낭이외 인접구조물 침범
	T4a : 방광목, 외괄약근, 직장 침범
	T4b : 근육, 직장 벽 침범
N 인접 림프절	
NX	인접 림프절 평가 불능
N0	인접 림프절에 전이 없음
N1	2cm 이하 하나의 림프절 전이
N2	2-5cm 크기의 하나 또는 여러개의 림프절 전이
N3	5cm 이상의 하나 또는 여러 개의 림프절 전이
M	
Mx	원격 전이 평가 불능
M0	원격 전이 없음
M1	원격 전이
	M1a : 골전이
	M1b : 타부위 전이

표 2. **PSA 의 연령별 범위**

연령(세)	최대 PSA(ng/ml)
40-49	2.7
50-59	3.9
60-69	5.0
70-75	7.2

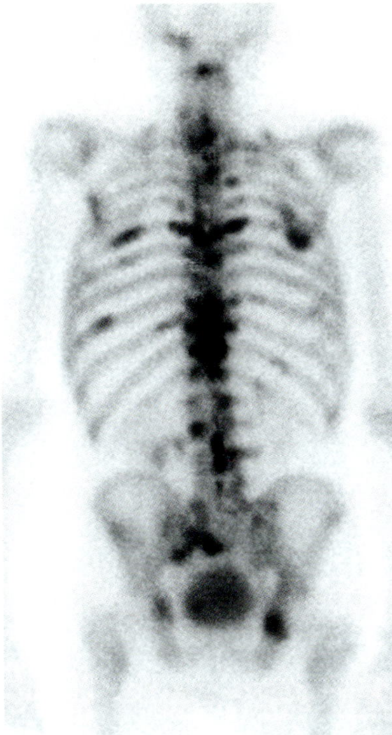

그림 1. **전립선암에서 골주사에서 척추 부위에 다발성 골전이를 보여주고 있다.**

선암이 발견된다. PSA는 조기 전립선암에서 특이도와 민감도가 높지 않다.

병리

전립선암은 선암이며 분화도 결정은 선(gland)의 형태와 세포의 모양에 기초를 둔 Gleason grading system을 이용한다(그림 2). 분화도가 나쁜 관내신생물(prostatic intraductal neoplasia: PIN)은 세포형태는 암을 나타내지만 기저막은 정상이다. 이 병변은 전립선암의 전구병변으로 생각되며 이후 조직 검사에서 25%에서 전립선암이 발견된다.

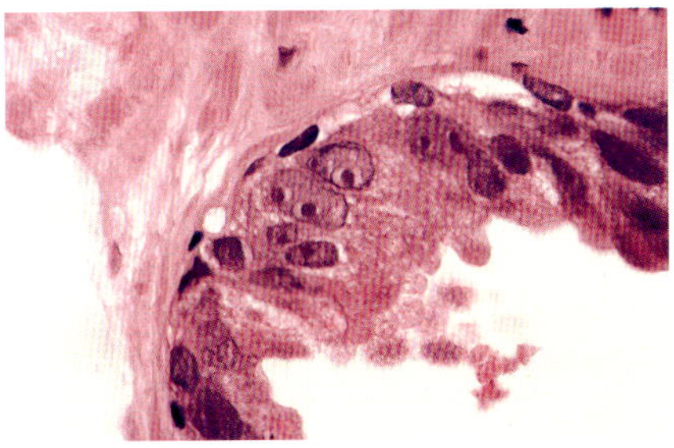

그림 3. **분화도가 나쁜 관내신생물**

상승된 PSA로 인해 전립선 조직검사를 받은 환자 중 25%가 전립선암을 가지고 있다. 약 10개의 조직검사가 국소마취하에 경직장초음파검사 유도 하에 시행된다.

Gleason grading system 은 가장 많이 나타나는 조직학적 양상과 그 다음으로 많이 나타나는 양상의 분화도를 합쳐서 나타내는 방법이다. 이것을 Gleason 합산(sum)이라고 하는데, Gleason 합산은 2부터 10까지 있을 수 있으며 유효한 예후적 지시자이다.

피막외 침범, 정낭 침범, 림프절 침범의 가능성을 예측하기 위해서 병기와 분화도 Gleason 합산을 바탕으로 한 많은 nomogram이 사용되고 있다. 분화도가 나쁜 종양(Gleason 8-10)을 가진 환자는 진단 당시 림프절이나 원격전이가 되어있을 가능성이 높으며 전립선암으로 사망할 가능성이 높으므로 적극적으로 치료하며 추적관찰 되어야 한다.

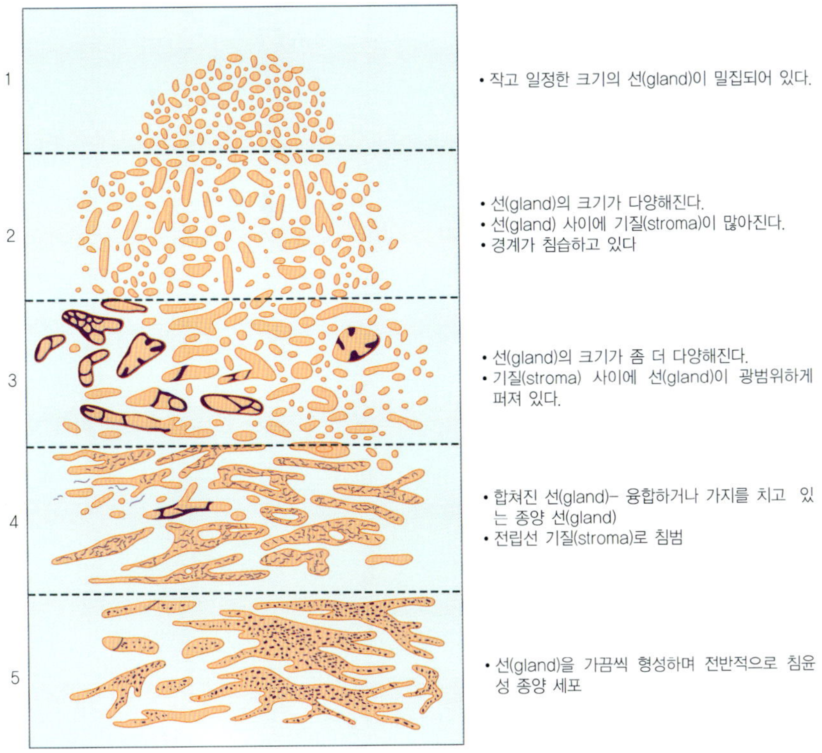

그림 2. **분화도가 나쁜 관내신생물**

핵심 포인트

- 전립선암의 발생빈도는 증가하고 있으나, 근치적 치료가 사망률을 감소시킨다는 명확한 증거가 없다.
- PSA 검사로 확인된 전립선암인 경우 20%만이 근치적 치료로써 도움을 받을 수 있다.
- 비정상적인 직장수지검사와 상승된 PSA로 인해 경직장초음파검사와 전립선 침생검을 실시하게 된다.
- 경직장 전립선 초음파 침생검의 합병증 발생은 낮으나 음성 결과가 반드시 암이 없다는 것은 아니다. 20-35%의 환자에서 재 전립선 침생검에서 암이 발생할 수 있다.
- 분화도가 나쁜 고악성도의 관내신생물은 재 전립선 침생검의 적응증에 해당되며 재 전립선 침생검에서 다발성의 전립선암이 있을 가능성이 25-35% 이다.
- 전립선암의 약 50%는 진단 당시 전립선에 국한되어 있다.

전립선암의 치료

50%의 환자들은 진단 당시 암이 전립선내에 국한되어 있어 근치적 치료에 적합하다. 국소진행성인 경우나 전이성인 경우는 완화적인 치료가 고려할 수 있는 전부이다.

국소성 전립선암의 치료

국소성암에서 가능한 주치료는 적극적인 추적관찰, 방사선치료 및 근치적 전립선절제술이다. 이들 치료를 비교하는 무작위 환자-대조군 연구는 아직까지 없는 상태이다.

결과적으로, 환자가 국소성암으로 진단되면, 가장 효과적인 치료법이 무엇인지는 명확하지 않다는 것이다. 그러므로 많은 의사들이 가능한 부작용에 대해 환자와 충분히 의논한 후 환자 스스로 치료법의 결정에 참여할 수 있도록 해준다.

적극적인 추적관찰

이 방법은 적극적인 치료를 시행하지 않고 전립선특이항원을 반복적으로 측정하다가 그 수치가 의미 있게 증가하는 경우에만 중재를 시행하는 것이다. 전립선암의 자연사는 길기 때문에, 전립선암으로 진단 받은 많은 환자들이 암으로 인해 사망할 수도 있지만 그렇지 않을 수도 있다. 특히, 환자가 고령이거나 허혈성심질환, 고혈압 및 당뇨와 같은 다른 질환들이 동반되어 있는 경우 더욱 그러하다. 고등급의 암을 가지고 있는 보다 젊은 환자에서는 암의 진행가능성이 높아 언젠가는 전이가 되어 완치를 더 이상 기대할 수 없어지므로 적극적 추적관찰이 적절하지 않다.

근치적 방사선치료

방사선치료는 체외에서 시행하거나(external beam radiotherapy) 방사성 시드를 삽입하여 전립선에 직접 시행할 수 있다. 체외 방사선 치료(external beam radiotherapy)는 일반적으로 3개월 전부터 황체 형성 호르몬 방출 호르몬 유사제를 이용한 화학적 거세를 먼저 시행한다; 이 거세는 총 70Gy의 방사선량을 방출하는 치료로써 7주 동안 내내 지속된다.

방광과 직장 등의 주위 구조들을 제외하고 전립선과 정낭에만 국한시켜 고용량을 조사할 수 있으며 정확도를 증가시켜 결과적으로 국소 부작용(방광염 및 방사성 전립선염)을 감소시킨다. 일부 적은 비율에서 요도협착이 발생하지만 요실금은 매우 드물다. 방사선이 신경혈관다발에 손상을 주기 때문에 40~50%의 환자에서 발기부전이 나타난다. 5%에서는 방사선 치료 종료 후 1년이 지나면 방사성 전립선염이 나타난다. 단층촬영에도 불구하고 정확한 병기 진단이 안되거나, 종양에 치사량의 방사선이 전달되지 않으면 방사선치료의 실패가 야기될 수 있다. 그러나 다른 질환들을 동반한 환자가 이 치료를 잘 수행한다면, 10년 이상의 기대여명을 가지게 된다.

근접방사선치료는 초음파의 확인하에 방사성 시드를 전립선내에 위치 시키는 것이다(그림 1). 방사선의 출처는 ^{125}iodine 또는 ^{103}palladium이며, 시드는 초음파의 확인하에 삽입된다. 큰 전립선(50ml초과)을 가지고 있는 환자에서는 일반적으로 전체 전립선에 조사할 수 있도록 시드를 위치시키는 것이 불가능하므로 이 방법을 고려하지 않는다. 게다가, 저장시 방광증상 또는 요폐 등의 부작용이 큰 전립선을 가지고 있는 환자에서 더 흔하게 발생한다. 방사성 시드의 정확한 위치는 직장 및 신경혈관다발의 손상을 감소시킨다. 비교적 작고, 덜 공격적인 종양을 가지고 있는 환자는 치료에 더 잘 반응하는데, 이런 현상은 체외 방사선치료와 근접치료를 비교하는 것을 어렵게 만든다.

근치적 전립선 절제술

만일 전립선암이 샘조직에만 국한되어 있다면, 골반임파선 표본추출과 함께 전체 전립선 및 양쪽 정낭을 모두 절제하는 근치적 절제술을 통해 완치를 이룰 수 있다. 이 수술의 중요한 이점은 조직병리학적 검사를 통해 정확한 병기결정을 할 수 있으므로 비교적 명확

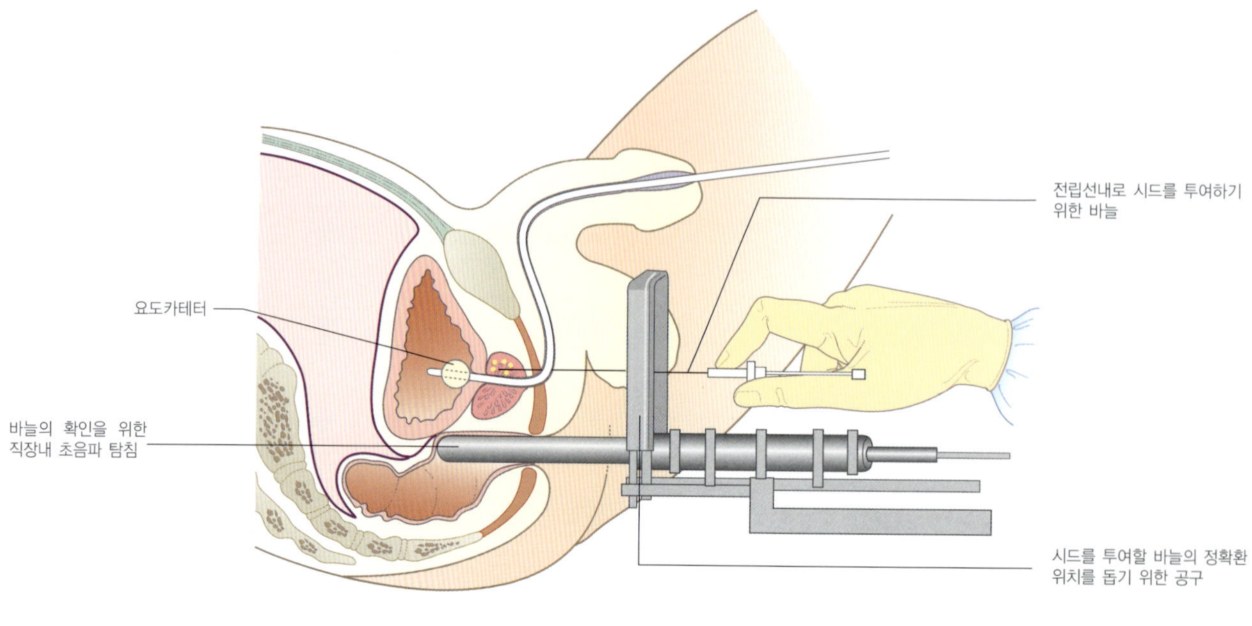

그림 1. **초음파 확인하 방사성 시드 이식술(근접방사선치료)**

한 예후를 알 수 있다는 것이다(그림 2). 술 후, PSA의 검출은 전립선암의 지속 또는 재발로 인한 치료 실패의 명확한 소견이다.

수술 방법은 지난 15년 동안 복강경을 이용하거나 더 최근에는 로봇을 이용하여 덜 침습적인 방향으로 상당히 발전해왔다. 로봇-보조 복강경 수술은 환자와 떨어진 조절콘솔에서 의사가 원격으로 수술하는 것으로 이에 의해 복강경 기구를 보다 잘 다룰 수 있게 되었다(그림 3). 근치적 전립선절제술의 주 부작용은 발기 부전이다(10~90%); 술전 발기력이 감소되어 있거나 술 중 신경혈관다발이 보존되지 못 한 경우에 더 높은 비율에서 나타난다. 최소침습적인 수술법은 신경혈관다발을 보존하는데 훨씬 더 유용하다.

다른 중요한 부작용은 요실금으로 2~30%의 환자에서 나타난다. 술 중 원위 요도괄약근을 보존하는데 주의를 기울여야 하며, 술 전에 환자에게 골반저 운동을 시키는 것이 중요하다. 패드나 다른 장치가 필요한 장기간의 요실금은 2~5%정도에서 발생한다. 방광요도문합부위의 협착이 5~10%에서 발생한다.

국소 진행성 또는 전이성 전립선암

종양의 90%는 적어도 초기에는 호르몬 의존적이거나 민감성이다. 호르몬 치료는 진행성암에서 중요한 치료로써 자리잡고 있으나 국소성암이 있는 고령의 환자에서도 합당한 치료가 될 수 있다. 호르몬 치료는 기대여명의 증가를 가져오지는 못하지만, 병의 진행과 관련된 합병증을 감소시킨다.

종양이 전이는 안되고 전립선 피막을 넘어서거나 정낭까지 퍼져있는 국소진행성암에서는 호르몬치료와 방사선치료의 병합요법이 중요한 치료법이다. 젊은 환자를 제외하고서 국소진행성 환자에서 수술은 잘 적용되지 않는다. 만일 수술로써 종양을 완벽하게 제거하는 것이 불가능하다면 수술 후 방사선치료를 적용할 수 있다.

전이성암 환자는 단축된 기대여명을 가지고 있다. 주요 치료법은 황체 형성 호르몬 방출 호르몬 유사제 주입, 항안드로겐 제제 또는 양측 고환절제술 등을 이용하여 안드로겐을 박탈시키는 호르몬치료이다. 항체 형성 호르몬 방출 호르몬 유사제 주입이 가장 흔하게 사용되는데, 처음 주사를 하는 경우 테스토스테론의 상승을 유발하여 종양이 재발될 수 있기 때문에 주사전 2주동안에 항안드로겐 제제를 복용한다. 주된 부작용으로는 안면홍조, 성욕감소, 발기부전, 체중증가, 여성형유방 및 골다공증이 있다. 전이성암은 호르몬치료로써 생존의 이득이 있지만, 결코 환자를 완치시킬 수 없으므로 우선적으로 합병증을 감소시키는 데 중점을 두어야 한다. 호르몬치료의 효과는 평균적으로 2년 동안 지속되며, 이후 항안드로겐, stilbestrol 또는 양측 고환절제술을 시행함으로써 더 좋은 효과를 나타낼 수 있다.

치료에 대한 반응은 전립선특이항원 수치로 평가하는데, 진단적 한계에도 불구하고 전립선특이항원은 추적관찰 동안 종양의 진행 및 재발의 민감한 표지자이다. 모든 치료법의 효과는 전립선특이항원 수치의 최저점과 상승률의 실패에 의해 쉽게 평가된다.

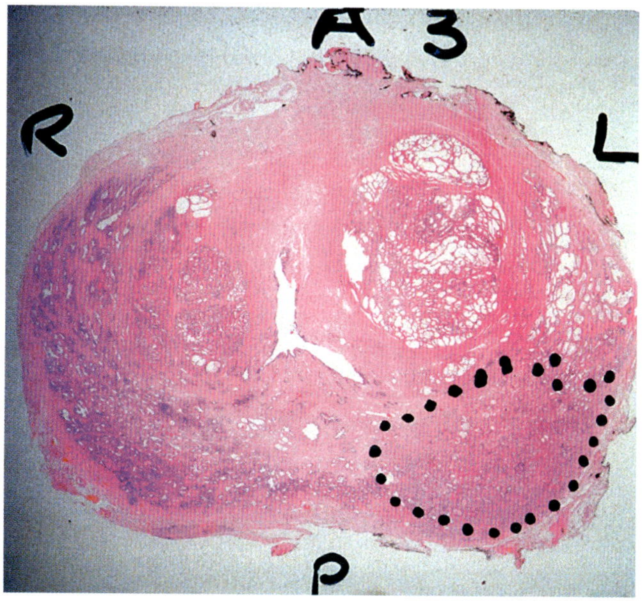

그림 2. **근치적 전립선 절제술 후 조직검사를 위한 표본의 육안소견**

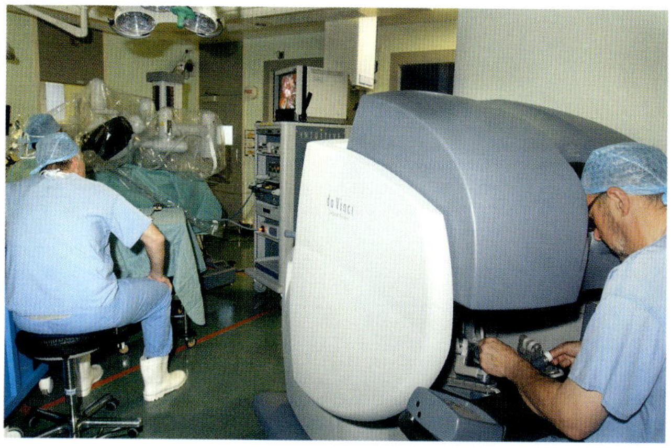
그림 3. **근치적 로봇 보조 복강경하 전립선절제술**

최소침습적 치료

최소침습적 치료는 원발성 전립선암 또는 일차적 치료가 실패한 경우에 적용되나,

무작위 환자-대조군 연구에 의하면 효과에 대한 명백한 증거는 없다. 고강도의 집중적 초음파는 직장을 통해 작용되는데 직장누공을 유발할 위험성이 있다. 냉동치료는 근접치료와 같은 방식으로 회음부를 통해 작용하는데 방사선치료가 실패한 경우 적용될 수 있다. 발기 부전이 100%에서 나타나며, 누공 형성의 위험성 역시 높다.

핵심 포인트

- 국소성 전립선암을 치료할 필요가 있는가에 대해서는 명확하지 않다. 선택은 종종 치료 부작용에 근거하여 환자에 의해 결정되기도 한다.
- 국소성암에서 가장 알맞은 치료에 대한 증거를 제시할 만한 무작위 환자-대조군 연구는 아직까지는 없으나, 현재 연구들이 진행중에 있다.
- 적은 부작용과 함께 최소 침습적 치료를 선호하는 경향이 점차 증가하고 있으며, 이는 환자의 과잉치료를 야기할 수 있다.
- 젊은 환자에서 수술 및 술 후 보조적 방사선치료나 호르몬치료로 이득을 얻을 수 있을지라도, 국소 진행성암에서 호르몬치료와 방사선치료는 여전히 주요 치료법이다.
- 전이성암에서는 호르몬치료가 주요 치료법이나 이는 단지 병의 완화만을 제공한다.

음경암

음경암 선진국에서는 드물고 포경수술을 시행하지 않은 남자에서만 발생한다.

발생률

아프리카, 아시아 및 남미에서 높은 발생률을 보이며, 유럽에서는 10만명 중 1명 정도로 드물다. 음경암의 95%가 편평상피암이다(그림 1). 그 외 나머지는 흑색종, 기저세포암 또는 임파선암 등이다. 신생아기 포경수술은 예방적 효과를 가지고 있다. 음경암은 25%에서 포피에만 발생하고 50%에서는 음경귀두에만 발생한다. 음경의 몸통부위에 암이 발생하는 경우는 드물다.

전암상태 관련 이상

인유두종 바이러스 16 및 18은 생식기암과 가장 흔하게 관련되어 있다. 인유두종 바이러스 16 유전자는 음경암 또는 이형성부위의 50%에서 발견된다. 퀴이라 홍색비후증, 보웬병 및 보웬양 구진증은 전암성 병변으로 확실이 여겨지고 있다.

임상 소견

음경암 환자의 거의 대다수가 포경수술을 하지 않았으며 포피아래 보이거나 만져지는 종괴를 가지고 있다(그림 2). 서혜부 임파절종창이 진단 시 60%의 환자에서 나타나는데, 대부분 이차적인 감염에 의한 것이다. 그러나 만져지지 않는 임파절의 20%에서 임파절 미세전이 소견을 보인다.

진단

조직검사와 함께 포경수술이 중요한 진단방법이며 치료전에 필수적이다. 초음파 또는 자기공명영상이 음경해면체의 침범여부를 평가하는 데 유용하지만, 임상적인 검사를 통해 원발 병변의 병기를 결정한다. 음경암의 종양/임파절/전이(TNM) 분류법은 표 1에 나타나있다. 초기 조직검사후, 역동성 신티그램 및 감시 임파절 조직검사가 고위험성 음경암(표 2)에서 불필요한 임파선절제술을 예방하기 위해 시행되기도 한다.

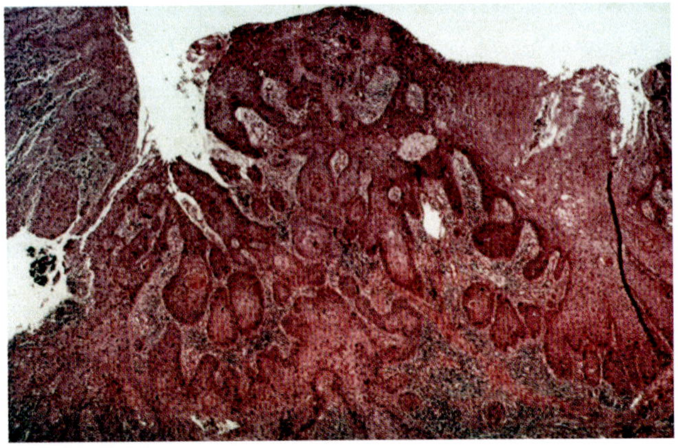

그림 1. **음경의 편평상피세포암의 조직사진**

진단 시 임파절에 대한 평가

촉지 되는 임파절의 55%가 진단 시 양성이다. 촉지성 임파절에 대해 항생제 치료 후 면밀한 감시는 저위험성 음경암에서 적절한 접근법이다(표 2). 만일 항생제 치료후 임파절의 변화가 없으면, 조직검사(흡입, 절치 또는 개복)가 필요하다. 만일 서혜부 임파절에 종양이 있다면, 복부 및 흉부 전산화단층촬영을 시행한다. 뼈 신티그램은 뼈의 통증이 있는 경우에만 적응이 된다.

원발성암의 치료

원발성암에 대한 치료는 논쟁의 여지가 있다. 치료목적이 원발성

표 1. **음경암의 TNM 분류법**

원발성 종양(T)	
Tx	원발성 종양이 평가될 수 없는 경우
T0	원발성 종양의 근거가 없는 경우
Tis	상피내 암종
Ta	비침습적 사마귀모양의 암종
T1	상피하조직에 국한
T2	음경해면체나 요도해면체의 침윤
T3	요도나 전립선의 침윤
T4	주위 장기로의 침윤
임파절(N)	
Nx	국소임파절이 평가될 수 없는 경우
N0	임파절 전이의 근거가 없는 경우
N1	단일 서혜부 임파절의 침윤
N2	다발성 또는 양측성 표재 서혜부 임파절의 침윤
N3	심부 서혜부 임파절 또는 골반 임파절의 침윤
전이(M)	
Mx	원격 전이가 평가될 수 없는 경우
M0	원격 전이의 근거가 없는 경우
M1	원격 전이

표 2. **음경암의 병기결정 후 위험도 층별화**

임상병기	재발 위험도
pTis	저위험도
pTa 등급 1 또는 2	
pT1 등급 1	
pT1 등급 2	중등위험도
pT2이상	고위험도
병기와 관계없이 등급 3	

암을 제거하는 것이지만, 정상 성기능 및 배뇨 기능과 함께 미용적인 면을 유지하기 위한 보존적 수술에 대한 관심이 증가하고 있다.

저위험도 및 중등위험도

치료 방법에는 레이저치료, 냉동치료, 광역동요법, 국소적 화학요법(5-fluorourci크림), 방사선치료, 근접방사선치료 및 수술(부분음경절제술 또는 귀두절제술) 등이 있다. 추적관찰이 용이하지 않을 때는, 보통 근치적 절제술이 권장된다. 체외 방사선치료 및 근접방사선치료는 각각 56%와 70%의 완전반응률을 나타낸다; 흔한 부작용으로는 모세혈관확장증(90%), 요도협착(35%) 및 요도구 협착(15~30%)이 있다. 국소재발률은 모든 치료법에서 비슷하다(15~25%).

고위험도

근치적수술이 필요하다(국소 침범 범위에 따라 부부절제술 또는 완전 절제술 시행).

국소적인 암 재발

음경해면체로의 입증된 침범이 없다면 부분적 또는 완전 절제술이 추천된다. 해면체의 침범이 있을 때는 보존적 치료가 합리적이다.

임파절에 대한 치료

비촉지성 임파절

저위험도의 환자에서 임파절 미세전이는 20%미만에서 발생하며, 면밀한 추적관찰이 적절한 치료법이다. 만일 추적관찰이 부적당하다면, 변형된 서혜부 임파절 절제술을 시행한다. 이것은 좀 더 근치적인 임파절 절제술 보다 비교적 낮은 이환률을 가지고 있다.

중등위험도의 환자에서 임파절이 양성이라면 변형된 임파절 절제술과 함께 감시 임파절의 역동성 신티그램 및 임파절 표본추출이 유용하다.

고위험도의 환자의 70%에서 숨어있는 임파절 전이가 있다. 변형된 임파절 절제술을 시행해야만 하며, 만일 수술 중 표본 추출한 조직에의 동결절편에서 양성이 나오면, 근치적 임파절 절제술로 전환해야만 한다.

촉지성 임파절

항생제 치료 후에도 촉지되는 임파절은 미세침 생검 또는 절치 생검에서 암세포를 포함하고 있는 것으로 확진된 후 근치적 임파절 절제술을 시행해야 한다. 술 후 이환률이 높기는 하지만, 15~55%의 환자에서는 완치가 가능하다.

고정된 서혜부 임파절

이러한 임파절은 술 전 화학요법 및 근치적 임파절 절제술로 치료한다.

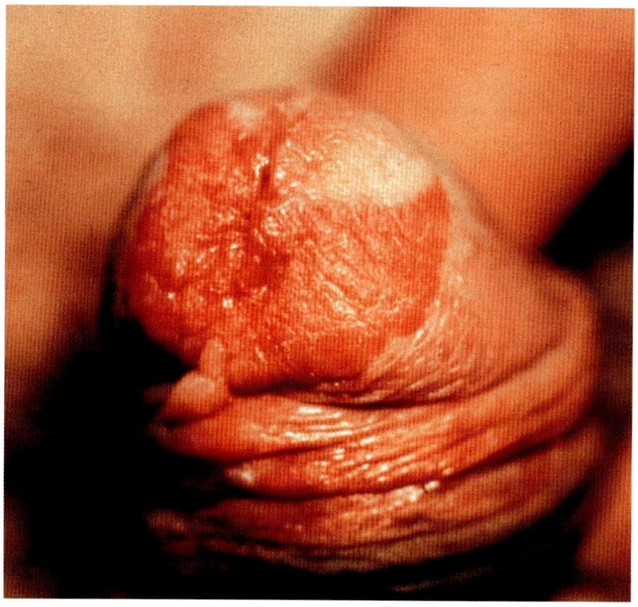

그림 2. **음경 귀두부위의 암**

일차 치료 후 촉지되는 서혜부 임파절

반대쪽 임파절의 침범이 30%에서 나타나기 때문에 양측성 근치적 서혜부 임파절 절제술이 권장된다. 그러나, 만일 환자가 장기간이 지난 후 일측성 임파절 종창이 발생하고, 한 개의 임파절만 전이된 암세포를 포함하고 있는 경우에는, 반대측 임파절에 재발할 위험성이 10%정도이므로 추적 관찰이 권장된다. 근치적 서혜부 임파절 절제술의 주된 위험성으로는 피부 조직판의 괴사, 임파부종, 장액종 형성, 심부정맥 혈전증 및 폐색전증 등이 있다.

진행성암

고정된 서혜부 임파절에 대해서 platinum 기반의 약물과 5-fluorouracil을 이용한술 전 화학요법이 적응이 된다. 23%의 생존률과 70%의 반응률을 보인다. 유사한 약물들이 진행성암에서도 사용될 수 있으며, 30%의 완전 또는 부분 반응률을 나타낸다.

핵심 포인트

- 음경암은 선진국에서는 드물며 포경이 안된 남자에서만 발생한다.
- 인유두종바이러스(HPV-16 및 -18)는 음경암의 50%에서 관련이 있다.
- 기능과 미용적인 면을 보존하기 위해 장기-보존적 수술이 증가하는 경향이지만, 절제변연의 음성을 획득하는 것은 필수적이다.
- TNM분류법에 근거하여 환자들은 저위험도, 증등도 및 고위험도 군으로 분류될 수 있다.
- 진단시 60%의 환자에서 촉지성 임파절 소견을 보이나, 감염이 동반되는 경우가 흔하기 때문에 45%에서만 임파절에 종양을 가지고 있다.
- 변형된 또는 근치적 서혜부 임파절 절제술은 진단, 전이성 임파절의 절제 및 병의완치를 위해서 필요할 수도 있다.

고환 및 음낭의 종양

고환암

발생률 및 원인

고환암은 15세에서 35세 사이의 남자에서 가장 흔하지만 전체 남성 암의 1~2%를 차지하는 악성 종양이다. 고환암 환자의 2%에서 가족력을 가지고 있으며 침윤성 종양의 80%에서 12p 염색체를 하나 더 가지고 있다. 고환암의 선행요인으로 몇 가지 인자가 알려져 있다(표 1). 대부분의 환자들은 20~30대에 발병하나, 정모세포성 정상피종 및 임파종은 더 나이가 많은 남자에서 발생한다.

병리

종양의 90~95%는 생식세포에서 기원한다. 생식세포는 유사분열이 활발하기 때문에 지지세포들보다 유전자 돌연변이가 일어나기 쉽다. 주된 병리학적 분류는 정상피종성 또는 비정상피종성이다(표 2). 고환암은 대동맥 주위 임파절로 가는 임파액을 통하거나 혈류를 통해 인접한 음낭내 구조에 직접적으로 침윤함으로써 퍼져나간다.

표 1. **고환암의 선행인자**

잠복고환	전체 고환암의 10% 정도 해당되며, 악성 종양의 위험성이 30~50배 증가한다. 5~10%에서 정상적으로 하강한 반대측 고환에 암이 발생한다
관내 생식세포 신생물	50%에서 5년내 침윤성암으로 발전한다
가족력	직계가족은 6~10배의 위험성을 가진다
불임	비정상적 고환(특히 낭포자극호르몬이 증가된 경우)은 위험성이 증가된다
고환암의 병력	5%에서 두 번째 원발성 종양이 발생한다
고환의 미세석회화	고환암이나 손상된 고환과 관련되어 나타난다. 악성 가능성은 알려져 있지 않다

표 2. **고환암의 조직학적 분류**

- 생식세포종양
  - 정상피종성
    - 원형정상피종
    - 정모세포성 정상피종
  - 비정상피종성
    - 태생암
    - 난황낭종(내배엽동 종양)
    - 융모암
    - 기형종
- 비생식세포종양
  - 성기삭 및 간질성 종양
    - Leydig 세포종양
    - Sertoli 세포종양
  - 거대세포 종양
    - 과립막세포종양
    - 난포막세포종양
  - 성기삭 간질성 종양
    - 생식아세포종
  - 기타 종양
    - 과오종
    - 유암종
    - 양성종양(표피양암종)
- 임파성 및 조혈성 종양
- 전이성암
  - 전립선, 폐, 대장, 신장

임상양상 및 검사

일반적인 증상은 무통성, 단측성 음낭확대이다(그림 1). 20%의 환자에서 음낭외상의 과거력이 있어, 초기 진단을 어렵게 한다. 증상의 발현은 환자에 따라 늦어지기도 하는데 이는 예후에 부정적인 영향을 미친다. 전이에 따른 증상은 드물지만, 2%에서 여성형유방이 나타난다. 이차적인 음낭수종이 고환의 촉지를 방해하지만, 음낭에 대한 검사로 고환내 종괴를 확인할 수 있다. 진단은 고환내 종괴를 보여주는 음낭초음파로 확인된다. 종양표지자(표 3)는 진단에도 도움이 되지만, 치료에 대한 반응을 평가하고 환자의 예후를 결정하는 데 더 유용하게 사용된다.

수술적 치료

음낭에서 임파액 배수를 오염시키는 것을 피하기 위해 서혜부 접근을 통한 근치적 고환절제술을 시행한다. 전이가 존재할지라도, 원

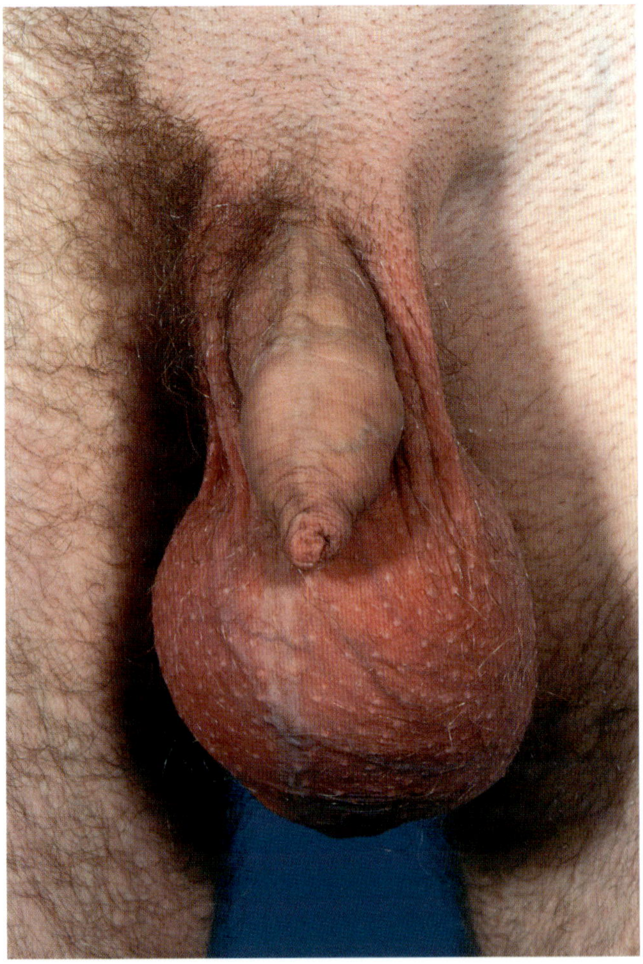

그림 1. **고환암에 의한 일측성 음낭 종창**

표 3. **고환암에서의 종양표지자**

종양표지자	민감도
a-fetoprotein	정상피종의 90%에서 증가
b-HCG	태상암 및 융모암의 80%에서 증가
LDH	일부 정상피종 및 비정상피종성 종양에서 증가; 제한적 사용
PLAP	정상인의 최대 35%에서 증가(특히 흡연자); 제한적 사용

발병변은 화학요법에 효과적으로 반응하지 않으므로 고환은 반드시 제거해야 한다. 모든 환자들에게 정액채취 및 보존이 제안되며, 수술과 동시에 인공고환을 삽입할 수도 있다. 반대측 고환의 상피내 암종을 배제하기 위한 조직검사의 필요성에 대해서는 여전히 의견이 분분하다(그림 2).

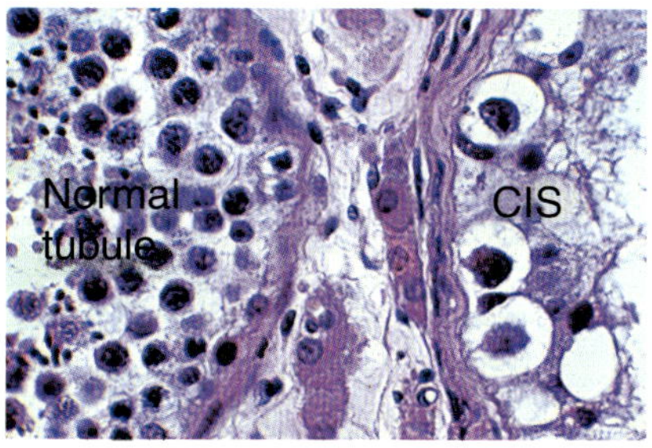

그림 2. **관내생식세포 신생물(상피내암종)**

종양학적 치료

조직학적 형태가 확진 되면 복부 및 폐 전산화단층촬영을 이용한 임상 병기결정을 위해 종양학과 의뢰가 필수적이다(그림 3). 1기 정상피종성 생식세포암에 대한 표준적 치료는 대동맥주위 임파절에 대한 저용량 방사선치료이며, 이는 거의 100%의 완치율을 나타낸다. 더 높은 병기에서는 화학요법으로 치료한다.

1기의 비정상피종성 생식세포암에서는, 보조적 치료없이 28%의 재발률을 보이기 때문에 화학요법이 사용된다. 더 높은 병기에서는 화학요법으로 치료한다. 화학요법 방식은 다양하나 대부분 3주 간격으로 반복하는 병합 약물(bleomycin, etoposide, carboplatin) 치료이다. 임파성 및 조혈성 종양은 적절한 화학요법으로 치료한다. 화학요법에 따른 이환률은 중요하며(중성백혈구결핍성 패혈증), 합병증은 생명을 위협할 수 있다. 반대측 고환의 상피내암종은 국소 방사선치료나 고환절제술로 치료할 수 있다.

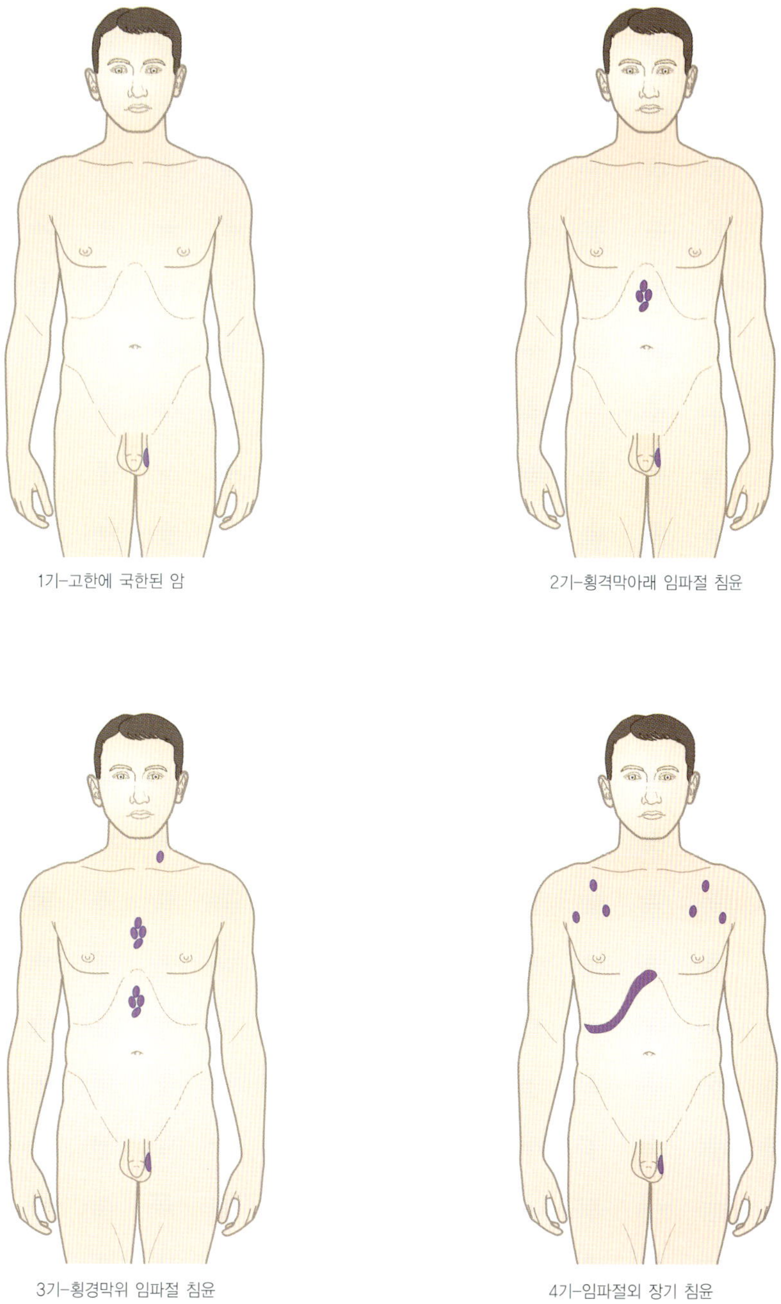

그림 3. **고환암의 임상 병기**

예후

1기 암은 모든 환자에서 완치될 수 있다. 더 높은 병기에서는 80~90%의 환자에서 완전관해를 나타낸다. 반응을 보이지 않는 환자와 화학요법 시행 후 재발된 환자의 10%에서 2차 화학요법을 시행할 수 있다(자가골수이식 및 필요한 경우 말초혈액줄기세포의 투여와 함께). 그러나 그러한 환자들은 대부분 후복막강 임파절 절제술을 시행하며, 60%에서 남아있는 임파절 악성종양이 발견된다.

음낭종양

음낭피부가 편평상피암 외생적 발암물질(그을음, 기계유)에 노출된 경우를 제외하고는 매우 드물다. 음낭내 구조물과 서혜부 임파절의 조기 침윤이 흔하다. 치료는 광범위 국소 절제술, 피부이식 및 침윤된 임파절의 구획 절제술이다.

핵심 포인트

- 고환암은 20~30대 남성에서 가장 흔한 암이다.
- 고환암은 잠복고환, 상피내암종 및 이전 고환암 병력 등 잘 알려진 몇 가지 선행인자들이 있다.
- 수술적 절제술과 술 후 방사선치료 또는 화학요법의 시행은 암이 퍼져 있는 경우를 포함하여 거의 모든 환자를 완치시킨다.
- 재발은 흔하지 않으며 2차 화학요법 또는 수술적 임파절 절제술로 치료한다.

양성 생식기 질환

음경의 양성 질환

음경피부는 다양한 전신적 피부과적 환경(138p, 139p 참조)에 영향을 받을 수 있지만, 음경에 생길 수 있는 특유의 양성 질환이 많이 있다.

포경

포피는 정상적으로 귀두에서 분리되기 시작하는데, 5세 이후에 근위부부터 원위부까지 순차적으로 진행된다. 95%의 뒤로 당겨지지 않는 포피는 사춘기 즈음부터 뒤로 당겨지게 되며, 수술적 치료를 필요로 하지 않는다. 배부분의 유착은 나이가 듦에 따라 자연적으로 분리되지만, 분리되지 않는 경우는 음경꺼풀 유착이 일어난다. 포경은 포피가 너무 조여서 귀두 너머로 완전히 뒤로 당겨지지 않는 병리학적인 조건을 말한다. 이는 정상적으로 유아기에서 볼 수 있는 뒤로 당겨지지 않는 포피와 구별되어야 할 것이다. 대부분의 포경의 원인은 특발성이지만, 포피의 조임은 폐쇄성 건조귀두염(그림 1), 만성 귀두염 또는 외상 후 반흔형성에 기인할 수 있다.

임상양상

포경이 있는 소아에서 보통 포피가 풍선처럼 부풀어오르는 증상을 보인다(그림 2). 풍선형태의 확장은 귀두지를 씻어내는 역할을 하며, 재발되는 포피염과 관계가 없다고 하면 문제가 되지는 않는다. 성인에서는 포피가 완전히 뒤로 당겨지지 않거나 소변 흐름이 제한되는 증상을 보일 수 있다. 포경은 또한 선행된 음경암과 연관이 되어 있을 수 있는데, 이는 간혹 포피 뒤쪽으로 보이거나 만져진다.

치료

소아에서 치료는 우선 전신적 또는 국소적 항생제를 사용하여 감염을 없애는 것에 주안을 둔다. 포경수술 또는 포피성형은 일단 감염이 안정화된 다음에 시행될 수 있다. 성인에서는 보통 포경수술을 필요로 하지만, 포피성형은 효과적이지 않다.

감금포경

감금포경은 귀두 뒤쪽으로 포피가 뒤로 당겨진 후 정상위치로 돌아올 수 없을 때 일어난다(그림 3). 이는 발기된 음경에서 일어나지만, 카테터 삽관 또는 요도 기구 조작 시 소독을 위해 포피를 뒤로 당긴 후 술기를 마치고 원상태로 되돌리지 않은 경우에서도 볼 수 있다. 포피에 통증이 있고, 부어 있으며, 귀두를 너머로 원상태로 돌아오지 않게 된다.

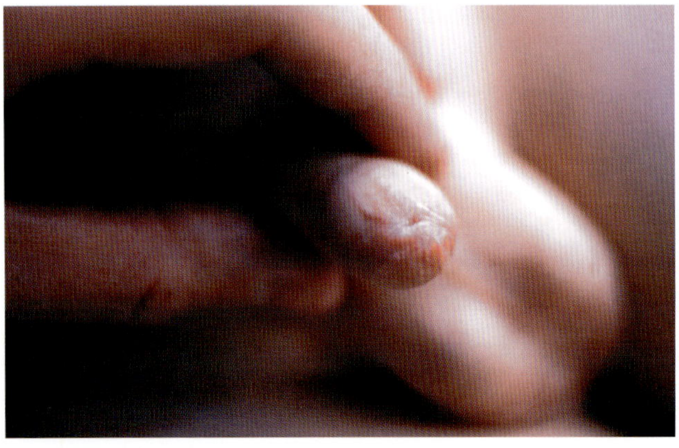

그림 1. **폐쇄성 건조 귀두염으로 인한 포경**

치료

초기에 국소 마취로 음경 마취 하에 쥐어짜고, 부어있는 조직을 늘려 준 후 귀두너머로 밀어줌으로써 감금포경을 되돌릴 수 있다. 이 방법이 실패할 경우 응급으로 등쪽절개 또는 포경수술이 필요할 수 있다. 감금포경이 성공적으로 원상태로 돌아오면, 재발을 막기 위해 종종 예정포경수술을 필요로 한다.

지속발기증

지속발기증은 지속적으로 통증을 유발하는 발기가 성적 욕구와 무관하여 유지되는 것이다. 지속발기증의 형태로는 표 1에 기술되어 있다. 전형적으로 요도해면체는 이완되어 있으나, 음경해면체는 발

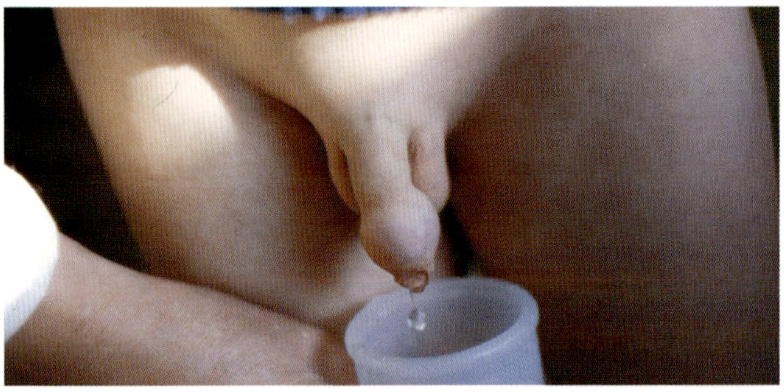

그림 2. **포피의 풍선확장**

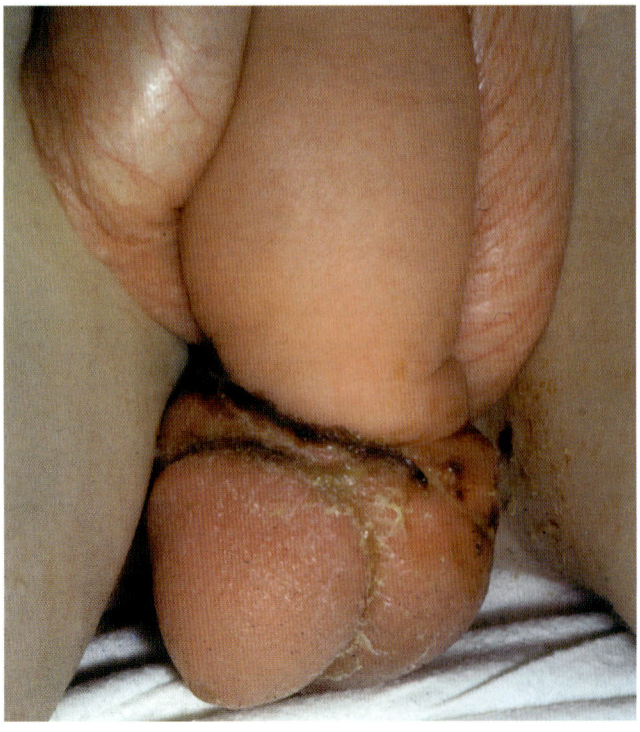

그림 3. **감금포경**

표 1. **지속발기증의 형태**

형태	임상양상	원인
저혈류(정맥폐색)	통증, 딱딱함, 성교에 반응 없음 짙고, 산성의 혈액 저류 pH < 7.25, $pO_2 < 4$, $pCO_2 > 8$	약물(프로스타글란딘 주사, 정신항진약물, 마리화나) 혈액이상(백혈병, 골수종, 낫적혈구증) 기타(일산화탄소 중독, 광견병, 척수관협착증) 대사이상(아밀로이드증, 통풍) 특발성(33%)
멈칫거림(정맥폐색)	위와 동일	약물(정신항진약물, 항응고제)
고혈류(동정맥샛길)	통증이 덜함, 덜 딱딱함, 성교에 반응 붉고, 산소함유가 많은 혈액 저류 pH > 7.25, $pO_2 > 4$, $pCO_2 < 8$	둔상, 골반손상 음경내주사 중 주사바늘 손상

기되어 있다(그림 4).

임상 치료

저혈류 지속발기증은 고탄산혈증을 유발하며, 비가역적이며 통증을 유발하는 근육 괴사가 24시간 안에 생기게 되여, 100%에서 발기부전을 유발한다. 따라서 응급처치가 필요하다. 굵은 바늘을 음경해면체 내로 삽입하여 식염수로 음경을 세척한다. 이것이 성공적이지 않다면, 페닐에프린(250-500㎍) 같은 알파 아드레날린성 촉진제를 주사햐여 근육의 수축을 유발시킨다. 지속발기증이 줄어들지 않는다면, 우회술이 더 이상 의미있는 치료로 생각되지 않으므로, 일단 급성기에서 회복되는 데로 음경 보형물을 삽입하여야 한다. 다른 선행 질환을 적극적으로 치료하여야 하며, 원인 약물을 끊어야 한다.

간헐성 지속발기증은 위에서 언급한 것과 같이 치료하며, 터뷰탈린, 페닐프로파놀아민, 디곡신 또는 황체호르몬유리 호르몬 촉진제를 써서 재발을 막을 수 있다.

고혈류 지속발기증은 골반 혈관조영술을 시행하여 해면체 동맥과 음경해면세 사이의 샛길이 있다면 색전술을 시행한다. 발기부전의 위험도는 낮다(20% 이내).

페이로니 병

이는 원인을 알 수 없는 섬유화 과정으로 3% 남성에서 Buck's 근막과 음경해면체에 영향을 미친다. 반복적인 성교에 의한 손상이 가능한 원인이 될 수 있다. 초기에 음경에 염증성 종양과 함께 통증을 느낀다. 이런 염증단계(3개월까지 지속되는데)가 다음으로 안정되고 섬유화를 유발하는 반흔을 동반하여 치유가 되며, 이는 발기 시 음경의 굴곡을 유발한다(보통은 복벽으로 향한다). 섬유화의 경화 또는 플라크가 음경에 만져지고, 30%에서 뒤퓌트렌 구축과 연관이 있다. 진단적으로 의심이 되는 경우 프로스타글란딘 E2(알프로스타딜) 주입하면서 해면체조영상이 시행될 수 있다.

치료

페이로니 병은 12-18개월에 걸쳐 60-70%에서 자연적으로 회복되어, 대부분의 환자는 더 이상의 적극적인 치료를 필요로 하지 않는다. 내과적 치료는 비효과적이지만, 타목시펜(6주간 매일 25mg)은 염증기에 통증을 줄일 수 있고, 이후에 생기는 굴곡을 최소화 할 수 있다. 플라크를 분산시키기 위한 낮은 에너지 충격파 치료가 가끔 좋은 결과를 보일 수 있다.

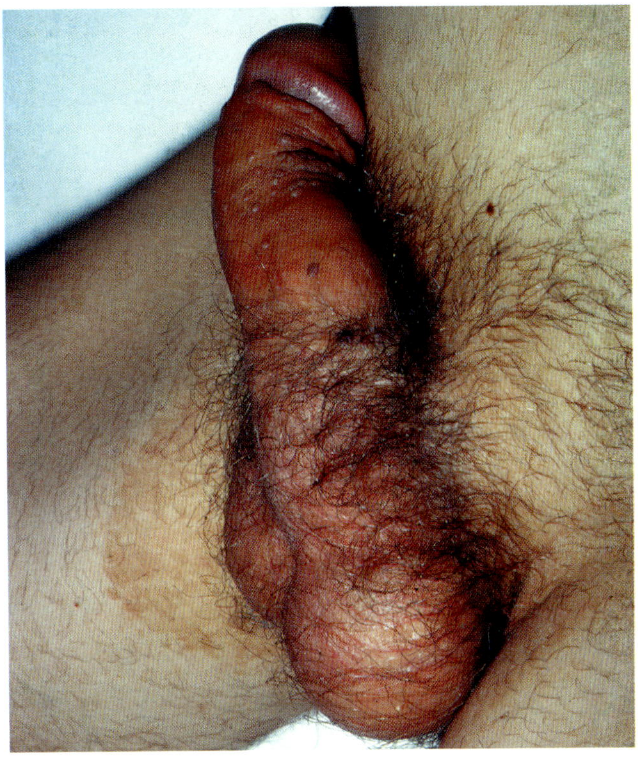

그림 4. **지속발기증**

음경을 곧게 만드는 수술은 발기의 왜곡으로 인해 성관계가 가능하지 않을 때 적응증이 될 수 있다. 음경 보형물은 정도가 심하여 충분히 발기가 되지 않을 때 고려 될 수 있다. 최소한 6개월 동안 변형이 안정화 되었을 때 수술적 접근을 시행하여야 하며, 환자에게 발생 가능한 수술 합병증인 발기부전, 음경길이의 감소, 음경 감각의 손실 및 음경내 촉지되는 봉합사에 관하여 주의를 주어야 한다.

핵심 포인트

- 포경은 포피의 섬유화로 포피가 완전히 뒤로 젖혀지지 않는 병적인 상태를 말한다.
- 감금포경은 발기된 귀두 너머로 꽉 조이는 포피기 뒤로 젖혀져서 생기는 것으로 이후에 원상태로 돌아오지 않는 것을 말한다.
- 지속발기증은 비뇨기과적 응급상황이다; 치료가 지연되면(24시간 이후) 발기부전이 생길 수 있는데 특히 저혈류 지속발기증에서 발생 할 수 있다.
- 페이로니병은 대부분의 남성에서 자연 치유된다; 교정 치료는 구부러진 각도로 인해 성교가 불가능하거나, 적어도 6개월 이상 안정적인 상태로 유지되었을 때 적응증이 된다.

생식기 피부의 질환

일반적 평가

생식기 피부질환의 범위는 표 1에 나와 있다. 명확한 진단은 보통 병력 청취 및 이학적 검사만으로 이루어 질 수 있다. 국소 림프절과 생식기외 병변에 대한 이학적 검사는 필수적인 요소이지만, 병변 조직검사가 확진을 위해 필요할 수도 있다.

푸르니에 괴저

이는 피부, 요도 및 항문 주변부에서 기인하는 파괴성 감염이다. 많은 미생물(조건무산소성균과 혐기성균 모두)이 영향을 미치며, 환자는 종종 당뇨, 오래지 않은 손상, 요도 기구조작, 항문직장 패혈증 또는 요도 협착 등의 과거력이 있다. 초기 모양은 국소성 종창의 모습이며, 급속히 진행되어 전신적 독성을 동반한 파괴성 괴사를 일으킨다. 진행은 급속히 이루어지며 치료되지 않으면 사망률이 100%에 이른다.

치료는 정맥 내 수액 보충과 광범위 항생제 투여를 모든 괴사병변의 즉각적으로 죽은조직제거술과 함께 시행한다(그림 1). 상치골 카테터삽관을 이용한 요로 우회술이 종종 필요하며, 후기에 첫 시도로 죽은조직을 제거하였던 부위가 치료되지 않으면 피부이식이 필요할 수 있다. 적극적인 치료로 사망률은 20%로 낮아진다.

접촉성 피부염

생식기 피부 병변은 비누, 화장품, 콘돔, 피임용 젤, 국소 도포제 및 식물제재(옻)에 의해 생길 수 있다. 치료는 의심되는 인자를 피하고, 습포 또는 국소 스테로이드 도포를 이용한다.

고정 약진

이는 경계가 분명한 병변으로 원인이 되는 약물에 노출될 때마다 같은 자리에 재발한다. 이들 병변은 융기된 홍반 형태로 나타나며, 후에 수포화되거나, 궤양으로 될 수 있다. 영향을 미치는 약물로는 테트라사이클린, 설파제, cotrimoxazole과 barbiturate가 포함된다. 치료는 국소 세척과 원인 약물을 중단하는 것이다.

인위적 피부염

이는 감염 등과 같이 각기 다른 양상으로 나타날 수 있다. 자해, 긁음, 둔상, 열/냉 또는 원인 물질의 접촉으로 일어난다. 보통은 선행하는 정신과적 문제가 있어 전문가의 진찰을 필요로 한다.

표 1. 생식기 피부 질환

감염성	성교전파성질환(38, 39쪽 참고)
	푸르니에 괴저
	기생충 : 옴, 모슬(흔한 원인); 아메바증, 리슈만편포충증(드물다)
외인성	접촉성 피부염
	고정약진
	의인성
염증성	건선
	지루성피부염
	편평태선
	Zoon 포피염
	다기관 : 라이터증후군, 베체트 증후군, 크론증후군
양성종양	진주양구진
	피지낭종
	혈관종
	색소성 모반
	신경섬유종증
전암 병소	퀴이라홍색비후증
	보웬 병
	파젯 병
악성종양	편평세포암종
	악성흑색종
	카포시육종

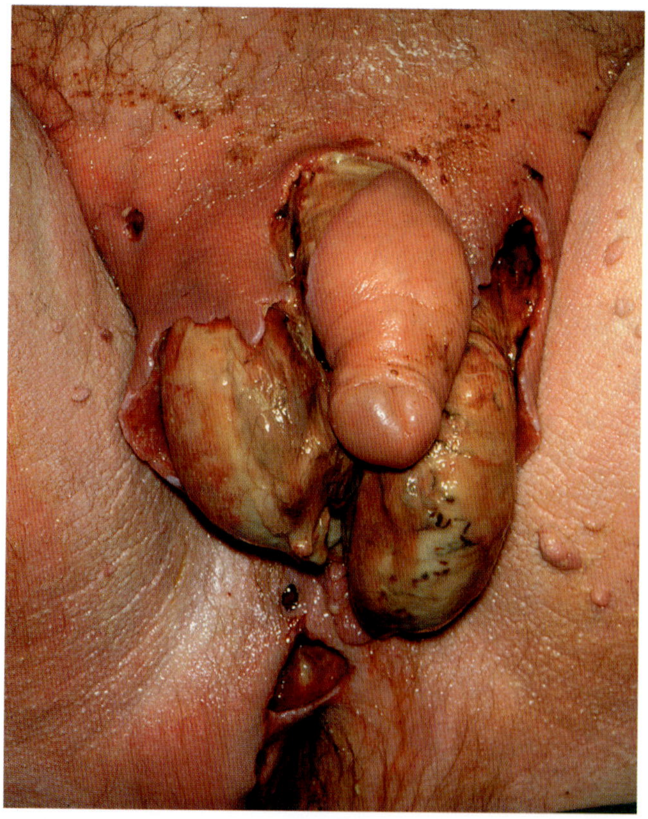

그림 1. **푸르니에 음낭괴저(수술적 조직제거 후)**

건선

건선은 흔한 만성 염증성 병변으로 모든 연령에서 일어날 수 있다. 폄쪽 피부에 가장 흔하게 발생하며, 은색 각질을 동반하는 붉은 플라크 양상을 보인다. 샅고랑부위와 항문주위 틈에 종종 생길 수 있으며, 단일 플라크가 음경의 몸통에 나타날 수 있다. 진단은 보통 병변이 생길 수 있는 다른 부위(두피, 팔꿈치, 무릎, 손톱 등)의 소견으로 이루어 진다. 치료는 피부과 치료에 준하지만, 음경 병변은 국소 하이드로코르티존 크림이 효과적이다.

지루성 피부염

이는 가벼운 소양등을 동반하는 각질성 홍반 양상을 보이며, 건선과 감별진단이 필요하다. 생식기외 병변은 보통 두피, 눈썹, 볼과 가슴에 생긴다. 병변은 남성에서 귀두에, 여성에서 음순 또는 질입구에 생기는 경향이 있다. 전형적으로 이들은 흰색 줄무늬(Wickham 줄무늬)가 있는 보라색 구진 형태이며, 구강 평편태선은 악성 종양과 연관이 있고, 생식기 평편태선은 관계가 없다. 보통 소양증이 주된 증상이며, 치료는 국소 또는 전신 스테로이드가 있다.

Zoon 포피염(형질세포 포피염)

이는 중년과 노년에서 발생하는 경향이 있고, 포경되어있는 남자에서 귀두와 포피에서 발생한다. 병변은 통증이 없고, 반짝거리며, 촉촉하고, 경계가 명확하다(Fig. 2). 다른 진단을 배제하기 위하여 종종 조직검사를 필요로 하며, 검사에서 밀집된 형질세포의 침윤이 보인다. 치료는 병변을 건조하게 유지하며, 국소 스테로이드를 쓴다. 국소치료가 실패하면 포경수술이 필요할 수 있다.

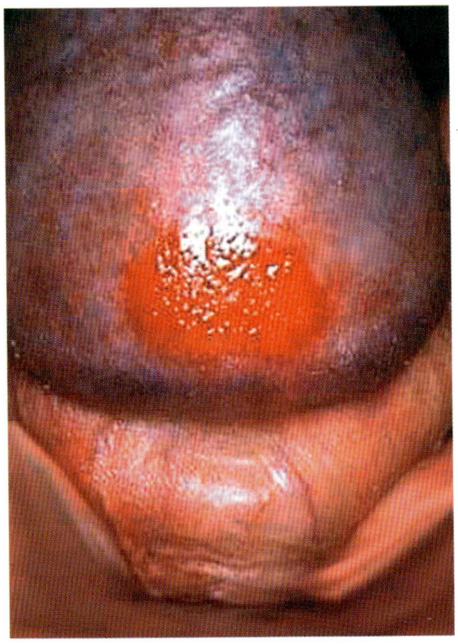

그림 2. **형질세포 포피염**

폐쇄성 건조 귀두염

이는 원인을 알 수 없는 염증성 질환이며, 중년의 포경된 남성에서 가장 흔하게 발생한다. 병변은 불규칙하고, 평편하며, 창백한 판이 귀두 또는 포피에 나타난다. 포피는 굳고, 두꺼워져 있으며, 포피의 협착을 동반한다. 또한 요도 입구 협착을 보일 수 있으며, 요도의 배모양오목까지 퍼질 수 있다. 종종 국소 스테로이드가 효과적이지만, 포경수술은 보통 감돈포경이 있을 경우 적응증이 된다. 요도입구 협착이 있을 경우, 반복된 확장술 또는 요도입구 성형술이 필요할 수 있다. 치료에 반응하지 않고, 만성적인 경우 피부이식과 함께 병변 제거를 필요로 할 수 있다.

베체트 증후군

이는 알 수 없는 원인으로 반복적이며, 전신적 질환이며, 환자의 60-90%에서 구멍모양의 생식기 궤양이 생긴다. 이는 보통 여러 개 이며, 통증을 유발하고, 남성에서 음낭, 음경 또는 샅고랑에 여성에서 외음, 질과 샅고랑에 생긴다. 연관된 증상으로는 구강 궤양, 결절홍반, 홍채염/포도막염, 소수 관절염(oligoarthritis) 및 위장 증상이 있다. 비생식기 임상양상과 다른 원인의 생식기 궤양을 감별함으로써 진단된다(38, 39p.). 국소 스테로이드를 이용한 국소치료가 효과적이지만, 전신 질환에는 경구 스테로이드, dapsone, methotrexate, 비스테로이드성 소염제, azathioprine 또는 cyclosporin 투여가 필요할 수 있다.

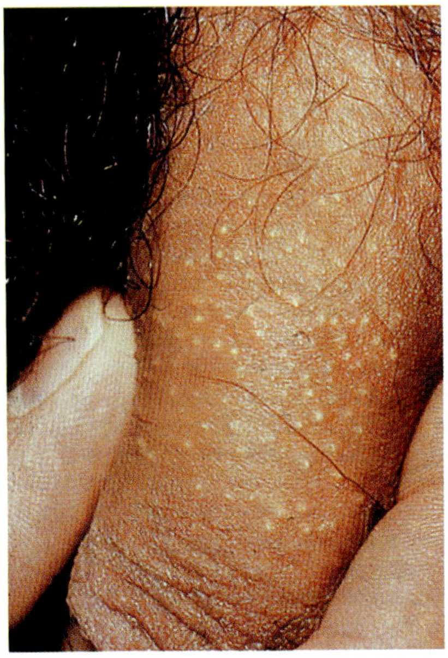

그림 3. **다수의 피지낭종(음경 몸통에 딴곳피지선)**

양성 종양

진주음경구진이 흔하게 생긴다. 이는 보통 관상 경계 또는 주름띠에서 발견된다. 특징적인 모양과 위치로 보통 진단을 하며, 치료를 요하지 않는다.

피지낭은 피지선이 있는 어느 곳에서든 발견된다. 흔히 여러 개로 생기며, 보통 음낭 피부에 발생한다. 딴곳피지선의 낭은 포피와 음경 몸통에서 발견되기도 한다(그림. 3). 치료를 필요로 하지 않으며, 음낭의 피지낭은 미용적 목적으로 제거할 수 있다.

혈관종은 보통 귀두에서 발견된다. 치료를 요하지 않으며, 자연적으로 퇴화하는 경향이 있다.

색소성 모반은 생식기에 발생할 수 있다. 악성흑색종 또는 카포시육종을 감별하기 위해 종종 조직검사를 요한다.

핵심 포인트

- 생식기 피부병변의 정확한 진단은 보통 병력청취와 이학적 검사만으로 이루어 진다.
- 푸르니에 괴저는 매우 공격적인 감염질환으로 응급 수술적 괴사조직 절제와 광범위 항생제치료를 요한다.
- 화학 약품, 약물, 자학 등과 같은 외부 요인을 항상 고려하여야 한다.
- 염증 반응은 확진을 위해 조직검사를 요할 수 있는데 국소치료가 보통 효과적이다.
- 양성 종양은 미용적 목적으로 제거될 수 있다.

음낭 부종

진성 음낭 부종은 낭성, 고형, 염증성, 기타 등 네 가지 그룹으로 나누어 진다(표 1). 음낭에 대한 세심한 이학적 검사가 우선적으로 위의 부종을 감별할 수 있으며, 그렇지 않다면 대개 진단은 보통 서혜부탈장이다. 부종이 음낭으로부터 기인된다면, 위의 그룹의 하나에 속하며, 음낭내 구조와의 관계가 필수적 요소이다. 만일 다른 진단이 의심되면 음낭초음파를 시행하여야 한다.

표 1. **음낭부종의 분류**

낭성	고형	염증성	기타
음낭수종	종양	부고환염	특발성고환부종
부고환낭	결핵	고환염	정자육아종
정액낭	매독	고환염전	정계정맥류
		고환부속기염전	석회화된 진주
			섬유성 집막결절

낭성 부종

낭성부종의 특징적인 징후는 광투과이지만, 음낭 피부가 두껍다던 지, 벽이 비후되어 있는 부종 및 조건이 좋지 않은 상황에서 투과검사를 시행하는 경우 확인이 불가능할 수 있다. 불편감, 통증 및 이용적으로 수치심 등이 낭성 부종의 주 증상이다.

음낭수종

이는 고환집막 안에 체액이 차는 것이다. 음낭수종의 분류는 그림 1에 나와 있다. 어른에서 일차성 음낭수종은 보통 특발성이지만, 이차성 음낭수종은 감염, 염전, 고환 종양 또는 음낭 손상에 의해 발생할 수 있다. 체액은 보통 누출액(투명하고 짚 색)이지만, 손상에 의한 음낭수종은 혈액을 포함하기도 하며(혈액음낭종), 감염에 의한 경우 화농성 체액이 생길 수 있다(고름낭종). 음낭수종액은 고환을 둘러싸고 있으므로, 고환을 촉지하기가 어려울 수 있으며, 정상 유무를 판단하기 위해 초음파검사가 필요할 수 있다.

선천성 음낭수종은 샅굴 내에 개통되어 있는 초상돌기를 묶어 주어야 한다. 어른에서 증상으로 문제가 있을 때 치료의 적응증이 된다. 음낭수종액의 단순한 흡인은 거의 적응이 되지 않지만, 수술의 적응증이 되지 않는 경우 시도될 수 있다. 확정적인 치료로는 음낭을 열어서, 음낭수종 주머니를 재단한 후 뒤집어주고, 주름잡기술을 함으로써 가능하다. 이차성 음낭수종의 치료는 선행질환의 치료가 동반되어야 한다.

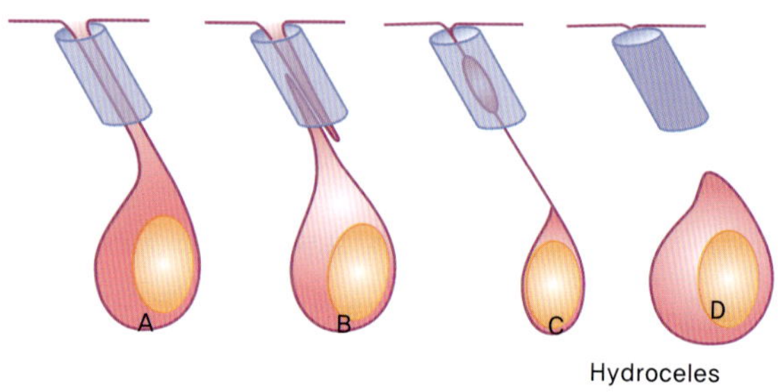

A. 선천선
B. 유아기성
C. 정삭내부 수종
D.(일차성 및 이차성) 고환집안 수종

그림 1. **음낭수종의 분류**

부고환낭과 정액낭

부고환낭은 정관의 낭성 변성으로 발생하며, 결과적으로 항상 고환 위에 부고환 머리에 근접하여 위치한다. 이는 종종 다낭성이며, 고환으로부터 쉽게 분리되고, 내부에 투명하고 무색의 액을 포함하고 있다. 정액낭은 부고환세관에서 기인하며, 부고환의 어디에서든지 위치하며, 종종 벽이 두꺼워져 있고, 정액장액을 포함하고 있다.

무증상적 부고환낭과 정액낭은 치료를 요하지 않는다. 증상이 있다면, 모든 낭종을 수술적으로 제거하여야 하지만, 양측을 시행하면 불임을 유발할 가능성도 있다. 흡인은 수술이 부적합한 환자에서 시행될 수 있다.

고형 부종

고환 체부에 있는 고형 종물은 초음파 또는 고환적출술로 다른 진단이 확인되기 전까지는 고환 종양에 준하여 판단하여야 한다. 고환체부에 있는 고형 종물의 90%는 악성이다. 고환암의 치료는 132, 133p. 참조. 다른 고형 부종에는 결핵성 부고환-고환염(34, 35p 참조)과 고환의 매독성 고무종이 있다.

매독성 고무종은 드물며, 통증 없는 종물이 고환을 차지하고 있다. 보통 2기 또는 3기 매독의 다른 임상양상과 연관이 되어 있다. 치료는 적절한 항매독 치료법을 이용하며(38, 39p. 참조) 필요하다면 고환적출술을 시행한다.

염증성 부종

부고환염과 고환염은 32, 33p. 참조.

고환 염전

급성 고환 통증은 다른 진단으로 확인되기 전까지는 고환 염전에 준하여 판단하여야 하며, 비뇨기과적 응급상황이다 염전은 모든 연령에서 일어날 수 있으나, 10세에서 16세 사이에 가장 흔하게 발생한다. 고환이 돌아갈 수 있게끔 고환집막이 비정상적으로 높게 매몰되어 있는 것이 원인이 되며(그림 2), 이러한 소인은 일관되게 양측으로 존재한다. 같은 이유로 정류고환은 염전에 더욱 취약하다. 신생아기 염전은 드물지만 고환집막 바깥쪽에서 발생한다.

염전은 고환 정삭의 부종과 정맥흐름의 폐색, 결국에는 동맥허혈을 유발한다. 이는 고환통 또는 복통, 오심 그리고 종종 짧은 기간의

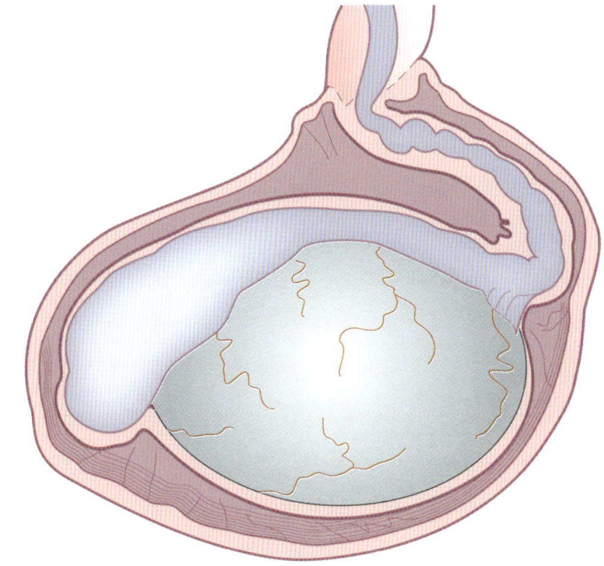

그림 2. **bell-clapper(가로형) 고환**

통증 유발의 병력 등을 동반한다. 음낭은 보통 부어있고, 염증 소견이 있으며, 고환이 높이 위치하고 압통이 있다. 음낭의 수술적 검사가 가장 믿을 수 있는 진단적 방법이며, 응급으로 시행되어야 한다. 만일 증상 시작 후 4시간이상 지연이 되면, 고환 허혈의 가능성이 높아진다.

수술 시 정삭이 꼬인 것을 되돌려야 하며, 고환이 돌아오는 것을 평가하여야 한다. 허혈이 있는 고환은 제거를 하지만, 살아있는 고환은 음낭벽에 최소한 두 군데 이상 고정을 하여야 한다. 반면 고환 집막은 제거하고, 주름잡기술을 시행한다. 반대쪽 고환 또한 같은 방식으로 수술하고 고정하여야 한다. 이는 신생아 염전에서는 필요로 하지 않는다.

고환/부고환 부속기 염전

이는 유경성 고환부속기(모르가니수포체: 중신곁관의 머리쪽 잔유물)또는 덜 흔하게 부고환부속기(중신관의 머리쪽 잔유물)에 발생한다. 증상은 고환염전과 구별하기 힘들지만, 허혈된 부속기가 음낭피부를 통하여 파란색점으로 보일 수 있다. 수술적 검사가 보통 필요하며, 수포체는 잘라내야 한다. 고환 고정 및 반대쪽 수술은 필요하지 않다. 진단이 명백하다면 보존적 치료가 가능하다. 허혈된 고환부속기가 결국 떨어지면 통증이 줄어들고, 고환집막안에 석회화된 진주가 형성이 된다

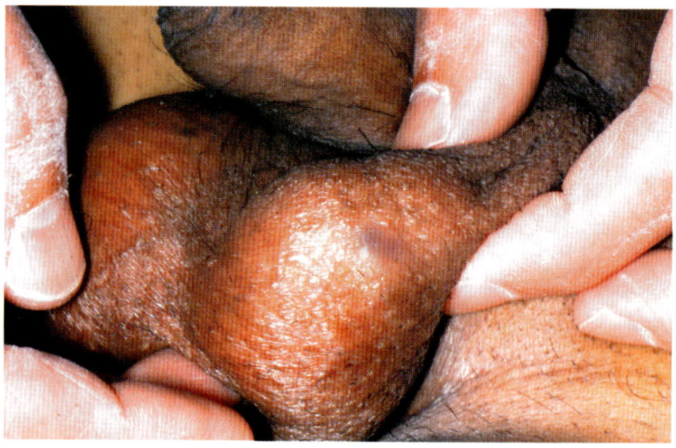

그림 3. **고환수 염전에서 청색반 증상**

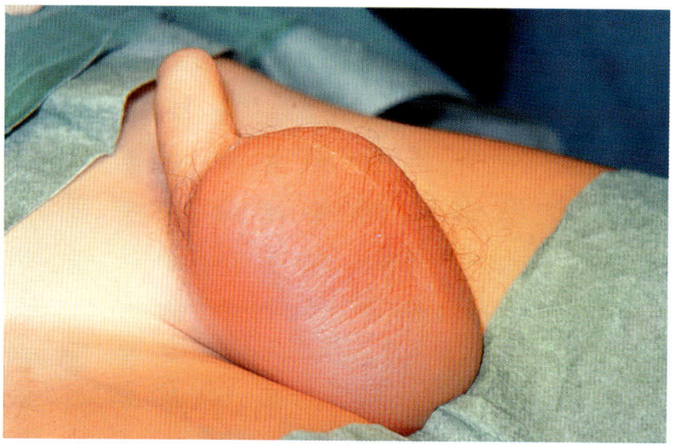

그림 4. **특발성 고환부종**

기타 부종

특발성 고환 부종은 드물지만, 감염에 의해서도 가능하고, 음낭피부, 샅고랑과 넓적다리에 부종을 유발한다(그림 4). 음낭 내용물은 정상적으로 촉지된다. 수술적 검사는 염전을 감별하기 위해 필요할 수도 있지만, 이 경우 자연적으로 치유된다.

정맥낭종은 16,17, 112, 113p.에 언급되어 있다.

정자육아종은 보통 정관절제술 후에 볼 수 있으며, 정관과 부고환의 체부에서 발견된다. 이는 상당한 통증을 유발할 수 있으며, 이 경우 국소적, 수술적 제거가 필요하다.

섬유성 막 결절

이는 고환의 표면에서 발견되며, 백색막에서 발생한다. 치료를 요하지 않지만, 고환 종양을 감별하기 위해 초음파가 권장된다.

핵심 포인트

- 진성 음낭 부종을 간과할 수 있다. 이러한 부종에는 낭성, 염증성 또는 고형 부종일 수 있다.
- 진단이 의심 되면, 음낭초음파가 표준 검사이다.
- 양성 낭성 부종은 증상이 있거나, 미용적으로 수치심을 느끼는 경우 치료를 요한다.
- 소아에서 급성으로 한쪽의 고환에 통증이 있으면 음낭 수술을 통해 다른 것을 진단하기 전까지는 고환 염전에 준하여 치료하여야 한다. 성인에서는 덜 흔하며, 부고환염 또는 고환염을 고려하여야 한다.
- 고형 고환 부종은 90%에서 고환암에 기인한다.

발기부전

발기부전은 삽입에 충분하고, 성 파트너 모두 만족할 만한 충분한 발기를 얻지 못하거나, 유지되지 않는 상태를 이른다. 발기부전은 나이가 증가함에 따라 흔하게 발생한다.

병력

충분한 성적, 내과적 병력이 필수적이다. 임상적 병력의 특성을 이용하여 기질적 또는 심리적 원인 중 더 유력한 것을 결정하는 것이 중요하다(표 1). 성욕의 감소는 호르몬 결핍 또는 심리적 원인 모두를 암시한다. 흡연, 음주 및 약물(표 2)은 발기 부전을 평가하는데 중요하다. 수술력(골반강 내 악성 종양, 경요도 전립선절제술)은 발기 관계 신경에 손상을 줄 위험을 수반한다. 발기부전의 주요 원인은 표 3에 나와 있다.

증상 설문지는 환자에게 주지시키는데 유용하고, 상대의 기대에 대한 평가는 적절한 수위의 치료를 결정하는데 중요하다.

이학적 검사

완전한 임상적 검사는 기본적이며, 특히 이차적인 성징, 혈압, 심혈관계 상태, 말초 동맥 맥박과 신경계 검사에 중점을 두어야 한다. 엉치신경반사(엉치신경 2, 3, 4번)는 항문반사와 음경해면체근반사 유발을 통해 평가한다. 직장검사는 직장암 또는 전립선암의 해면체 신경 침윤여부를 밝힐 수 있다. 음경의 촉진을 포함하여 생식기에 대한 세심한 이학적 검사는 발기부전의 치료가능한 신체적 원인을 감별하는데 필수적이다. 고환크기가 작고 특히 성욕이 감소되어 있으면, 선행된 내분비적 결핍 가능성을 시사한다.

검사

■ 필수 검사항목

당뇨 제외(소변 또는 혈액 검사)

■ 권장 검사항목

혈장 성선자극 호르몬(난포자극호르몬, 황체형성호르몬) 및 갑상선 자극호르몬

테스토스테론과 프로락틴(고환이 작거나, 성욕이 감퇴되어 있으면 필수 항목)

표 1. 기질성 및 심인성 발기부전의 특성

임상양상	기질성(75%)	심인성(25%)
시작속도	점차적(진행형)	갑자기(독립된 사건으로)
주변환경	모두	상황에 따라
아침 및 야간 발기	저하	정상
성욕 및 사정	정상	정상 또는 저하
관계 문제	없음	있음
성적 발달	정상	이상

■ 선택 검사항목

진단적 음경내 알프로스타딜 주사

해면체조영검사/해면체압측정술

도플러 음경 혈류 측정

야간 음경 발기 검사

골반 혈관 조영술

치료

모든 치료에 대한 논의는 제안된 치료 스케줄에 잘 협조하기 위해 커플을 참여하는 것이 필요하다. 치료 가능한 신체적 이상(감돈포경, 음경 통증, 페이로니 병, 짧은 음경주름띠)이 발견되면, 초기에 교정을 하여야 한다. 호르몬 결핍이 있다고 하면 적절하게 치료하여야 한다. 금연, 금주 및 영향을 미치는 약물 중단에 관한 일반적 권고로 추가적인 조치 없이도 호전될 수 있다.

이러한 방법이 실패할 경우, 약물요법이 초기치료로 적절하다(표 4). 5형 phosphodiesterase(PDE-5) 억제제가 대부분의 환자에 사용되며, 70-80%에서 선행 문제에 관계없이 효과가 있다. 이들 약제를 사용하여 발기를 얻고자 하면 성적 자극이 필요하며, 음주 또는 많은 양의 지방성 식사 후에 섭취하여서는 안된다. 15%의 환자에서 부작용(안면홍조, 근육통, 소화불량, 청록 색맹)이 문제가 된다.

PDE 억제제의 유일한 주요 금기사항은 질산염 제제(협심증에 쓰이는 니트로글리세린 또는 장시간 작용성 질산염)의 사용이며, 혈관 확장 및 저혈압의 위험성 때문이다. 치료가 금기가 되지 않는다면, 설하 아포몰핀이 고려될 수 있으나, 30%의 환자에서만 효과를 보인다.

신체적 치료

신체적 치료의 적응증은 특수한 선행 요인이 밝혀지거나, 약물 치료가 효과적이지 않거나, PDE-5 억제제에 심한 부작용을 보이거나 금기인 경우가 있다.

표 2. 발기부전을 일으키는 약물

신경안정제	Phenothiazines
	Benzodiazepines
항우울제	삼환계
	모노아민 옥시다제 저해제
	Fluoxetine
고혈압제	β차단제
	티아지드 이뇨제
기타	항안드로겐제
	클로파이브레이트
	시메티딘
	디곡신
	인도메타신
마약류	마리화나
	코카인
	헤로인

음경내 주사

자가로 시행하는 프로스타글란딘 E1(알프로스타딜)의 음경내 주사는 음경 혈류가 적절하게 공급이 되면 충분한 발기를 얻을 수 있고, 65-85%의 환자가 치료에 잘 적응한다. 주요 위험은 음경 혈종(11%), 주사 시 통증(8%), 음경 섬유화(3%) 그리고 지속발기증(3%)이 있다. 4시간 이상 발기가 지속이 되면, 환자는 병원으로 응급 감압술을 받아야 한다.

요도내 약물 주입(MUSE)

특수 기구를 이용하여 알프로스타딜 환약을 요도입구로 삽입한다. 약은 30분에 걸쳐 음경해면체 안으로 흡수되어 발기를 유발한다. MUSE는 20-30%의 환자에서만 효과를 보인다.

흡인 보조기구

흡인기구는 단순하고 안전하지만, 술기를 이해하기가 어렵다. 발기는 45분까지 지속되지만, 40%의 환자에서 사정을 제한하고, 음경에 출혈점이 생기거나 멍이 든다.

음경보형물

음경보형물은 다른 형태의 수술이 실패한 경우 최고의 대안이다. 주된 문제점은 기구 자체의 기계적 결함과 감염, 위치의 이동 등이 있다.

호르몬 치료

생화학적으로 결핍이 증명되었을 때에만 테스토스테론 치료의 적응증이 된다. 테스토스테론으로 치료받은 남성의 50%의 이하에서 호르몬 보충법만으로 발기가 가능하며, 나머지에서는 이학적 검사가 필요하다.

표 3. **발기부전의 주요 원인**

원인	비율
혈관질환	33
당뇨	25
신경질환	7
골반강수술/손상	6
약물	5

표 4. **발기부전의 경구 치료**

분류	약물 예
α 차단제	Yohimbine
	Phentolamine
선택적 세로토닌 재흡수 차단제	Trazodone
포스포디에스테라제(5형) 차단제	Sildenafil
	Tadalafil
	Vardenafil
기타	Melatonin
	비타민 E
	L-Arginine

혈관수술

동맥 폐색이 의심이 되면, 내음경동맥혈관조영술을 이용하여 확진하여야 한다. 국소적이고 굵은 혈관의 협착은 혈관성형술이 시행될 수 있다. 반면 작은 크기의 혈관질환은 수술적 재관류법을 필요로 한다. 젊은 남성에서 성공율은 70%까지 가능하지만, 나이가 많으면 성공율도 낮아진다(20-30%). 음경 정맥혈 누출은 드물고 보통 성교 시 손상에 의해 발생한다. 역동성 해면체조영술에서 비정상적인 정맥이 보일 수 있으며, 이는 수술적으로 묶어줄 수 있다. 단기간 성공율은 50-60%이지만 장기적 결과는 좋지 않다.

정신성적 상담

이는 정신성적, 관계 및 수행 문제에 관하여 커플에 대한 치료를 유지하는 것이다. 상담 자체만으로 종종 성기능을 회복시키지만, 일부 커플에서 추가적인 신체적 검사가 필요하다. 신체적 형태의 치료를 이용한 발기능 회복은 발기가 아직 건재하다는 사실을 보여줌으로써 정신적인 문제를 극복하는 데 도움을 줄 수 있다.

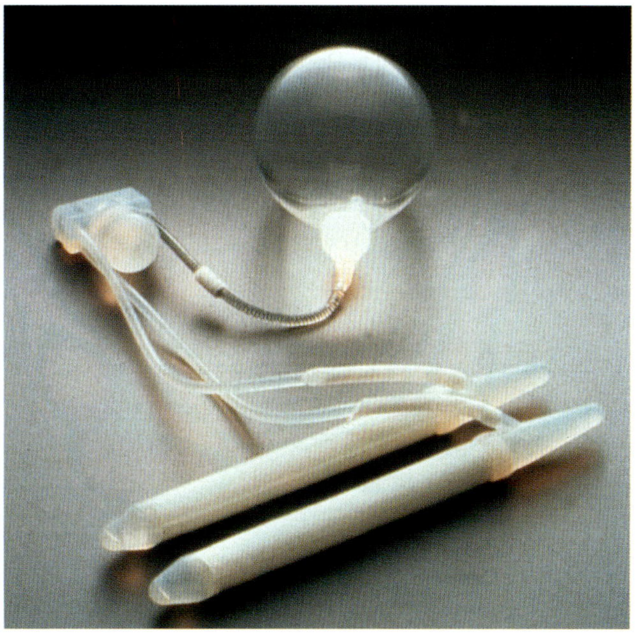

그림 1. **팽창성 음경 보형물**

핵심 포인트

- 발기부전에서 선행하는 원인은 보통 세심한 병력청취, 이학적 검사 및 단순한 검사를 통해 밝힐 수 있다.
- 발견 가능한 내분비 또는 생식기 이상이 문제의 원인이 되었을 때는 이를 조기에 치료하여야 한다.
- 추가적 치료는 커플과 그들의 기대치에 따라 결정되어야 한다. 일차적 치료로써 커플간의 관계개선, 생활습관 요인 교정 및 PDE-5 억제제 또는 도파민 작용제를 이용한 경구치료를 포함하는 것이 가장 좋은 방법이다.
- 물리적 치료법을 위해 비뇨기과에 의뢰하는 것은 경구치료가 효과적이지 않거나 심한 부작용 또는 금기로 사용할 수 없을 때가 적응증이 된다.
- 심리적 원인의 발기부전에서 커플에 대한 치료를 유지하는 것은 정신성적 상담이다.

남성 원인의 불임

명확하게 밝혀진 이유 없이 정자수가 전반적으로 감소한다. 불임은 1년 간 피임 없이 성관계를 가짐에도 불구하고 임신이 불가능하였을 때를 이른다. 관계의 15%에서 영향을 받으며, 50%에서 남성 요인이 영향을 미친다.

남성 불임의 원인

- 특발성(55%)
- 정자 밀도 감소/질 저하(30%)
- 폐색(10%)
- 기타(5%)
  - 역행성사정/사정 불능
  - 항정자항체
  - 호르몬 결핍
  - 유전적/유전자 이상
  - 약물(항우울제, 설파제 항생제, 고혈압약, 항대사약, 항안드로겐약, 합성스테로이드)

임상적 병력

평가는 성적 수행능력에 대한 평가를 포함하며, 특히 발기, 사정 및 성교 시간에 중점을 준다. 소아기 질병(볼거리, 정류고환, 부고환염), 과거 고환 손상 또는 수술력, 만성 질환(당뇨, 만성신부전, 낭성섬유증, 기관지확장증 등), 처방받은 약물, 마약성 약물(마리화나 등), 술, 흡연과 과거 방사선 치료 또는 화학요법에 노출 여부 모두 남성 불임에 영향을 줄 수 있다. 급성 감염에서 수술적 치료의 회복과정까지 어떠한 경우의 급성 질환으로 영향을 받고 있는 남성에서 가임능력의 장애를 경험할 수 있다. 가임능력의 회복을 원하는 남성의 가장 명백한 원인 인자 과거 정관수술 병력이며, 정관수술을 시행 받은 남성의 2-5%에서 나중에 복원술을 요구한다.

이학적 검사

이학적 검사는 이차 성징의 평가 및 외부생식기의 검사, 전립선과 정낭의 촉진을 포함한 직장수지검사를 포함한다. 음낭내 구조를 촉지하여야 하며, 음낭 또한 환자가 선 채 검사하여 정맥낭종의 유무를 확인하여야 한다.

정맥낭종은 발견되는 경우의 98%가 왼쪽에서 발생하며, 보통 눈으로 확인되고, 종종 고환의 크기가 작아져 있으며, 고환 위쪽으로 '벌레 주머니'처럼 만져지면서 기침의 압력이 전달된다. 정상 남성 인구의 10-15%에서 발견되지만 불임남성의 40%에서 존재한다.

검사

필수 항목

적어도 두 번 이상의 정자 분석이 주된 검사이며, 정액은 자위행위를 통해 얻고, 생성 후 4시간 안에 분석하여야 한다(표 1). 수가 정상이고, 운동성 정자가 2백만/ml 이상이면 정상적인 가임능력과 연관이 있다. 난포자극호르몬, 황체형성호르몬, 테스토스테론과 프로락틴의 측정은 피하수체호르몬 축의 기능을 평가하고 내분비적 이상을 감별하는데 필요하다.

권장 항목

임상적으로 정맥낭종이 의심이 되면, 도플러 초음파 또는 디지털감산혈관조영술을 통해 진단할 수 있다(그림 1). 정액 과당 수치는 사정관 폐색이 의심될 때 유용한데, 과당은 정낭에서만 생성되기 때문이다.

선택 항목

경직장 전립선초음파는 정낭이 비정상적으로 만져지거나 사정관 폐색이 의심이 되면 시행될 수 있다. 절개 고환조직검사는 거의 적응증이 되는 경우가 없는데, 이는 항정자항체 형성을 야기하고, 고환손상이 일어날 수 있으며, 이러한 손상으로 보조적 방법을 이용한 임신을 위해 정자를 얻고자 할 때 이를 지연시키거나 방해한다. 폐

표 1. **정상 정액 양상**

지표	정상 수치
정액양	〉 2ml
색	회색-노란색
정자밀도	〉 20백만/ml
운동성	〉 4시간에 50%
모양 이상	〈 40%
정상 모양, 움직임이 좋은 정자 밀도	〉 2백만/ml

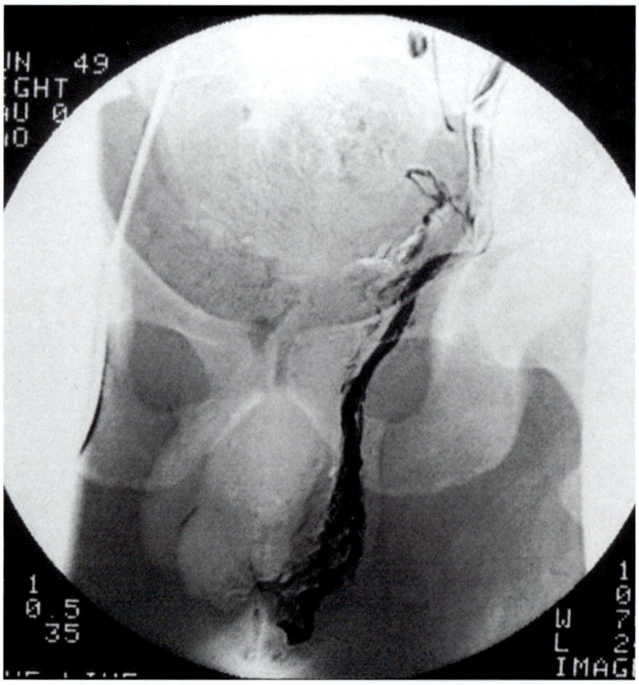

그림 1. **디지털 감쇄동맥조영술**

색이 있어 위치를 알아보기 위한 정관조영술은 정관 손상의 위험을 수반한다.

치료

모든 경우에 치료는 커플 모두를 대상으로 하여야 하며, 남성만을 대상으로 하여서는 안된다. 남성요인의 불임에서 보조적 방법을 이용한 임신 술기도 커플 모두에 대해 검사와 조작을 하기 위해서 여성 파트너를 필요로 한다.

특발성 남성 불임

자궁내 정자주입법(IUI), 시험관 수정(IVF), 또는 가장 흔히 세포내 정자주입법(ICSI)를 이용한 보조 임신이 현재 이용되고 있다. 이러한 술기는 정상적으로 비뇨기과의사보다는 산과학 전문가의 영역이다. ICSI를 이용하여 치료받은 커플의 20-50%에서 임신을 기대할 수 있다.

정자밀도감소/정자질 저하

정맥낭종이 있으면, 이를 수술적/복강경 결찰술, 경정맥 색전술 또는 경피적 경화요법을 통하여 환자의 60%에서 정자 질의 향상이 있을 수 있다. 가장 좋은 결과를 보이는 것은 현미경적 정맥낭종절제술이다(40-70% 임신성공율). 이 술기가 실패할 경우 ICSI가 최적요법이다. 정맥낭종이 없는 경우단순한 보존적 방법(표 2)이 보조 임신으로 이용되는데 이는 이러한 방법들이 효과적이지 않을 때 써볼 수 있다. 소수정자증이 있는 남성에서 호르몬 치료의 효과는 밝혀지지 않았다.

정상 낭포형성호르몬을 보이는 무정자증

낭포형성호르몬이 정상 수치이면, 이는 정관계의 폐색이 있을 가능성이 있다. 이에 대한 최적 요법은 정자 흡인술로, 경피적 방식 또는 절개 방식으로 시행된다. 정자는 고환 또는 부고환 모두에서 얻을 수 있다(그림 2). 사정관 폐색은 관의 내시경적 절제를 통해 폐색을 수술적으로 완화시킴으로 치료될 수 있다. 이는 50-75%의 환자에서 가임 능력을 회복할 수 있다.

크게 상승한 난포형성호르몬과 무정자증

이는 보통 작은 고환과 연관이 있으며, 일차성 고환 기능저하로 진단한다. 치료는 불가능하며, 커플은 입양 또는 정자 제공을 통한 인공수정을 고려하도록 조언한다.

역행성 사정

역행성 사정은 신경병적 질환 또는 이전에 방광경부 수술력이 원인이 될 수 있다. 정자는 고환으로부터 흡인하여 얻거나 사정후 소변 검체에서 직접 얻을 수 있으며 보조 임신에 사용된다.

다른 원인

남성에서 항정자항체는 6주간의 경구 스테로이드 치료 또는 시험관에서 정자 세척으로 치료되며, ICSI 또는 IVF에 사용된다. 호르몬 질환은 적절히 치료되어야 하며 영향을 미치는 약물은 중단하여야 한다.

정관복원술

현미경적 정관복원술은 나누어져 있는 정관을 끝끝연결술을 이용하여 복원하는 것으로 임신능력의 회복에 가장 좋은 기회이다. 성공율은 정관수술 후 7년 이내에 시행된 경우 가장 좋으며, 전반적인 임신성공율은 50-55%이다(표 3).

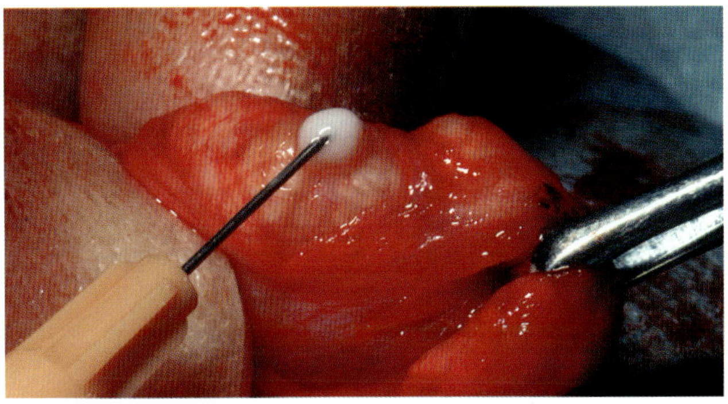

그림 2. **정자의 절개 부고환 흡인**

표 2. **정자감소증의 보존적 치료**

피로 및 일과 관련된 스트레스를 피한다
금연 및 금주
선행된 내과적 질환 치료
처방 약물 또는 마약 약물 중단
느슨한 속옷을 입는다(사각형 속옷)
냉수 음낭 세척을 하루 두 번 시행

표 3. **정관복원술의 성공율**

기간(년)	술 후 양성 정자 수(%)	임신율(%)
〈 3	97	75
3-8	88	53
9-14	79	44
15-19	70	30
〉 20	40	〈 10

핵심 포인트

- 남성 요인 단독으로는 수정능력이 부족한 관계의 33%에서만 원인으로 작용한다. 따라서 커플에 대한 평가가 모든 경우에서 권장된다.
- 정상 모양, 정상적인 움직임의 정자수가 200만/ml 이상이면 정상적인 수정능 비율을 보인다.
- 정자부족증은 단순 보존적 치료가 최선이지만, 임신에 성공하지 못하면, 보조 임신법을 의뢰하는 것을 고려하여야 한다.
- 정자부족증이 있는 남성에서 정맥낭종이 있으면 수술적/복강경적 결찰술 또는 방사선적 색전술의 적응증이 된다.
- 일차성 고환 부전에 의한 무정자증은 입양 또는 정자공여를 이용한 수정으로만 치료될 수 있다.
- 무정자증이 폐색으로 인한 것이라면, 정자흡인과 보조 임신법이 적절한 치료이다. 호나자가 정관수술을 시행받았거나, 사정관 폐색이 있다면, 폐색을 수술로 되돌리는 것으로 최상의 결과를 보인다.

찾아보기